AF898848

H. Holtmann, B. Hackenberg, B. Wilhelm, J. Handschel
BASICS Mund-Kiefer-Gesichtschirurgie mit Plastischen Operationen im Kopf-Hals-Bereich

BASICS

Henrik Holtmann, Berit Hackenberg,
Bastian Wilhelm, Jörg Handschel

BASICS
Mund-Kiefer-Gesichtschirurgie mit Plastischen Operationen im Kopf-Hals-Bereich

3. Auflage

ELSEVIER

Elsevier GmbH, Bernhard-Wicki-Str. 5, 80636 München, Deutschland
Wir freuen uns über Ihr Feedback und Ihre Anregungen an kundendienst@elsevier.com

ISBN 978-3-437-41249-3
eISBN 978-3-437-05637-6

3. Auflage 2024

Wichtiger Hinweis
Die medizinischen Wissenschaften unterliegen einem sehr schnellen Wissenszuwachs. Der stetige Wandel von Methoden, Wirkstoffen und Erkenntnissen ist allen an diesem Werk Beteiligten bewusst. Sowohl der Verlag als auch die Autorinnen und Autoren und alle, die an der Entstehung dieses Werkes beteiligt waren, haben große Sorgfalt darauf verwandt, dass die Angaben zu Methoden, Anweisungen, Produkten, Anwendungen oder Konzepten dem aktuellen Wissensstand zum Zeitpunkt der Fertigstellung des Werkes entsprechen.
Der Verlag kann jedoch keine Gewähr für Angaben zu Dosierung und Applikationsformen übernehmen. Es sollte stets eine unabhängige und sorgfältige Überprüfung von Diagnosen und Arzneimitteldosierungen sowie möglicher Kontraindikationen erfolgen. Jede Dosierung oder Applikation liegt in der Verantwortung der Anwenderin oder des Anwenders. Die Elsevier GmbH, die Autorinnen und Autoren und alle, die an der Entstehung des Werkes mitgewirkt haben, können keinerlei Haftung in Bezug auf jegliche Verletzung und/oder Schäden an Personen oder Eigentum, im Rahmen von Produkthaftung, Fahrlässigkeit oder anderweitig übernehmen.

Für die Vollständigkeit und Auswahl der aufgeführten Medikamente übernimmt der Verlag keine Gewähr.
Geschützte Warennamen (Warenzeichen) werden in der Regel besonders kenntlich gemacht (®). Aus dem Fehlen eines solchen Hinweises kann jedoch nicht automatisch geschlossen werden, dass es sich um einen freien Warennamen handelt.

Bibliografische Information der Deutschen Nationalbibliothek
Die Deutsche Nationalbibliothek verzeichnet diese Publikation in der Deutschen Nationalbibliografie; detaillierte bibliografische Daten sind im Internet über https://www.dnb.de abrufbar.

24 25 26 27 28 5 4 3 2 1

In ihren Veröffentlichungen verfolgt die Elsevier GmbH das Ziel, genderneutrale Formulierungen für Personengruppen zu verwenden. Um jedoch den Textfluss nicht zu stören sowie die gestalterische Freiheit nicht einzuschränken, wurden bisweilen Kompromisse eingegangen. Selbstverständlich sind **immer alle Geschlechter** gemeint.

Planung: Dr. Katja Weimann, München
Gestaltungskonzept: Waltraud Hofbauer, Andrea Mogwitz, Rainald Schwarz
Projektmanagement: Dr. Nikola Schmidt, Berlin; Andreas Rumpf, München
Redaktion: Dr. Nikola Schmidt, Berlin
Rechteklärung: Lisa Neulinger, Ottobrunn
Herstellung: Andreas Rumpf, Waltraud Hofbauer, München
Satz: Thomson Digital, Noida/Indien
Druck und Bindung: Drukarnia Dimograf Sp. z o. o., Bielsko-Biała/Polen
Umschlaggestaltung: SpieszDesign, Neu-Ulm
Titelfotografie: © pirke – stock.adobe.com (Skalpell); © by-studio – stock.adobe.com (Pillen); © tom – stock.adobe.com (Stethoskop)

Aktuelle Informationen finden Sie im Internet unter **www.elsevier.de**

Vorwort

Liebe Leserinnen, liebe Leser,

im universitären Curriculum des Humanmedizinstudiums findet die Mund-, Kiefer- und Plastische Gesichtschirurgie (MKG-Chirurgie) sowohl inhaltlich als auch zeitlich nur wenig Platz. Sie ist den Studierenden oft nur über Famulatur oder PJ zugänglich. Der erste Einstieg in das Fach wird zusätzlich dadurch erschwert, dass sich MKG-Lehrbücher zumeist an Weiterbildungsassistentinnen und -assistenten richten, die ihr Human- und Zahnmedizinstudium bereits abgeschlossen haben. Insbesondere durch das notwendige zusätzliche Zahnmedizinstudium wird der inhaltliche Zugang von reinen Humanmedizinstudentinnen und -studenten jedoch zusätzlich erschwert. Doch gerade weil das Fach einen anatomisch komplexen und vielfältigen Bereich abdeckt und MKG-Chirurginnen und -Chirurgen nahezu am gesamten Körper operieren, ist dieses Fach unglaublich vielseitig und auch für Studierende der Humanmedizin sehr interessant: MKG-Chirurginnen und -Chirurgen sind zugleich chirurgische Onkologen, Gefäßchirurgen, Unfallchirurgen und Orthopäden, plastisch rekonstruktive und ästhetische Chirurgen, Infektiologen, Pädiater und Zahnärzte. Durch fundiertes Wissen in beiden Disziplinen, der Human- wie auch der Zahnmedizin, sind MKG-Chirurginnen und -Chirurgen gleichzeitig Experten wie auch Generalisten.
Der erste Überblick über die interdisziplinäre Arbeit der MKG-Chirurgie soll durch dieses Buch erleichtert werden und dabei hoffentlich die Begeisterung entfachen, die uns selbst mit diesem Fach verbindet. Als BASICS soll es sich nicht in Details und hoch spezifischen Operationstechniken verlieren, sondern ein breites Verständnis erzeugen.
Für die dritte Auflage wurde der gesamte Text aktualisiert und zu detaillierte, rein zahnmedizinische Inhalte wurden gekürzt, um in der dritten Auflage insbesondere Studierenden der Humanmedizin den Zugang zu diesem spannenden Fach zu erleichtern (gleichzeitig entsteht ein explizit zahnmedizinisches Buch, das sich an Studierende der Zahnmedizin sowie junge Zahnärztinnen und Zahnärzte richtet, das DENTICS Oral- und Mund-Kiefer-Gesichtschirurgie).
Unser Dank gilt erneut dem Elsevier Verlag und insbesondere Frau Dr. Katja Weimann und Frau Dr. Nikola Schmidt für die Koordination und Redaktion des Projekts. Ohne ihre tatkräftige Unterstützung wäre die Erstellung der nun deutlich humanmedizinisch orientierten dritten Auflage des BASICS Mund-Kiefer-Gesichtschirurgie mit Plastischen Operationen im Kopf-Hals-Bereich nicht möglich gewesen!
Wir hoffen, dass ihr viel Freude am Lesen haben werdet und danach noch tiefer in die MKG-Chirurgie eintauchen wollt! Ebenso wünschen wir euch viel Erfolg beim Lernen mit diesem Buch. Sollten Fehler beim Lesen auftauchen oder Unklarheiten bestehen, bitten wir um Rückmeldung an uns Autoren, um die nächste Auflage nochmals besser machen zu können!

Düsseldorf, Gummersbach und Mainz, im September 2023
Die Autoren

Abkürzungsverzeichnis

AJCC	American Joint Committee on Cancer
ALARA	as low as reasonable achievable
A-Mode	Amplitude mode
AR-ONJ	antiresorptiva related-osteonecrosis of the jaw
B-Mode	Brightness modulation mode
BMU	Bundesministerium für Umwelt, Naturschutz und Reaktorsicherheit
CAD	Computer-aided device
CAM	Computer-aided manufacturing
CBCT	Cone Beam Computed Tomography
CCT	kranielle CT
CMD	craniomandibuläre Dysfunktion
CIST	cumulative interceptive supportive therapy
CRMO	chronisch rekurrierende multifokale Osteomyelitis
CRP	C-reaktives Protein
CW	continuous wave
DOAK	direkte orale Antikoagulanzien
DPP-4	Dipeptidylpeptidase-4
DTPA	Diethylentriaminpentaessigsäure
DVT	Digitale Volumen Tomografie
FFP	fresh frozen plasma
FLAIR	Fluid-attenuated-inversion-recovery-Sequenz (MRT)
FLASH	Fast-low-angle-shot-Sequenz (MRT)
FR-PA	Fernröntgen p. a.
FR-S	Fernröntgen seitlich
Gl., Gll.	Glandula, Glandulae
Gy	Gray
HBV	Hepatitis-B-Virus
HCV	Hepatitis-C-Virus
HIT	Heparin-induzierte Thrombozytopenie
HIV	Humanes Immundefizienz-Virus
HPV	Humanes Papilloma-Virus
HSV	Herpes-simplex-Virus
HU	Hounsfield units
HWS	Halswirbelsäule
HWZ	Halbwertszeit
INF-α	Interferon-α
INR	International normalized ratio
IORN	infizierte Osteoradionekrose
KM	Kontrastmittel
LA	Lokalanästhesie
LKG	Lippe-Kiefer-Gaumen
MAV	Mund-Antrum-Verbindung
MeV	Megaelektronenvolt
MKG	Mund-Kiefer-Gesicht
MMF	mandibulomaxilläre Fixation
M-Mode	motion mode
MMR	Masern-Mumps-Röteln
MPR	multiplanare Rekonstruktion
MRT	Magnetresonanztomografie
Ncm	Newton cm
^{99m}Tc	99 metastabiles Technetium
NMH	niedermolekulares Heparin
NNH	Nasennebenhöhlen
NOE	naso-orbito-ethmoidal
OPT	Orthopantomogramm
OSAS	obstruktives Schlafapnoesyndrom
p. a.	posterior anterior
PA	parodontal
pAVK	periphere arterielle Verschlusskrankheit
p. c.	post conceptionem
PCI	perkutane koronare Intervention
PCT	Procalcitonin
PD-1	Programmed cell death protein 1
PDLLA	Poly-d, l-lactid acid
PET	Positronen-Emissions-Tomografie
PPSB	Prothrombin-Komplexpräparat
PSA	Panoramaschichtaufnahme
PSI	Patienten-spezifisches Implantat
PTFE	Polytetrafluorethylen
PW	Pulsed wave
RANKL	Receptor Activator of NF-kB Ligand
RBW	relative biologische Wirksamkeit
RöV	Röntgenverordnung
SAPHO	Synovitis-Akne-Pustolosis-Hyperostose-Osteitis
SGLT	Sodium-Glukose-Co-Transporter
SKD	Schneidekantendistanz
SPA-15	Schädel posterior anterior kranial exzentrisch mit maximaler Mundöffnung
SPECT	Single Photon Emission Computed Tomography
STIR	Short-Tau-Inversion-Recovery-Sequenz (MRT)
StrSchG	Strahlenschutzgesetz
StrSchV	Strahlenschutzverordnung
Tis	Tumor in situ
TNM	Tumor, (Lymph-)Nodes, (Fern-)Metastasen
TTS	Titan-Trauma-Schiene(n)
UFH	unfraktioniertes Heparin
VEGF	Vascular Endothelial Growth Factor
VZV	Varicella-Zoster-Virus
WKB	Wurzelkanalbehandlung
WSR	Wurzelspitzenresektion
ZF	Zahnfilm

Fehler gefunden?

An unsere Inhalte haben wir sehr hohe Ansprüche. Trotz aller Sorgfalt kann es jedoch passieren, dass sich ein Fehler einschleicht oder fachlich-inhaltliche Aktualisierungen notwendig geworden sind. Sobald ein relevanter Fehler entdeckt wird, stellen wir eine Korrektur zur Verfügung.

Mit diesem QRCode gelingt der schnelle Zugriff:
https://else4.de/978-3-437-41249-3

Wir sind dankbar für jeden Hinweis, der uns hilft, dieses Werk zu verbessern. Bitte richten Sie Ihre Anregungen, Lob und Kritik an folgende E-Mail-Adresse: kundendienst@elsevier.com

Inhaltsverzeichnis

Allgemeiner Teil

Spezieller Teil

Fallbeispiele

Anhang

Allgemeiner Teil

BASICS

Allgemeine Grundlagen

Klinische Untersuchung

Bildgebende Diagnostik

Dentoalveoläre Chirurgie

Grundzüge der dentalen Implantologie

Der Schädel

Der menschliche Schädel besteht aus dem **Neurocranium** (Hirnschädel) und dem **Viscerocranium** (Gesichtsschädel). Beide entwickeln sich aus mehreren, z. T. paarig angelegten Einzelknochen (→ Abb. 1.1). Diese grenzen an den Schädelnähten (Suturen) aneinander. Während die Suturen des Gesichtsschädels überwiegend bereits bei Geburt verknöchert sind, geschieht dies im Hirnschädel erst im Laufe des Lebens. Der Gesichtsschädel ist mit seiner Bauweise stark an Funktion und Belastungen angepasst. Weniger druckbelastete Regionen sind durch eine geringe Knochendicke oder durch eine Pneumatisierung leicht gebaut, um das Gesamtgewicht des Schädels zu reduzieren. Dahingegen müssen die sog. **Verstärkungspfeiler** (Syn. **Trajektorien**, Stirn-Nasen-, Jochbein- und Flügelgaumenpfeiler) große Kaukräfte von den Zähnen aufnehmen und übertragen. Sie sind dementsprechend verdickt und wichtig für die biomechanische Spannung des Gesichtsschädels.

Die Kaumuskulatur

Die Kaumuskulatur ist eine Gruppe aus vier Muskeln, die alle vom **N. mandibularis (V_3)** innerviert werden. Zu ihr gehören die paarigen Mm. masseter, temporalis, pterygoideus medialis und pterygoideus lateralis. Bei einseitiger Kontraktion können Mahlbewegungen durchgeführt werden. Werden beide Seiten parallel aktiviert, führen alle Kaumuskeln bis auf den M. pterygoideus lateralis zu einem Mundschluss.

Der **M. pterygoideus lateralis** ist der **einzige Mundöffner.** Er wird deshalb von den oberen Zungenbeinmuskeln unterstützt.

Die Mundhöhle (Cavitas oris)

In der Mundhöhle spielen sich zahlreiche Vorgänge ab, die der sensorischen Wahrnehmung, der Zerkleinerung und dem Transport der aufgenommenen Nahrung dienen. Zudem ist sie zentral

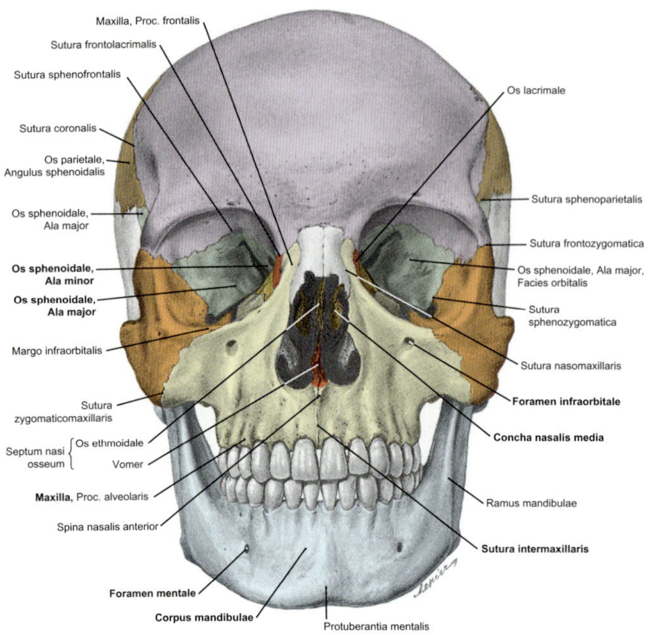

Abb. 1.1 Schädel von frontal [S700]

für die Sprachbildung und Kommunikation sowie Bestandteil der Atemwege. Anatomisch und klinisch wird die Mundhöhle in zwei Bereiche unterteilt. Zwischen den Lippen und der Zahnreihe liegt der Mundvorhof, das **Vestibulum oris.** Er ist durch den M. orbicularis oris und den M. buccinator nach außen hin begrenzt. Hinter der Zahnreihe erstreckt sich die eigentliche Mundhöhle **(Cavitas oris propria)** bis zur Schlundenge **(Isthmus faucium).** Nach kranial wird sie durch den harten und weichen Gaumen begrenzt. Der Mundboden wird größtenteils durch den M. mylohyoideus und die darauf liegende Zunge gebildet. Dorsal liegen die beiden Arci palatoglossus und palatopharyngeus. In ihrer Mitte, der Fossa tonsillaris, befindet sich die Gaumenmandel **(Tonsilla palatina).** Der weiche Gaumen schließt sich an den harten Gaumen an und bildet das **Gaumensegel.** Dieses endet in der unpaaren Uvula. Es besteht aus den Mm. tensor veli palatini, levator veli palatini und uvulae. Sie alle werden motorisch durch den N. glossopharyngeus (IX), den N. vagus (X) und einen Ast des N. trigeminus (V) innerviert. Durch seine Beweglichkeit kann das Segel den Naso- und Oropharynx voneinander abdichten und trennt somit funktionell den Luft- vom Speiseweg. Die Blutversorgung geschieht über Äste der Aa. facialis und maxillaris sowie über die A. pharyngea ascendens direkt aus der A. carotis externa.

Zunge

In der Mundhöhle befindet sich die **Zunge.** Sie ist ein wichtiges sensorisches Organ sowie ein kräftiger Muskel. Größtenteils wird sie aus den inneren und äußeren Zungenmuskeln aufgebaut. Die innere Zungenmuskulatur wird entsprechend der Verlaufsrichtung der Fasern in vier Bestandteile eingeteilt. Die äußere Zungenmuskulatur wird durch die Mm. genioglossus, hyoglossus und styloglossus gebildet und motorisch durch den N. hypoglossus (XII) versorgt. Die Zunge ist durch eine spezialisierte Schleimhaut bedeckt. Diese weist vier verschiedene Typen von **Papillen** auf, die mechanische, thermische und gustatorische Reize wahrnehmen können. Sensorisch werden die vorderen zwei Drittel der Zunge durch die Chorda tympani (mit Fasern aus dem N. facialis [VII]) innerviert, während der N. lingualis (aus dem N. mandibularis [V_3]) sensible Reize weiterleitet. Das hintere Zungendrittel wird sowohl sensorisch wie auch sensibel durch den N. glossopharyngeus (IX) innerviert. Die Blutversorgung geschieht größtenteils über die A. lingualis aus der A. carotis externa.
Für die Produktion des **Speichels** (0,5–1,5 l / Tag) sorgen zahlreiche kleine Speicheldrüsen und die drei paarigen großen Kopfspeicheldrüsen. Sie produzieren zahlreiche Stoffe, die dem Nahrungsaufschluss, der Befeuchtung und dem Schutz von Mundschleimhaut und den Zähnen dienen sowie eine Abwehr gegen pathogene Erreger darstellen. Die größte Kopfspeicheldrüse ist die **Gl. parotis.** Ihr Sekret ist rein serös und wird über den Ausführungsgang (Stenon-Gang) in die Mundhöhle sezerniert. Dieser zieht kaudal des Arcus zygomaticus über den M. masseter nach ventral, durchbohrt den M. buccinator und mündet gegenüber den zweiten oberen Molaren. Die **Gl. submandibularis** ist eine seromuköse Drüse. Sie schlingt sich von kaudal um den hinteren Anteil des M. mylohyoideus. Ihr Ausführungsgang (Wharton-Gang) verläuft auf dem Mundboden nach ventral, um gemeinsam mit dem Ausführungsgang der Gl. sublingualis an der Caruncula seitlich des Zungenbändchens zu münden. Die kleinste der drei Drüsen, die **Gl. sublingualis,** liegt auf dem M. mylohyoideus in enger Nachbarschaft zum N. lingualis. Sie ist mukoserös.

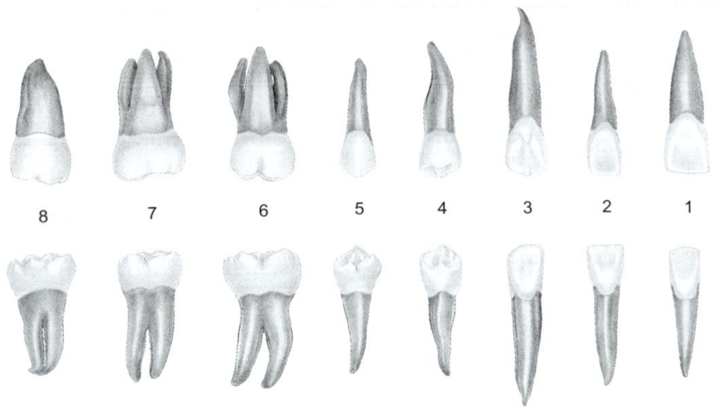

Abb. 1.2 Bleibende Zähne (Dentes permanentes): 1, 2 Schneidezähne (Incisivi); 3 Eckzahn (Caninus); 4, 5 Prämolaren, 6–8 Molaren [S700]

Operationen im **Bereich der Gl. parotis** sind chirurgisch anspruchsvoll, da sich zwischen dem oberflächlichen und tiefen Blatt der Drüse der N. facialis in den Plexus intraparotideus aufzweigt, um von dort zu der mimischen Muskulatur zu ziehen.

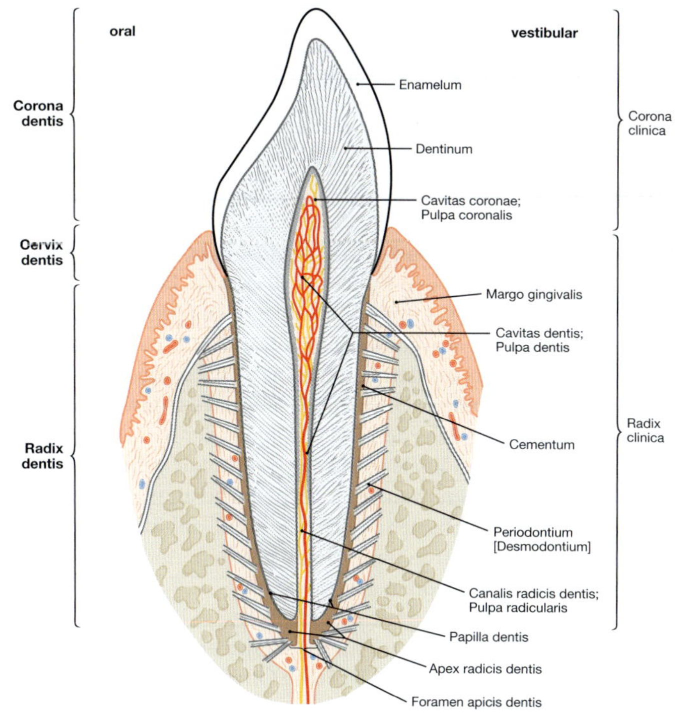

Abb. 1.3 Sagittalschnitt durch einen Schneidezahn [S700-L126]

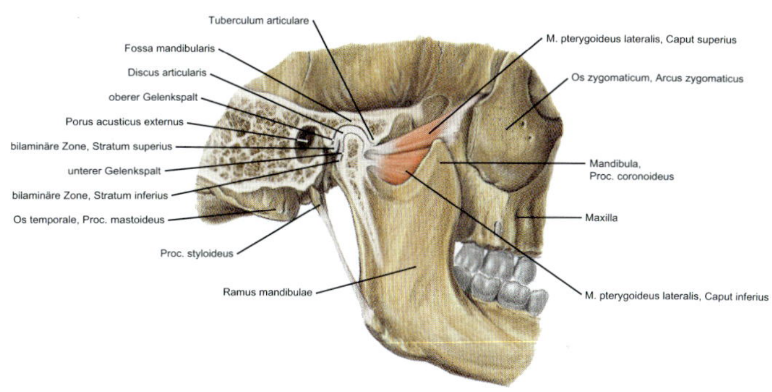

Abb. 1.4 Kiefergelenk [S700-L285]

Die Zähne und ihr Halteapparat

Das Milchgebiss besteht aus insgesamt 20 Zähnen, die um das 10. Lebensjahr in das bleibende Gebiss wechseln. Dieses enthält 32 Zähne, die in vier Quadranten wie folgt angeordnet sind: Pro Quadrant gibt es zwei Schneidezähne, einen Eckzahn und zwei Prämolaren. Bis auf die ersten Prämolaren des Oberkiefers (zwei Wurzeln) sind sie jeweils über eine Wurzel befestigt. Daran schließen sich drei Molaren an, die im Oberkiefer mit drei und im Unterkiefer mit zwei Wurzeln ausgestattet sind (→ Abb. 1.2).
Der einzelne Zahn besteht aus Hartsubstanz **(Dentin, Schmelz und Zement)** und einem bindegewebigen Zahnmark **(Pulpa).** Dieses enthält Nerven und Gefäße. Der Zahn ist von einem Halteapparat (Parodontium) umgeben, über den er fest im Kiefer verankert ist (→ Abb. 1.3).

Das Kiefergelenk

Das Kiefergelenk (Articulatio temporomandibularis) ist funktionell ein Drehscharniergelenk, das Bewegungen des Unterkiefers gegenüber dem restlichen Schädel ermöglicht. Es wird durch das Caput mandibulae des Proc. condylaris der Mandibula und der Facies articularis fossae mandibularis des Os temporale gebildet (→ Abb. 1.4). Die Gelenkkammer wird durch einen Discus articularis in zwei Bereiche – eine obere diskotemporale und eine untere diskomandibuläre Kammer – getrennt. Aufgrund dieser Unterteilung wird das Kiefergelenk häufig auch als „Doppelgelenk" bezeichnet. Die Gelenkkammern werden durch eine derbe Gelenkkapsel, die mit dem Discus articularis verwachsen ist, begrenzt. Zur seitlichen Stützung dient das Lig. laterale, das die Gelenkkapsel verstärkt und so die Seitwärtsbewegung des Gelenkkopfes hemmt.
Wie oben bereits erwähnt, handelt es sich beim Kiefergelenk funktionell um ein **Drehscharniergelenk.** Bei Kieferöffnung rotiert der Gelenkkopf dabei an der Unterseite des Discus articularis. Zudem gleitet er gemeinsam mit dem Discus articularis auf dem Tuberculum articulare des Os temporale nach vorne-unten. Die diskotemporale Kammer kann zudem isolierte **Translationsbewegungen** durchführen. Weiterhin kann das Kiefergelenk zusätzlich eine Mahlbewegung durchführen. Da es sich hierbei um eine unterschiedliche Bewegung beider Seiten handelt, wird eine Arbeits- von einer Balanceseite unterschieden. Die Arbeitsseite rotiert um eine vertikale Achse. Zudem findet hier eine leichte Translation nach lateral statt. Die Balanceseite verschiebt sich nach vorne und seitlich. Bei diesen Betrachtungen der unterschiedlichen Bewegungsmöglichkeiten muss bedacht werden, dass die Bewegungsbahnen des Kiefergelenks innerhalb eines **kondylo-okklusalen Systems** ablaufen. Bei der freien Unterkieferbewegung (ohne Zahnkontakt) ist die Bewegung lediglich durch Anatomie von Kiefergelenk und Kaumuskulatur beschränkt. Bei der dynamischen Okklusion hingegen wird die Bewegung des Kiefergelenks zusätzlich durch die Zahnreihen und insbesondere durch die Frontzähne eingeschränkt. Die maximal ausführbaren Bewegungen werden dabei als Grenzbewegungen bezeichnet.

Die maximale Protrusion beträgt 9–10 mm. Die maximale Retrusion beträgt 0,5–1,5 mm. Die maximale Mundöffnung (auch als Schneidekantendistanz [SKD] bezeichnet) beträgt 40–50 mm.

Die Orbita

Die Orbita ist ein annähernd pyramidenförmiger, knöchern begrenzter Raum, der u. a. den Bulbus oculi enthält. Das Dach der Orbita wird durch das Os frontale gebildet. Den Orbitaboden bilden die Maxilla, das Os zygomaticum sowie das Os palatinum. Die laterale Wand besteht aus dem Os zygomaticum sowie dem Ala major des Os sphenoidale. Die mediale Wand wird durch den Ala minor des Os sphenoidale, den Proc. frontalis der Maxilla, das Os lacrimale, das Os ethmoidale sowie das Os frontale gebildet (→ Abb. 1.5). Diese begrenzenden Knochen sind an manchen Stellen (v. a. zu den benachbarten Nasennebenhöhlen hin) sehr dünn und können somit bei Traumata schnell brechen. Auch breiten sich hier vornehmlich Infektionen aus.
An der Spitze dieser Pyramide befindet sich ein bindegeweblicher Ring, der Anulus tendineus communis. Hier entspringt der Großteil der Augenmuskulatur. Durch seine Öffnung laufen wichtige Strukturen: Der N. opticus (II), der N. oculomotorius (III), der N. abducens (VI), der N. nasociliaris (V_1) sowie die A. ophthalmica. Weitere wichtige Strukturen, die sich neben dem Bulbus oculi innerhalb der Orbita finden, sind der N. trochlearis (IV) sowie die weiteren Äste des N. ophthalmicus (V_1) (N. lacrimalis und N. frontalis) und das Ganglion ciliare sowie die V. ophthalmica.
Der Bulbus oculi wird von vier geraden und zwei schrägen Augenmuskeln umgeben und bewegt. Dabei sorgt der M. rectus lateralis vorrangig für eine Abduktion, der M. rectus medialis für eine Adduktion, der M. rectus superior für eine Hebung und der M. rectus inferior für eine Senkung des Augapfels. Die beiden schrägen Augenmuskeln – der M. obliquus superior und der M. obliquus inferior – sind für eine Innen- bzw. eine Außenrotation des Bulbus zuständig.

Das Trigonum submandibulare und die Halslymphknoten

Die **Neck Dissection** ist ein häufiger Eingriff zur Entfernung der Halslymphknoten im Rahmen einer onkologischen Resektion von Tumoren im Kopf-Hals-Bereich (→ Kap. 24). Die anatomischen Strukturen in dieser Region sollten deswegen genau bekannt sein (→ Abb. 1.6). Wichtige Leitstruktur ist das Trigonum submandibulare (Unterkieferdreieck), das sich zwischen dem Unterrand der Mandibula und dem Os hyoideum erstreckt (→ Abb. 39.1, Anhang). Ventral wird es vom Venter anterior des M. digastricus begrenzt und dorsal von seinem Venter posterior und dem M. stylohyoideus. Eine wichtige Struktur ist die Vagina carotica, welche die A. carotis communis, die V. jugularis interna und den N. vagus (X) enthält. Die A. carotis communis zweigt sich in die **A. carotis externa** und die **A. carotis interna** auf. Während die A. carotis interna im Halsbereich keine Äste abgibt, zweigt sich die A. carotis externa im Verlauf in **acht Endäste** auf. Diese werden immer gerne am OP-Tisch gefragt: A. thyroidea superior, A. lingualis, A. facialis, A. pharyngea ascendens, A. occipitalis, A. auricularis posterior, A. temporalis superficialis und A. maxillaris.
Die Halslymphknoten erstrecken sich entlang des Unterkieferrands und der V. jugularis interna. Sie werden nach Robbins in sechs Level eingeteilt (→ Abb. 1.7, → Tab. 1.1).

Tab. 1.1 Lymphknotenstationen des Halses nach Robbins

Level	Bezeichnung und anatomische Begrenzung
IA und IB	Unterhalb der Mandibula, submental (IA) und submandibulär (IB)
IIA und IIB	Obere juguläre Gruppe dorsal der Gl. submandibularis, jeweils ventral (IIA) und dorsal (IIB) des N. accessorius
III	Mittlere juguläre Gruppe, entlang der V. jugularis interna von der Höhe des Zungenbeins bis zur Höhe der Membrana cricothyroidea
IV	Untere juguläre Gruppe, entlang der V. jugularis interna von der Höhe der Membrana cricothyroidea bis zur Höhe der Clavicula
VA und VB	Hinteres Halsdreieck, zwischen dem M. sternocleidomastoideus und dem M. trapezius, jeweils oberhalb (VA) und unterhalb (VB) des M. omohyoideus
VI	Anteriore prätracheale Gruppe, zwischen Zungenbein und Jugulum

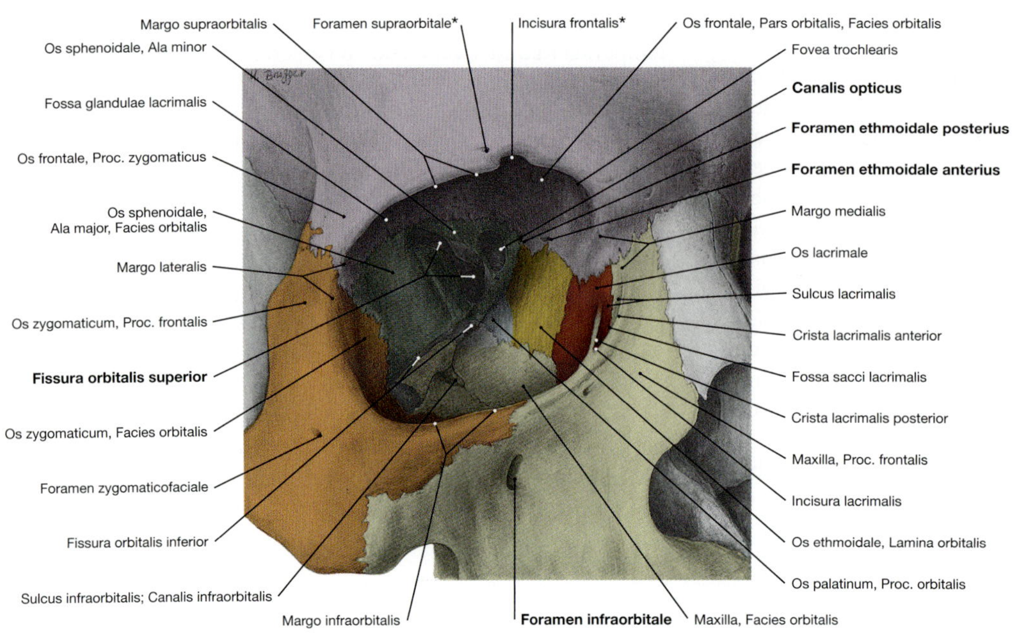

Abb. 1.5 Orbita [S700]

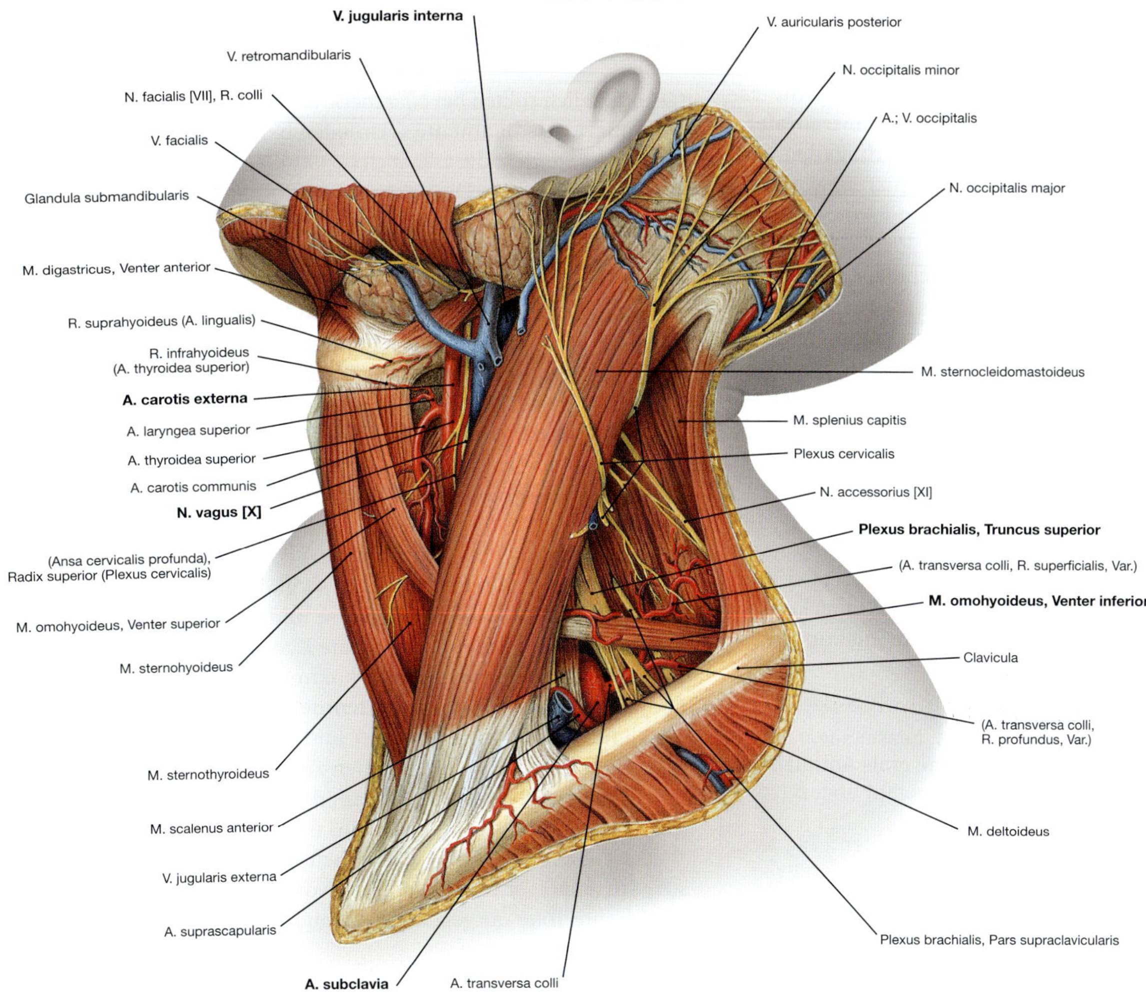

Abb. 1.6 Anatomische Strukturen des linken Halses nach Entfernung von Fett- und Lymphgewebe [S700]

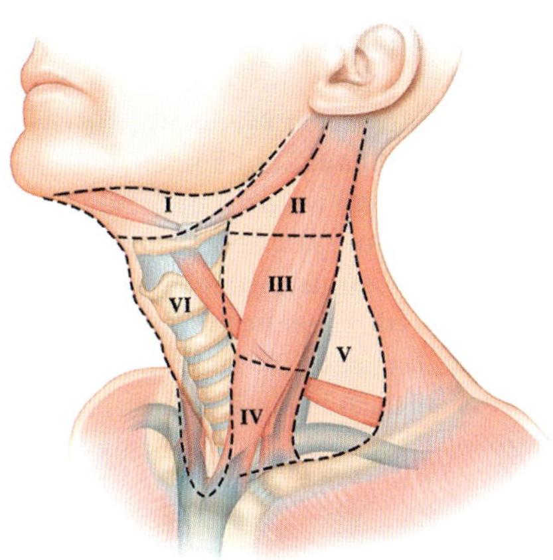

Abb. 1.7 Lymphknotenregionen des Halses [F444-002]

Bei ihrer Dissektion sollte vor allem auf angrenzende Nerven geachtet werden, um deren Verletzung zu vermeiden. Ventral des M. sternocleidomastoideus sind dies vor allem der **N. facialis (VII)** mit seinen Rr. marginalis mandibulae und colli sowie der **N. hypoglossus (XII)** und **N. glossopharyngeus (IX).** Dem N. hypoglossus lagert sich teilweise die **Ansa cervicalis** an. Sie enthält motorische und sensible Fasern aus den zervikalen Spinalnerven C1–4. Während die motorischen Anteile zu der unteren Zungenbeinmuskulatur und dem M. geniohyoideus laufen, treten die sensiblen Fasern dorsal des M. sternocleidomastoideus am **Punctum nervosum** (Erb-Punkt) aus. Sie teilen sich in die Nn. occipitalis minor, auricularis magnus, transversus colli und supraclaviculares auf. Im seitlichen Halsdreieck ist zudem der **N. accessorius (XI)** gefährdet. Er innerviert den M. sternocleidomastoideus und den M. trapezius motorisch.

Zusammenfassung

- Die Kaumuskulatur wird von einem Ast des N. trigeminus motorisch innerviert (N. mandibularis, V_3).
- Das bleibende Gebiss besteht aus 32 Zähnen: Pro Quadrant gibt es zwei Schneidezähne, einen Eckzahn, zwei Prämolaren und drei Molaren.
- Das Kiefergelenk ist ein Drehscharniergelenk, welches durch den Discus articularis in zwei Kammern unterteilt wird.
- Die begrenzenden Wände der Orbita sind teilweise sehr dünn. Hier können sich sinugene Infektionen schnell ausbreiten.
- Die Halslymphknoten werden nach Robbins in sechs Level eingeteilt.
- Die ersten drei Abgänge der A. carotis externa (A. thyroidea superior, A. lingualis, A. facialis) werden als Anschlussgefäße bei mikrochirurgischem Gewebetransfer benutzt.

Diabetes mellitus

Bei langjährigen Diabetikern und schlechter Stoffwechseleinstellung ist eine erhöhte Inzidenz **parodontaler Abszesse, Wundheilungsstörungen nach Zahnextraktionen, persistierender intraoraler Ulzerationen, Gingivahyperplasien, Mundwinkelrhagaden** und **Xerostomien** zu verzeichnen. Bezüglich der Terminierung von Eingriffen (bei stabiler Stoffwechsellage) sollte Folgendes beachtet werden:

- Bei Wahlmöglichkeit kürzere, zeitlich überschaubare Eingriffe tätigen, wenn möglich Eingriffe in LA.
- LA-Eingriffe morgens nach dem Frühstück und nach einer eventuellen Insulininjektion vornehmen: Das vermeidet hypoglykäme Zustände und trägt auch einer nachfolgenden antidiabetischen Medikation / geregelten Nahrungsaufnahme Rechnung.

Bei Terminierung eines Eingriffs und unklarer Stoffwechsellage, nicht eindeutiger Dosierung / Sicherheit der Insulindosierung und Langzeitoperationen sollte immer Rücksprache mit dem behandelnden Diabetologen gehalten werden. Dies mindert bei planbaren Eingriffen durch die Feineinstellung des Blutzuckerspiegels postoperative Komplikationen (z. B. lokale Infektionen, Kieferklemmen etc.).

Vor **Eingriffen in Intubationsnarkose** sollten 1, besser sogar 2 Tage präoperativ **Biguanide (Metformin-haltige orale Antidiabetika)** pausiert und auch erst wieder 2 Tage postoperativ angesetzt werden (Gefahr der Laktatazidose!).
Sulfonylharnstoffe und **langwirksame Insuline** müssen 1 Tag präoperativ pausiert werden, dürfen aber am ersten postoperativen Tag wieder angesetzt werden.
Kurzwirksame Insuline müssen, das orale Antidiabetikum **Acarbose** darf perioperativ weitergegeben werden.
Alle weiteren oralen Antidiabetika **(Glinide, Glitazone, DPP-4- und SGLT-2-Inhibitoren)** sollten (der gewünschten Nüchternheit geschuldet) am OP-Morgen pausiert werden.

Bei stabiler Stoffwechsellage wird die Verwendung eines Lokalanästhetikums mit einem Adrenalinzusatz von 1 : 200.000 und weniger (insulinantagonistischer Effekt von Adrenalin) empfohlen. Bei Vorliegen manifester diabetischer Folgeerkrankungen sollte auf einen Adrenalinzusatz verzichtet werden. Besteht ein Diabetes bereits über viele Jahre oder ist er insuffizient eingestellt, empfiehlt sich zum operativen Eingriff der **Einsatz eines Antibiotikums:**

- Beginn 24 h vor dem Eingriff
- Orales Penicillinpräparat (insbesondere für Eingriffe in LA) ausreichend
- Fortsetzung der Einnahme für 4–6 Tage (aufgrund der bestehenden Infektanfälligkeit)

Cave!
Acetylsalicylsäure (ASS) hat einen synergistischen Effekt zu einigen oralen Antidiabetika (v. a. Sulfonylharnstoffe). Andere Analgetika dürfen nur abhängig von evtl. vorliegenden Folgeerkrankungen (Akkumulation bei chronischer Niereninsuffizienz) eingesetzt werden.

Vorgehen bei Nierenerkrankungen und funktionell relevanten Lebererkrankungen

Grundsätzlich sollten bei Nierenerkrankten **nephrotoxische / renal eleminierte Medikamente vermieden** bzw. es sollten Präparate verwendet werden, die z. T. auch hepatisch metabolisiert werden. Ansonsten muss eine Dosisanpassung erfolgen. Es muss mit erhöhter Blutungsneigung und erhöhter Infektanfälligkeit kalkuliert werden. Orofaziale Infektionen sollten frühzeitig und entschlossen therapiert werden (inkl. Erregernachweis / Antibiogramm). Dentoalveoläre Eingriffe bei schwereren Infektionen und alle größeren kieferchirurgischen Eingriffe sollten unter stationären Bedingungen erfolgen und die Indikation zur antibiotischen Therapie sollte großzügig gestellt werden. Hämodialysepatienten sollten elektiv nicht am Dialysetag behandelt werden, insbesondere aber auch in Notfällen nicht ≤ 4 h zur Dialyse hin (aufgrund der Heparinisierung). Peritonealdialysepatienten können zu jeder Zeit behandelt werden.

Bei reduzierter Lebersyntheseleistung ist mit einer **gestörten Blutgerinnung** zu rechnen (daher sorgfältige Blutstillung durch Naht, Hämostyptika [Kollagenvliese und -kegel, oxidierte und regenerierte Zellulose] und bipolare Kaustik), ebenso mit erhöhter **(lokaler) Infektneigung** und es kommt zu einer Beeinträchtigung der **(hepatischen) Medikamentenmetabolisierung:**

- Clindamycin wird über Leber und Galle ausgeschieden → Spiegel und Halbwertszeit nehmen zu.
- Die Halbwertszeit von Säureamid-Lokalanästhetika (Lidocain, Mepivacain, Bupivacain, Prilocain) ist verlängert.
- Die Gefahr toxischer Leberzellschädigungen durch Paracetamol steigt bei mäßiger bis starker Lebervorschädigung.
- Erhöhte Toleranz gegenüber Hypnotika, Narkotika und Sedativa

Mögliche simultane Miterkrankungen von Leberkrankten (z. B. Kardiomyopathie, Alkoholabusus, Infektion mit hepatotropen Viren) sind einzurechnen.
Zusammenfassend sollte chirurgisch bei allen Patienten mit (potenziellen) Leberschädigungen auf folgende Punkte geachtet werden:

- **Strikte Infektionsverhütungsmaßnahmen:** Handschuhe, Mundschutz, Schutzbrille, kein „Recapping" von Nadeln
- **Vermeidung hepatotoxischer Medikamente** (Paracetamol)
- Wenn möglich, **Verzicht auf Medikamente,** die ausschließlich **über die Leber metabolisiert** werden (ASS, Paracetamol, Clindamycin) und Ersatz durch unkritischere Medikamente (Penicilline, Ibuprofen, Diclofenac bei nur geringem Leberschaden)
- **Dosisanpassung / -reduktion bestimmter Lokalanästhetika:** Lidocain, Mepivacain, Bupivacain, Prilocain; keine Anpassung bei **Articain** nötig (Vorsicht auch in Hinblick auf eine mögliche alkoholbedingte Kardiomyopathie!)

Endokarditisprophylaxe und MKG-Chirurgie

Vor Eingriffen, bei denen eine Verschleppung von Bakterien in den Blutkreislauf droht und gleichzeitig ein hohes kardiales Risiko für die Ansiedlung von Bakterien besteht, wird eine Antibiotikaprophylaxe empfohlen. In der MKG-Chirurgie sind das (ausschließlich) **oralchirurgische Eingriffe** mit Verletzung der Gingiva bei Hochrisikopatienten:

- Patienten mit künstlichem Herzklappenersatz
- Angeborene Herzfehler nur dann, wenn trotz durchgeführter OP Symptome bestehen **oder** prothetisches Material verwendet wurde **oder** die OP ≤ 6 Monate zurückliegt
- Bereits durchgemachte Endokarditis

Empfohlen wird die orale Gabe von 2 g Amoxicillin (bei einem normalgewichtigen Erwachsenen) **30–60 min vor dem Eingriff.** Besteht eine Penicillinallergie, sollen alternativ 600 mg Clindamycin (oder 500 mg Azithromycin oder Clarithromycin) verabreicht werden. Ist eine orale Gabe nicht möglich, werden i. v. 2 g Ampicillin (oder 1 g Cephazolin oder 1 g Ceftriaxon) verabreicht (im Allergiefall 600 mg Clindamycin i. v.). Für Kinder gilt (gewichtsadaptiert) Analoges.

Antikoagulanzien- und Antiaggreganzientherapie und MKG-Chirurgie

Antiaggreganzientherapie / Plättchenhemmer

Eine **Acetylsalicylsäure(ASS)-Monotherapie** in der üblichen geringen prophylaktischen Dosierung (75–100 mg) soll bei oralchirurgischen Eingriffen weitergeführt werden. Eine **Clopidogrel-, Prasugel- oder Ticagrelor-Monotherapie** (ebenfalls in der üblichen prophylaktischen Medikation zur Sekundärprophylaxe einer KHK oder pAVK) kann bei geringem bis mittlerem Blutungsrisiko perioperativ fortgeführt werden. Wenn dem Patienten kein Nachteil entsteht und für den Eingriff ein hohes Blutungs- und damit Komplikationsrisiko besteht (wie z. B. bei Orbitabodenrepositionen), sollten (allerdings nur bei Planbarkeit und Rücksprache mit dem Hausarzt) Clopidogrel und Prasugel für ca. **7–10 Tage präoperativ** und Ticagrelor für 1–3 Tage präoperativ pausiert werden.
In der Regel besteht dagegen bei Patienten mit einer **dualen Plättchenhemmung** eine absolute Indikation zur Fortführung für ca. 1 Monat (ischämischer Schlaganfall) bis hin zu 30 Monaten (nach Anlage eines kardialen Stents und hohem Re-Thromboserisiko bei niedrigem Blutungsrisiko). Wenn die genannten Zeiträume abgewartet werden können, sollte erst hiernach unter Monotherapie (elektiv) operiert werden. Bei Notfalleingriffen muss das deutlich erhöhte Blutungsrisiko in Kauf genommen werden (ggf. unter Gabe von Thrombozytenkonzentraten und konsequent durchgeführten lokalhämostyptischen Maßnahmen).

Orale Vitamin-K-Antagonisten

Bei der Einnahme **oraler Vitamin-K-Antagonisten** (z. B. Phenprocoumon, **Marcumar**®) kann bei Eingriffen mit überschaubarem Blutungsrisiko (Extraktion weniger und einwurzeliger Zähne, Entfernung kleiner Basaliome etc.) und einem Ziel-INR von maximal 3–3,5 auf ein Bridging verzichtet werden. In allen anderen Fällen muss in planbaren Situationen ein **Bridging** (überlappende Gabe bei Unterschreitung des Ziel-INR) auf die therapeutisch gut steuerbaren Heparine erfolgen:
Unfraktioniertes, hochmolekulares Heparin (UFH) Bei Patienten mit mechanischem Herzklappenersatz und fortgeschrittener Niereninsuffizienz mittels Perfusor und unter stationären Bedingungen; antagonisierbar durch Protamin. Die wichtigste Nebenwirkung ist die **Heparin-induzierte Thrombozytopenie Typ II (HIT II),** erkennbar an einem starken Thrombozytenabfall um den 3.–5. postoperativen Tag. In diesem Fall:
- UFH-Gabe sofort stoppen.
- Gegebenenfalls Thrombozytenkonzentrat geben.
- Alternative Antikoagulation beginnen mit **Argatroban** (i. v.), **Danaparoid** (s. c. oder i. v.) oder **Fondaparinux** (s. c.).

Fraktioniertes, niedermolekulares Heparin (NMH, z. B. Clexane®) Gewichtsadaptiert subkutan appliziert und unter ambulanten Bedingungen möglich. **Cave:** Bei Niereninsuffizienz Dosis anpassen und (geringes) HIT-II-Risiko beachten! Grobe Regel: einmal tägliche Gabe gewichtsadaptiert (z. B. 80 mg Clexane® für 80 kg schweren Menschen) in **prophylaktischer Indikation** (bei Patienten, die den Vitamin-K-Antagonisten nur zur Sekundärprophylaxe einnahmen) und zweimalige / doppelte tägliche Gabe gewichtsadaptiert bei **therapeutischer Indikation** des Vitamin-K-Antagonisten (z. B. nach Herzklappenersatz).
Muss im Notfall die Wirkung der Vitamin-K-Antagonisten direkt antagonisiert werden, kann die orale oder intravenöse Gabe von Vitamin K erwogen werden (bis zu 40 mg i. v., Dauer bis zur INR-Normalisierung 36–48 h). Im absoluten Notfall werden PPSB oder FFP gegeben.

Direkte orale Antikoagulanzien

Direkte orale Antikoagulanzien (DOAKs), die zur Therapie der TVT, zur Schlaganfallprophylaxe bei Vorhofflimmern und Lungenarterienembolie (nur Rivaroxaban) eingesetzt werden, sollten nur bei hohem Blutungsrisiko der **OP (ohne überlappende Gabe [Bridging] durch andere Substanzen)** präoperativ abgesetzt und in der Regel am 1. Tag postoperativ wieder angesetzt werden. **Dabigatran** (Faktor-IIa-Inhibitor, **Pradaxa**®) muss dabei abhängig von der Nierenfunktion bis zu 4 Tage präoperativ pausiert werden. **Rivaroxaban (Xarelto**®**), Edoxaban (Lixiana**®**)** und **Apixaban (Eliquis**®**)** – alle selektive Faktor-Xa-Inhibitoren – ebenso wie **Desirudin (Revasc**®**),** ein selektiver Thrombin-Inhibitor, sollten (ungeachtet der Nierenfunktion) **1 Tag präoperativ** pausiert werden. Müssen die Substanzen aus Gründen des Blutungsrisikos länger postoperativ pausiert werden, kann wegen der guten Steuerbarkeit ein UFH-Perfusor (stationär und i. v.) erwogen werden. Aufgrund der kurzen Halbwertszeit kann bei unkritischen Blutungen unter diesen Substanzen einfach nur zugewartet werden. Anders im kritischen Blutungsfall: Dabigatran ist dialysierbar und es steht ein Antikörper zur Verfügung (**Idarucizumab,** Praxbind®). Für Apixa- und Rivaroxaban ist das Antidot **Andexanet-α (Ondexxya**®**)** zugelassen. Zusätzlich kann bei allen Substanzen die Gabe von PPSB im absoluten operativen Notfall erwogen werden.

Zusammenfassung

- Vor Eingriffen in Intubationsnarkose sollte, wenn möglich, Metformin 2 Tage präoperativ pausiert und erst wieder am 2. postoperativen Tag angesetzt werden.
- Bei Lebersynthesestörungen ist die Halbwertszeit der Lokalanästhetika vom Säureamidtyp verlängert und der Abbau chirurgisch beliebter Medikamente verlangsamt (z. B. Clindamycin, Paracetamol).
- UFH bergen ein nicht zu vernachlässigendes HIT-II-Risiko, NMH immer noch ein geringes Risiko.

Extraoraler Befund

Die extraorale Untersuchung dient der systematischen Begutachtung des Patienten, um sich zum einen ein Bild von der Gesamtsituation zu machen und zum anderen, um therapierelevante Auffälligkeiten zu detektieren und zu dokumentieren. Sie gliedert sich in die Bereiche **Inspektion, Palpation der Weichteile und der Hartgewebe und die Untersuchung der Hirnnerven.** Grundsätzlich beginnt jede Diagnostik mit dem am wenigsten invasiven Verfahren, in diesem Fall also der Inspektion.

Inspektion

Inspiziert werden insbesondere:

- **Haut:** Hautfarbe, Hautturgor, Schwellungen, Hämatome, Asymmetrien, Effloreszenzen, Narben, Keloide (Erhabenheit einer Narbe durch überschießende **Fibroblastenbildung** und -proliferation, welche sich über das ursprüngliche Areal hinweg ausbreiten kann. DD: Die hypertrophe Narbe bleibt in ihrer Größe auf das Areal beschränkt), Haarwuchs.
- **Augen: Ex- / Enophthalmus, Ptosis,** Verfärbung der Skleren oder Konjunktiven, Iris und Pupille
- **Nase:** Nasenform, Nasenatmung (seitengleich?), Farbe der Schleimhaut, **anteriore Rhinoskopie** (Nasenspekulum nötig)
- **Lippen:** Lippenschluss, Rauigkeit, Zeichen einer Infektion, Wunden, Narben, Einziehungen

Palpation der Weichteile

Die Palpation der Weichteile des Gesichts dient der Erfassung von Weichteilschwellungen in Bezug auf ihre Verschieblichkeit auf der Unterlage, deren Konsistenz (derb, weich) und deren Oberflächenbeschaffenheit (glatt begrenzt, unscharf). Im Bereich des Halses dient die Palpation primär der Lymphknotendiagnostik. Dabei befindet sich der Untersucher im Idealfall hinter dem Patienten und umfasst mit beiden Händen den Unterkieferrand. So kann er zunächst die Submentalloge und dann den seitlichen Unterkieferrand (Submandibularregion) austasten, bevor er am Vorderrand des **M. sternocleidomastoideus** nach kaudal palpiert (Halsgefäßscheide und laterale Halsregion). Siehe dazu → Abb. 3.1. Die Palpation eines Lymphknotens gelingt i. d. R. erst ab einer Größe von ca. 10 mm. Dabei ist das Verfahren der digitalen Lymphknotenpalpation äußerst abhängig von dem Untersucher und dessen Erfahrung. Wesentlich genauer sind bei der Detektion die Sonografie und CT (→ Kap. 7).

Zusätzlich kann die Muskulatur auf Verspannungen und **Myogelosen** (druckschmerzhafte Verdickung eines Muskels) untersucht werden. **Myogelosen** treten oft in Verbindung mit chronischen Schmerzzuständen auf.

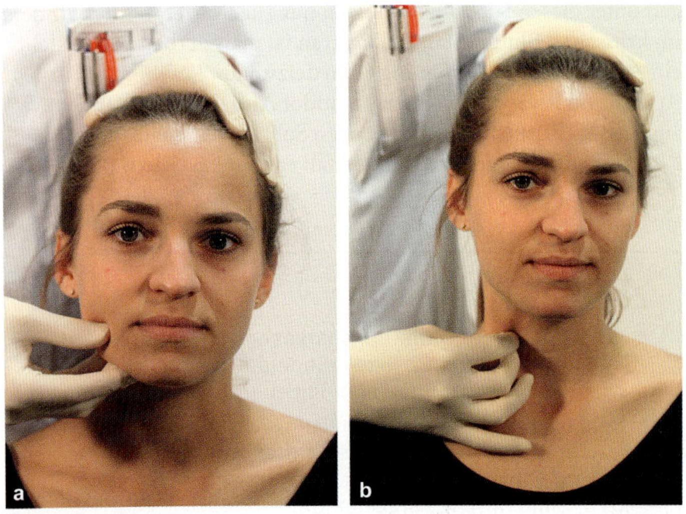

Abb. 3.1 Untersuchungsablauf zur Palpation der Lymphknoten submandibulär und entlang des M. sternocleidomastoideus [P132]:
a) Palpation submandibulär bis Kieferwinkel
b) Palpation der Halsgefäßscheide am Vorderrand des M. sternocleidomastoideus

Palpation der Hartgewebe

Zum Ausschluss einer Fraktur hat es sich bewährt, einem strukturierten Schema der Untersuchung zu folgen. Eine mögliche Reihenfolge ist → Abb. 3.2 zu entnehmen.

Um eine Fraktur festzustellen, bedarf es der klinischen Untersuchung und der Detektion **sicherer Frakturzeichen.** Zu diesen zählen:

- Dislokation eines Knochenfragments
- Abnorme Beweglichkeit
- Krepitation
- Sichtbar freiliegender Knochen

Ein Fehlen der Zeichen schließt keine Fraktur aus. Im Gegensatz dazu stehen die oft offensichtlicheren Symptome, die als **unsichere Frakturzeichen** beschrieben werden:

- Schmerzen
- Schwellung
- Hämatombildung
- Funktions- und Sensibilitätsstörungen

Beweisend für eine Fraktur ist immer das **Röntgenbild** (→ Kap. 6). Die Kiefergelenke werden bei der Palpation in Ruhe und bei Bewegung beurteilt (Mundöffnung **[SKD],** Mundschluss, Seitbewegung / -abweichung, Okklusionsstörung) und auf deren Einschränkungen registriert. Neben einem möglichen spürbaren Reiben kann auch ein Knacken im Bereich der Kiefergelenke akustisch registriert werden.

Untersuchung der Hirnnerven

N. olfactorius (I)

Testen des Geruchsinns. Ausfälle auf diesem Gebiet könnten durch einen Tumor oder eine Verletzung der Schädelbasis bedingt sein. Die Abgrenzung erfolgt durch die Anamnese. Zur Testung dienen Riechstäbchen bei geschlossenen Augen, wobei dem Patienten verschiedene Gerüche präsentiert werden. Der Patient kann dabei aus vier Antwortmöglichkeiten wählen. Man unterscheidet Anosmie, Hyposmie, Normosmie.

N. opticus (II)

Direkte und konsensuelle (indirekte) Testung des Pupillenreflexes **(Swinging-Flashlight-Test),** die Isokorie der Pupillen und deren Weite, die Prüfung des Gesichtsfelds und die Konvergenzreaktion. Differenzialdiagnosen bei einem Ausfall des Sehnervs müssen immer die Orbitaverletzung oder Schädelbasisfraktur, Tumoren, Infarkte, Retinopathien oder iatrogene Traumata sein.

N. oculomotorius (III)

Der dritte Hirnnerv innerviert, abgesehen von **M. rectus lateralis** und **M. obliquus superior,** alle Augenmuskeln. Bei einem Ausfall des Nervs kommt es zu Einschränkungen bei der Aufwärts-, Abwärts- und Innenbewegung des Auges sowie zu Doppelbildern bei erhaltener direkter und indirekter Pupillenreaktion. Hinzu

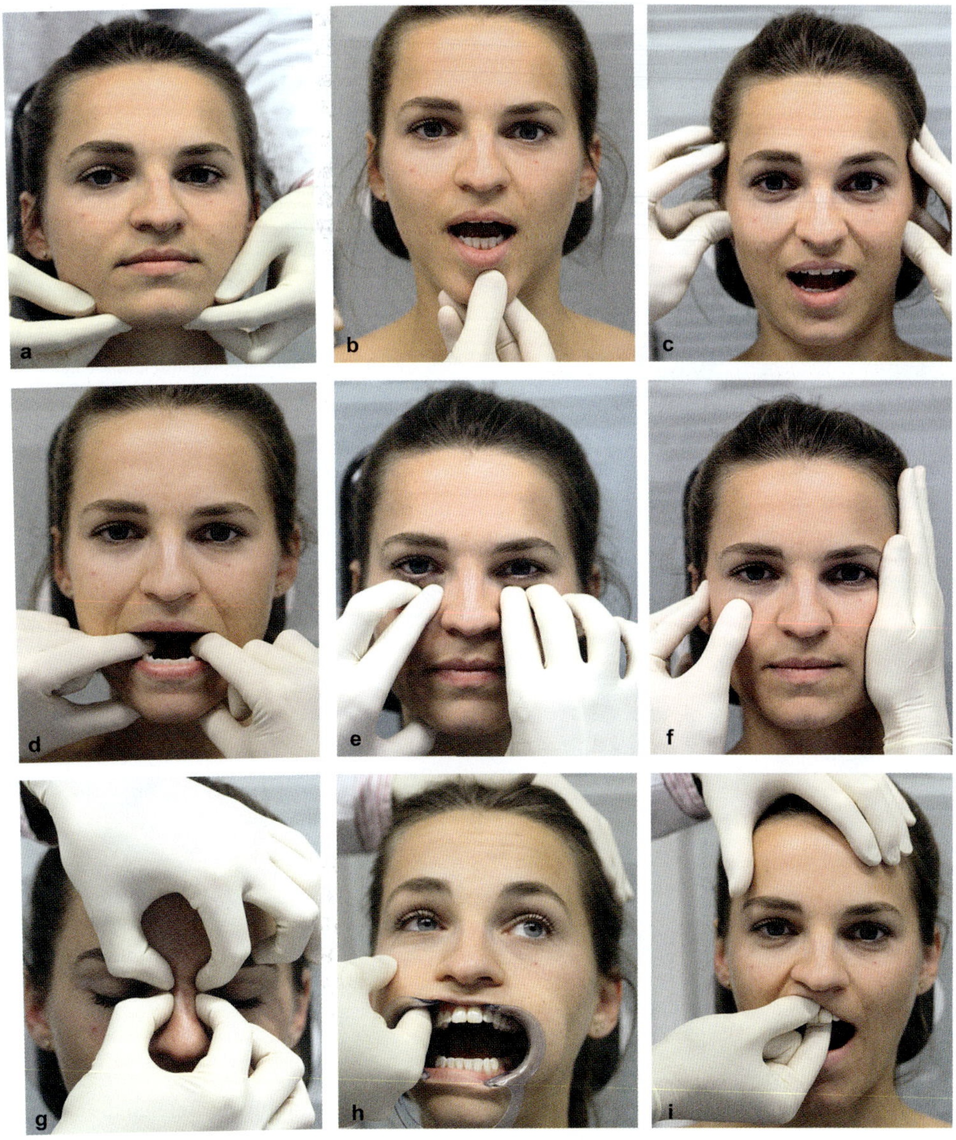

Abb. 3.2 Untersuchungsablauf zur Palpation der knöchernen Hartgewebsstrukturen im Gesichtsbereich [P132]
a) Palpation der Unterkieferbasis von ventral nach dorsal auf Stufen
b) Druck auf die Kinnspitze von kaudal zur Provokation des Stauchungsschmerzes im Bereich des Kieferwinkels und des aufsteigenden Unterkiefers
c) Bimanuelle Palpation der Kiefergelenke im äußeren Gehörgang bei Mundöffnung
d) Prüfung auf abnorme Beweglichkeit innerhalb des Unterkiefers
e) Bimanuelle Palpation des Orbitarandes infraorbital und lateral (hier nicht gesondert dargestellt)
f) Palpation des Jochbeins und des Jochbogens
g) Palpation der Nasenwurzel
h) Intraorale Palpation der Crista zygomaticoalveolaris
i) Prüfung auf abnorme Beweglichkeit des Oberkiefers oder des Mittelgesichts. Dabei empfiehlt sich das simultane Austasten im Bereich der Nasenwurzel.

kommen eine Ptosis des Oberlids (M. levator palpebrae superioris) sowie eine Mydriasis und eine Akkomodationsstörung durch Lähmung des M. sphincter pupillae und ciliaris.

N. trochlearis (IV)

Der Nerv innerviert den **M. obliquus superior,** wodurch bei dessen Schädigung Doppelbilder beim Blick nach kaudal innen entstehen (Hauptursachen dafür sind Tumoren oder direkte Hirnschädigungen). Der Bulbus weicht nach medial oben ab. Durch Kopfneigung versucht der Patient, die Doppelbilder zu minimieren.

N. trigeminus (V)

Der Nerv gliedert sich in drei Nervenäste auf (**N. ophthalmicus / supraorbitalis** [V_1], **N. maxillaris / infraorbitalis** [V_2], **N. mandibularis / alveolaris inferior / mentalis** [V_3]) und ist der wichtigste sensible Nerv im Bereich des Gesichts. Sein sensibles Innervationsgebiet umfasst die Haut des Gesichts, die Schleimhäute der Nase und des Mundes. Außerdem beinhaltet er Geschmacksfasern der Zunge und innerviert den **M. tensor tympani** und den **M. tensor veli palatini** motorisch. Die Testung des Nervs erfolgt am einfachsten im direkten Seitenvergleich.
Bei Ausfällen in bestimmten Arealen ist der Bereich mit Größenangabe zu dokumentieren oder in ein Gesichtsschema einzuzeichnen, zudem sind Verlaufskontrollen durchzuführen. Häufige Ursachen für Nervverletzungen sind Jochbeinfrakturen (V_2), Unterkieferfrakturen (V_3), Schädigungen nach Weisheitszahnentfernung (V_3), Dysgnathieoperationen, Lokalanästhesien und Tumoren. Die Untersuchungsschritte sind in → Abb. 3.3 zu sehen. Am häufigsten ist der N. lingualis betroffen.

N. abducens (VI)

Er innerviert den **M. rectus lateralis,** der für die Abduktion zuständig ist.
Bei seinem Ausfall entstehen Doppelbilder, die beim Blick nach lateral auf die betroffene Seite verstärkt werden.

N. facialis (VII)

Der N. facialis versorgt die vorderen zwei Drittel der Zunge gustatorisch und die mimische Gesichtsmuskulatur motorisch und kann durch die Ausführung bestimmter Bewegungen getestet werden. Die Untersuchungsschritte sind in → Abb. 3.4 dargestellt.

N. vestibulocochlearis (VIII)

Er versorgt Gehör und Gleichgewicht und kann orientierend durch das Reiben der Finger getestet werden.

N. glossopharyngeus (IX)

Der N. glossopharyngeus innerviert das hintere Drittel der Zunge sowie sensorisch die **Glandula parotidea** (→ Kap. 26). Bei einer

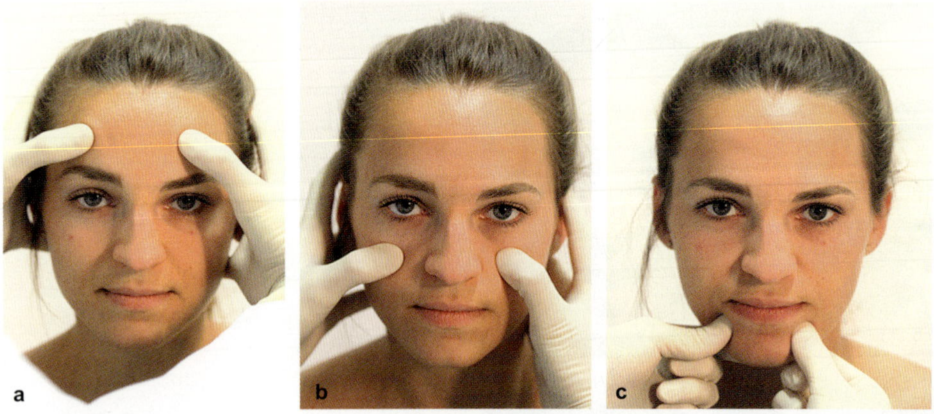

Abb. 3.3 Palpation der Nervenaustrittspunkte des N. trigeminus: Palpation supraorbital (**a**), Palpation infraorbital (**b**), Palpation mental (**c**) [P132]

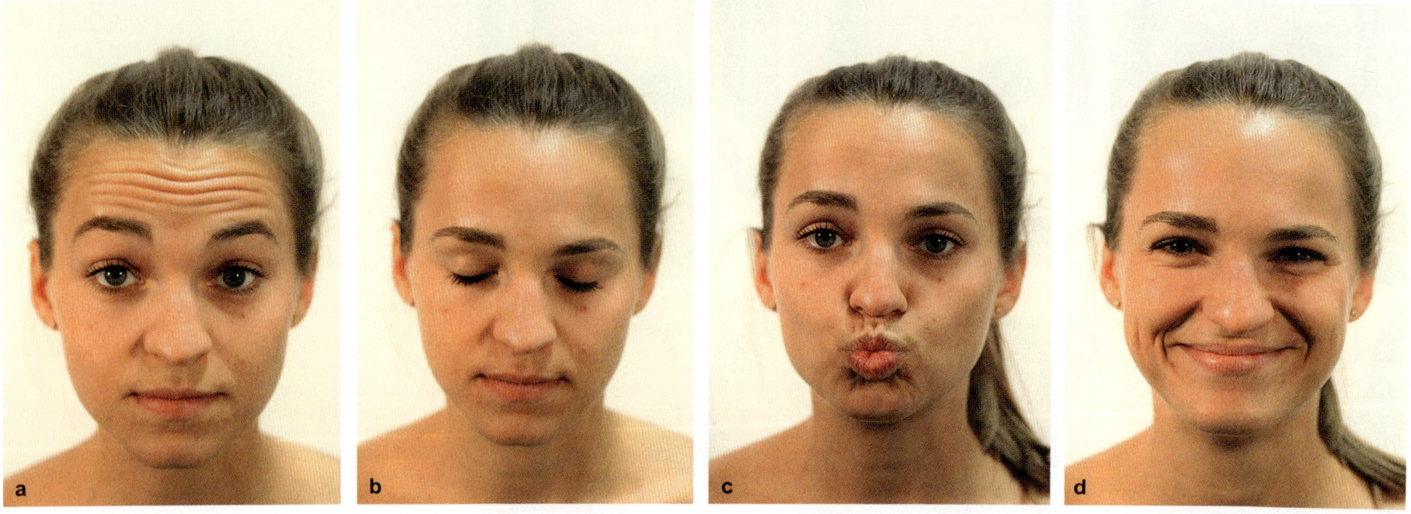

Abb. 3.4 Funktionsprüfung des N. facialis: Runzeln der Stirn (**a**), Augenschluss (**b**), Kussmund oder Pfeifen (**c**), breites Grinsen (**d**) [P132]

Lähmung des Nervs hängt das Gaumensegel der betroffenen Seite etwas herab.

N. vagus (X)

Innervation der **palatinalen, pharyngealen und laryngealen** Muskulatur.
Durch dessen Ausfall kann es zu Heiserkeit und Deviation des Gaumensegels (Kulissenphänomen) kommen. Eine Schädigung des **N. recurrens** aus dem **N. vagus** ist bei der Neck Dissection im Rahmen von Tumoroperationen oder bei Operationen im Bereich der Schilddrüse möglich. Bei einseitiger Schädigung kommt es zur Stimmbandlähmung und daraus resultierender Heiserkeit, während eine beidseitige Störung zu Atemnot führen kann.

N. accessorius (XI)

Innerviert motorisch den **M. sternocleidomastoideus** und den **M. trapezius.**
Wird der Nerv geschädigt, kann der Arm danach seitlich nicht mehr über die Horizontale gehoben und die Schulter nicht mehr angehoben werden. Häufig treten Nervschädigungen nach radikaler Neck Dissection auf.

N. hypoglossus (XII)

Motorische Innervation der Zunge.
Die Schädigung kann durch eine Ausräumung im Bereich der Glandula submandibularis entstehen und führt zu einem Abweichen der Zunge beim Herausstrecken zur kranken Seite.

Zusammenfassung

- Um keine wichtigen Untersuchungsschritte zu vergessen, empfiehlt es sich, sich eine gewisse Systematik und Reihenfolge anzueignen, die man bei jedem Patienten, unabhängig von der Verdachtsdiagnose, immer in derselben Weise ausführt.
- Die wichtigsten Hirnnerven in der Mund-, Kiefer- und Gesichtschirurgie sind der N. opticus und der N. oculomotorius bei Verletzungen im Bereich der Orbita, der N. trigeminus, der meist bei Jochbeinfrakturen (V_2) oder Unterkieferfrakturen (V_3) mit beteiligt ist, und der N. facialis, der primär bei Tumoroperationen im entsprechenden Gebiet (Parotisregion) oder bei der Kiefergelenkschirurgie geschädigt werden kann.

Grundinstrumentarium

Für die intraorale Untersuchung sind **Hilfsinstrumente** obligat. Zu diesen zählen:

- Spiegel
- Zahnärztliche Sonde
- Zahnärztliche / anatomische / chirurgische Pinzette
- Parodontalsonde
- Kältespray / CO_2-Spray

Inspektion

Auch im Bereich der intraoralen Schleimhaut beginnt man mit der Inspektion, da sie für den Patienten am wenigsten invasiv und schmerzhaft ist. Dabei ist entscheidend, dass die Lagerung des Patienten auf dem Behandlungsstuhl bequem ist und gute Lichtverhältnisse herrschen, um auch die weiter dorsal / oral gelegenen Abschnitte zu inspizieren.
Auch die Inspektion sollte immer nach dem gleichen Schema ablaufen, um keine Bereiche zu vergessen. Die Reihenfolge der einzelnen Schritte ist dabei dem Behandler überlassen. Beurteilt werden sollten die Innenseiten der Ober- und Unterlippe, das **Planum buccale,** der **Sulcus vestibuloalveolaris** und **glossoalveolaris,** die Papillen der großen Speicheldrüsen, die Alveolarfortsätze (Höhe und Breite), der Zahnstatus, die Okklusion in sagittaler, koronarer und axialer Ausrichtung, das Zungen- und Lippenbändchen, der harte und weiche Gaumen, die Uvula, der Rachen, die Tonsillen und die Schleimhautfalten. Dabei sollte auf farbliche Veränderungen **(Amalgamtätowierungen, Soor, Leukoplakie, Melanome),** Oberflächenbeschaffenheit, Speichelfluss und Speichelbeschaffenheit geachtet werden.
Die **Inspektion der Zunge** kann u. U. erschwert sein, wenn die Beweglichkeit eingeschränkt ist, was ein ungünstiges Zeichen ist. In diesen Fällen kann man die Zunge mit einer Kompresse greifen und vorsichtig herausziehen und dann nach Belägen oder Zahnimpressionen inspizieren. Impressionen im Bereich der Zunge, wie auch an der Wangen- und Lippeninnenseite, weisen auf mögliche Parafunktionen wie Saugen und Pressen hin. In diesen Fällen sollte der Patient umgehend darüber informiert werden, auch wenn sich daraus zunächst keine primäre Erkrankung ableiten lässt.

Differenzialdiagnosen

Zeigen sich im Bereich der Schleimhäute weißliche Beläge, die länger als 14 Tage persistieren, so sind diese abzuklären. Am einfachsten ist der Test auf Abwischbarkeit. Lassen sich die Beläge leicht entfernen und ist die darunterliegende Schleimhaut intakt, kann es sich um weiche Beläge (meist Speisereste) oder einen **Soor** (Abstrichnahme zur **mikrobiologischen / parasitologischen Untersuchung**) handeln. Treten jedoch nach dem Abwischen Blutungen auf oder ist die Schleimhaut verändert (ulzeriert, polypös), so empfiehlt sich die Entnahme einer Bürstenbiopsie zur **zytopathologischen Untersuchung.**
Eine weißliche, nicht abwischbare Veränderung wird bis zum Beweis des Gegenteils als **Leukoplakie** bezeichnet. Diese ist eine Präkanzerose und muss je nach Unterform behandelt werden (→ Kap. 23). Bei Detektion einer solchen Verfärbung der Schleimhaut sollte der Patient versuchen, die verursachende Noxe auszuschalten bzw. zu reduzieren. Besteht die Veränderung über die Zeit der Karenz hinweg (i. d. R. 2 Wochen), muss der Befund weiter abgeklärt werden (Bürstenabstrich, Stanz- oder Exzisionsbiopsie).

Untersuchung der Zähne

Die Untersuchung umfasst die Inspektion / Palpation der Zähne (dient der Testung auf Zahnschäden, Restaurationen), die Testung der Perkussionsempfindlichkeit (möglicher Hinweis auf apikale Ostitis), des parodontalen Screeningindex (PSI), der Sensibilität (Kältetest) und des Lockerungsgrades. Am einfachsten ist es, diese Befunde in einem Zahnbogen einzutragen. Dabei gilt für jeden Zahn Folgendes:

- Füllungen benennen und deren Position angeben
- Lockerungsgrad angeben (I, II oder III)
- Vitalität überprüfen (+ / –)
- Sondierungstiefen an jedem Zahn an vier Stellen

Ein Beispiel für ein solches Zahnschema zeigt → Abb. 4.1.
Abschließend sollten noch ergänzende bildgebende diagnostische Verfahren angewendet werden **(konventionelles Röntgen [OPT / ZF / UK-Aufbiss], CT, MRT, DVT, Szintigrafie, PET),** um eine definitive Diagnose stellen zu können, sofern sich diese nicht aus der Untersuchung ergibt (→ Kap. 6 und → Kap. 7).

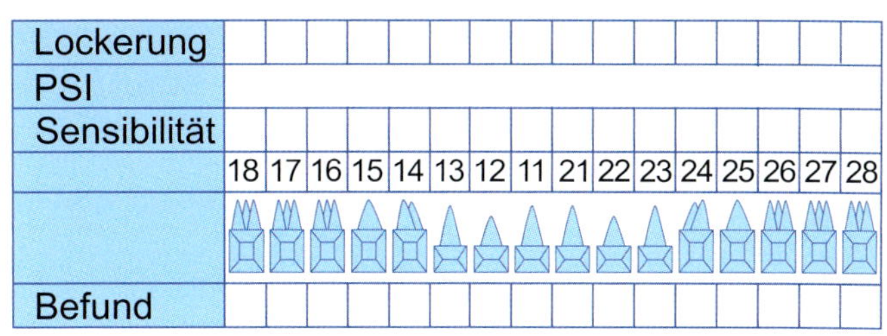

Abb. 4.1 Zahnschema Oberkiefer mit Eintragemöglichkeiten für den PSI, den Lockerungsgrad (I, II, III) und das Ergebnis der Sensibilität (+ oder –). Die Unterteilung der Krone in fünf Flächen erleichtert die Angaben der auffälligen Befunde in mesial, distal, vestibulär, palatinal / lingual und okklusal / inzisal. [L255]

Zusammenfassung

- Während die extraorale Untersuchung ohne Hilfsinstrumente auskommt, ist bei der intraoralen Untersuchung ein Standardset an Instrumentarium obligat.
- Eine negative Zytopathologie schließt eine Präkanzerose oder ein Karzinom niemals aus. Bei Verdacht auf einen pathologischen Prozess sollte daher immer eine weiterführende Diagnostik angestrebt werden. In einem solchen Fall empfiehlt sich die Entnahme einer Biopsie zur histopathologischen Untersuchung.

Rechtliche Grundlagen

Die Gesetzgebung rund um den Strahlenschutz geht in Deutschland vom **Bundesministerium für Umwelt, Naturschutz und Reaktorsicherheit (BMU)** aus. Das am BMU beheimatete **Bundesamt für Strahlenschutz** erarbeitet Grundsätze für die weitere Entwicklung des Strahlenschutzes. Die nationale rechtliche Grundlage im Umgang mit ionisierender Strahlung bilden das 2017 beschlossene **Strahlenschutzgesetz (StrlSchG)** und die 2019 neu in Kraft getretene **Strahlenschutzverordnung (StrlSchV)**. Das StrlSchG stellt die nationale Umsetzung der **europäischen Richtlinie 2013 / 59 / Euratom** dar. Ziel ist es, jede unnötige Strahlenexposition für Mensch und Umwelt zu minimieren oder zu vermeiden. Die Richtlinie **„Fachkunde und Kenntnisse im Strahlenschutz bei dem Betrieb von Röntgeneinrichtungen in der Medizin oder Zahnmedizin"**, die auf der durch die StrlSchV abgelösten bisherigen Röntgenverordnung aufbaut, regelt die Bedingungen für den Sach- und Fachkundeerwerb für Ärzte und Zahnärzte.

Epidemiologie und Strahlenschutz

Pro Jahr werden in Deutschland ca. 140 Mio. Röntgenuntersuchungen durchgeführt. Von diesen entfällt etwa **ein Drittel auf die Zahnmedizin und Mund-, Kiefer- und Gesichtschirurgie.** Pro Jahr errechnet sich aus den gesamten Röntgenuntersuchungen eine mittlere effektive Dosis von ca. **1,7 mSv pro Einwohner / Jahr** (natürliche Strahlenexposition im Vergleich hierzu: ≈ 2–3 mSv / a). Dennoch entfallen nur ca. **0,2 % der mittleren effektiven Dosis auf Zahnmedizin und Mund-, Kiefer- und Gesichtschirurgie.** Gründe hierfür sind das nur relativ geringe bestrahlte Feld und die zunehmende Digitalisierung. Allerdings ist die Tendenz steigend durch die zunehmend häufiger eingesetzte **Digitale Volumen Tomografie (DVT).** Während ein Orthopantomogramm **(OPT)** einer Strahlenbelastung von ca. 0,02 mSv und eine Fernröntgen-Seitaufnahme **(FR-S)** einer Strahlenbelastung von ca. 0,006–0,01 mSv entspricht, führt eine DVT (effektive Dosis 0,05–0,1mSv) zu einer deutlich höheren Strahlenbelastung, jedoch immer noch wesentlich niedrigeren Strahlenbelastung als beispielsweise eine Computertomografie (CT) des Gesichtsschädels mit ca. 0,5–0,6 mSv (maximal ca. 40 %). Im Vergleich zum OPT liegt die Dosis der DVT ca. 3- bis 7-mal höher.

Faktoren, die den **Strahlenschutz** beeinflussen:

- **Qualität und Quantität der Strahlung:** ist immer als Kompromiss zwischen erzieltem Kontrast und Strahlenexposition zu werten. Die Menge applizierter Strahlung folgt dem **ALARA-Prinzip („as low as reasonable achievable")**.
- (Möglichst kleines) **durchstrahltes Volumen:** ist positiv durch Einblenden und Kompression zu beeinflussen.
- **Fokus-Objekt-Abstand:** sollte aus strahlenhygienischen Gründen möglichst groß sein.
- **Objekt-Film / Sensor-Abstand:** sollte möglichst gering sein.
- **Film-Folien-Kombinationen:** Verstärkerfolien ermöglichen das Einsparen von einzubringender Strahlung, allerdings zuungunsten einer Rauschunschärfe.
- **Film- bzw. Sensorempfindlichkeit:** Je empfindlicher, desto geringer kann die Strahlung gehalten werden.
- **Streustrahlenraster** und **Abschirmvorrichtungen:** u. a. Auskleidung von Räumen mit Materialien aus Atomen hoher Ordnungszahl: Blei
- **Vermeidung unnötiger Aufnahmen und praktischer-technischer Mängel:** z. B. Vermeidung von Fehlaufnahmen, Verwendung alternativer röntgenstrahlenfreier Verfahren, wo immer möglich, Aufbereitung der Röntgenfilme lege artis etc.
- **Klinische Erfahrung des Untersuchers**

Zusammenfassung

- Das StrlSchG stellt die nationale Umsetzung der europäischen Richtlinie 2013 / 59 / Euratom dar. Die Richtlinie „Fachkunde und Kenntnisse im Strahlenschutz bei dem Betrieb von Röntgeneinrichtungen in der Medizin oder Zahnmedizin", die auf der durch die StrlSchV abgelösten bisherigen Röntgenverordnung aufbaut, regelt die Bedingungen für den Sach- und Fachkundeerwerb für Ärzte und Zahnärzte.
- Von den ca. 140 Mio. Röntgenaufnahmen in Deutschland, von denen ca. ein Drittel auf die Zahnmedizin entfällt, nimmt diese nur ca. 0,2 % der gesamten effektiven Dosis aller genannten Röntgenaufnahmen ein.

Orthopantomografie (OPT)

Das OPT (Syn. **Panoramaschichtaufnahme, PSA**) zeigt zuverlässig Veränderungen im Bereich von Zähnen, Zahnwurzeln und Zahnhalteapparat (Zahn[wurzel]querfrakturen, apikale Ostitiden, dentogene Zysten etc.) sowie des Kieferknochens (wie z. B. Osteolysen und Osteosklerosen, Unterkieferfrakturen). Es dient in der Kieferchirurgie häufig als **Übersichts- und Suchaufnahme.**
Das OPT stellt eine **Schichtsummation / Zonografie** eines 1,5–2,5 cm breiten Streifens durch den Unterkiefer dar. Sein Auflösungsvermögen liegt bei minimal 0,2 mm (Faktor 10 schlechter als der Zahnfilm). Zusätzlich hat es einen Vergrößerungsfaktor von ca. 1,2. Die Panoramaschichtaufnahme entsteht schließlich durch eine synchrone halbkreisförmige Bewegung von Röntgenröhre und Bildempfänger von hinten um den Kopf des Patienten herum (für die auf einem OPT zu erkennenden Strukturen → Abb. 6.1). Die Dicke der Schichtaufnahme beträgt im Frontzahnbereich 6–10 mm, im Molarenbereich sogar 15–20 mm. Wenngleich das OPT i. d. R. in 30 s vollendet ist, ist es anfällig für **Bewegungsartefakte.** In situ belassene Piercings, Ohrringe, Brillen und Prothesen können durch die entstehenden **Ghost-Images** zusätzlich die Aussagekraft eines OPT einschränken.

Frontzahn- und Nervkanaldiagnostik im OPT
Wird die Zunge beim OPT nicht dem Gaumen angelagert, so kommt es durch die Luft zwischen Zunge und Gaumen zu einem **Subtraktionseffekt** mit konsekutiv eingeschränkter Beurteilbarkeit der Frontzähne. Die Darstellung der Frontzähne wird häufig zusätzlich durch eine unscharfe Überprojektion der Wirbelsäule beeinträchtigt und durch die Tatsache, dass aufgrund der Krümmung der Kieferbasen das Frontzahngebiet außerhalb der Schicht zu liegen kommt. In etwa 30 % aller OPTs ist der knöchern begrenzte Kanal des N. alveolaris inferior nur teilweise oder gar nicht zu erkennen. Von diesen kann das DVT nur in zwei Dritteln der Fälle weitere Erkenntnisse liefern. Vermutet wird ein Zusammenhang mit abnehmender Knochenquantität und -qualität (z. B. bei Osteoporose).

Zahnfilmaufnahme und Aufbissaufnahme

Der **Zahnfilm (ZF)** ist als zweidimensionale **relativ überlagerungsfreie Summationsaufnahme** mit vestibulooralem Strahlengang (3 × 4 und 4 × 5 cm Größe) in der Lage, ein oder wenige Zähne mit anliegenden Strukturen anatomisch korrekt und überlagerungsfrei darzustellen. Er wird in **Halbwinkel- oder Rechtwinkeltechnik** (Syn. **Paralleltechnik**) angewandt. Der Zahnfilm besitzt in der Kieferchirurgie folgendes Indikationsspektrum:

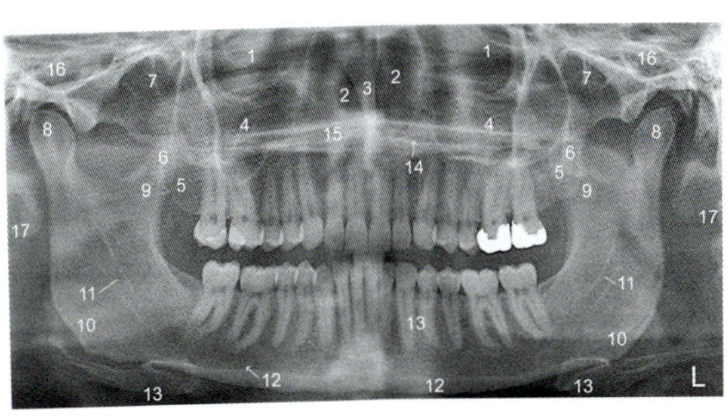

Abb. 6.1 OPT mit zu erkennenden anatomischen Strukturen: Orbitae (**1**), Nasenhaupthöhle (**2**), Nasenseptum (**3**), Kieferhöhle (**4**), Tuber maxillae (**5**), Proc. pterygoideus (**6**), Fossa pterygopalatina (**7**), Gelenkfortsatz Unterkiefer (**8**), Muskelfortsatz Unterkiefer (**9**), Kieferwinkel (**10**), Canalis n. alveolaris inf. (**11**), Foramen mentale (**12**), Zungenbein (**13**), Zungenrücken (**14**), Gaumendach (**15**), Felsenbein (**16**), Procc. spinosi der Halswirbel (**17**); L = links [M562]

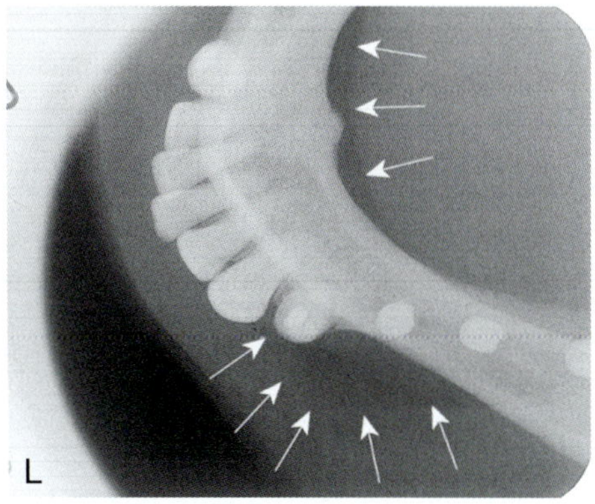

Abb. 6.2 Unterkieferaufbissaufnahme mit inserierten Implantaten in regio 034, 035 und 036: diskrete Aufhellung (→) innerhalb der Knochen- und Weichteilstruktur des linken Unterkiefers als Hinweis für eine Implantat-assoziierte Osteomyelitis mit Weichgewebsabszess des linken Unterkiefers (L = links) [M564]

- Beurteilung des Frontzahnbereichs bei diagnostischen Unsicherheiten im OPT
- (Front-)Zahntraumata (Zahn[wurzel]frakturen, Luxationen → Kap. 10). In dieser Indikation ist der ZF dem OPT diagnostisch überlegen.
- Neoplasien und Zysten, ausgehend vom Zahn- und Zahnhalteapparat (wobei die räumliche Übersicht des OPT fehlt)

Die **Aufbissaufnahme** kann im Prinzip als große Zahnfilmaufnahme verstanden werden (Format 5 × 7 cm). Bei der **Unterkieferaufbissaufnahme** (Syn. **Kinn-, Mundboden- oder Spinaaufnahme**) wird der Strahlengang senkrecht von unten auf Kinn bzw. auf Mundbodenmitte oder seitlichen Mundboden gerichtet (→ Abb. 6.2). **Indikationen** sind:
- Zweite Ebene bei Frakturen im Unterkieferkorpusbereich
- Lagediagnostik verlagerter und retinierter Zähne des Unterkiefers
- Verdacht auf röntgendichte Speichelsteine von Gl. sublingualis und submandibularis (→ Kap. 26).

Der Strahlengang der **Oberkieferaufbissaufnahme** (Syn. **Okklusalaufnahme des Oberkiefers**) ist von anterior-kranial leicht schräg nach kaudodorsal laufend. Zu seinen Indikationen gehört die Lagediagnostik überzähliger (z. B. Mesiodentes) oder retinierter Zähne.

Konventionelle Aufnahmen des Gesichtsschädels

Bei den in der MKG-Chirurgie gebräuchlichen konventionellen Röntgenaufnahmen handelt es sich um **Fernröntgenaufnahmen**, d. h. Aufnahmen mit einem Fokus-Objekt-Abstand von 1,5–2 m bei anliegendem Objekt an Film / Sensor. Dies ermöglicht eine nahezu maßstabsgetreue Reproduktion des Gesichtsschädels ohne Vergrößerungen und Verzerrungen. Allesamt sind es Summationsaufnahmen.

Posterior-anteriorer (p. a.) Strahlengang

Durch Anlage des Gesichtsschädels an Sensor / Film kommt der Gesichtsschädel im p. a.-Strahlengang scharf zur Darstellung. Gebräuchlich sind:
Schädelübersicht p. a. Die auch als **Fernröntgen p. a. (FR-PA)** bezeichnete Aufnahme dient als Übersichts- und Suchaufnahme bei z.B. fraglichen Gesichtsschädelfrakturen (gern in Krankenhäusern ohne MKG- oder HNO-Abteilung erstellt) oder in der Kieferorthopädie als Zweitebenenaufnahme im rechten Winkel zur FR-S (s. u.). Häufig wird sie eingesetzt als postoperatives Bild nach osteosynthetischer Versorgung einer Mittelgesichtsfraktur. Für rein zahnmedizinische Fragestellungen ist ihr Stellenwert begrenzt.
Schädelübersicht kranial exzentrisch mit maximaler Mundöffnung Es handelt sich um eine halbaxiale Aufnahme mit Neigung

des Schädels um ca. 15° nach kranial, Kinn bis Nase anliegend. Sie wird aufgrund der Neigung auch als **SPA-15** bezeichnet und eignet sich aufgrund der Projektion auf die Kieferhöhlen besonders zu ihrer Darstellung (→ Abb. 6.3). In der HNO-Heilkunde wird speziell diese Aufnahme auch als **Nasennebenhöhlenaufnahme (NNH-Aufnahme)** bezeichnet und **selten** noch als Suchaufnahme z. B. bei V. a. Sinusitis maxillaris verwendet, da sie bezüglich Diagnosefindung und -ausschluss häufig mehrdeutige/unklare Befunde liefert und daher eine ungünstige Kosten-Nutzen-Relation bezüglich Strahlenexposition und diagnostischem Mehrwert besteht. In der MKG-Chirurgie wird sie häufig noch als postoperative Aufnahme nach osteosynthetischer Versorgung von Mittelgesichtsfrakturen und monognathen Umstellungsosteotomien des Oberkiefers verwendet.

Schädelübersicht kaudal exzentrisch mit maximaler Mundöffnung (ca. 15° geneigt, Stirn und Nase anliegend; Syn. **Unterkieferaufnahme nach Clementschitsch**): Sie wird vor allem eingesetzt bei V. a. geringst dislozierte Frakturen im aufsteigenden Unterkieferast (und v. a. im Collum-Bereich). Unterstützt durch die Mundöffnung werden diese dann besser ausprojiziert (→ Abb. 6.4).

Laterolateraler Strahlengang

Prominentester Vertreter dieses Strahlengangs ist die **Fernröntgenseitaufnahme (FR-S).** Die FR-S ist in der Lage, die Position der Kiefer zueinander und ihre Stellung zur Schädelbasis zu bestimmen. Der Schädel wird anhand der Mediansagittalebene, der Frankfurter Horizontalen und der Orbitalebene ausgerichtet und ein **Kephalostat** – ein Messinstrument mit kaudalem Pin, das in das Nasion greift – wird herabgeklappt. Es dient als Positionierungshilfe und aufgrund seines Maßstabs als Umrechnungsinstrument. In Deutschland wird die FR-S mit nach links geneigter Nase dargestellt. Sie ist ein zentrales diagnostisches Element innerhalb der kieferorthopädischen und kombiniert kieferorthopädisch-kieferchirurgischen Therapieplanung, Therapieüberwachung (Therapieerfolg?) und Prognoseabschätzung. Anhand des FR-S lassen sich exakte **kephalometrische Messungen** durchführen. Definierbare Knochen-, Zahn- und Weichteilpunkte werden markiert, mit deren Hilfe Strecken und Winkel bestimmt werden können. Diese wiederum werden mit geschlechts- und altersstratifizierten Normtabellen verglichen, sodass sich einzelne Normabweichungen aus den Messungen ableiten lassen. Auf Grundlage dessen gelingt die **Differenzierung zwischen skelettalen und dentoalveolären Anomalien** (→ Abb. 6.5).

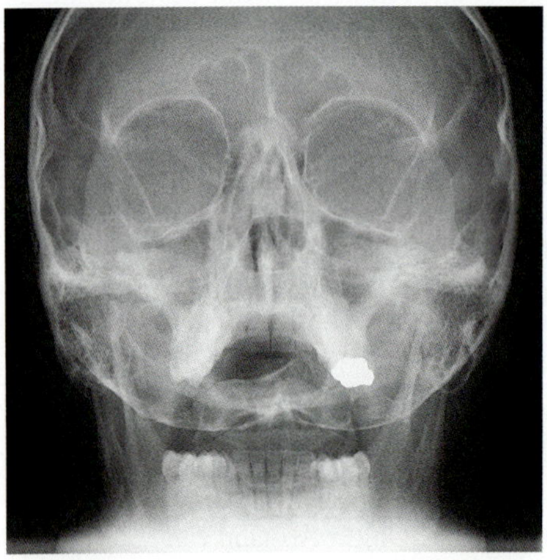

Abb. 6.3 SPA-15 (Mund geöffnet) [M562]

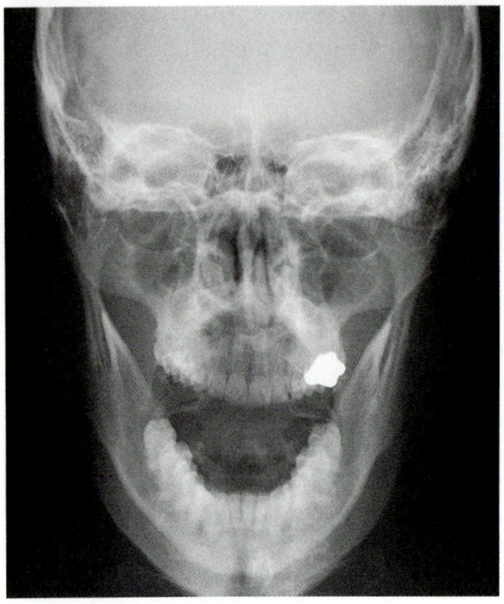

Abb. 6.4 Unterkieferaufnahme nach Clementschitsch (Normalbefund) [M562]

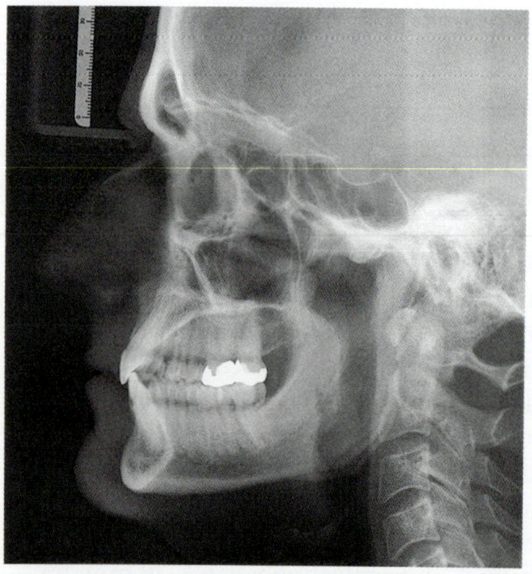

Abb. 6.5 FR-S (linksausgerichteter Kopf; mit horizontalen Kieferbasen und skelettaler Klasse II.2) [M562]

> Bei einem Verdacht auf Nasenbeinfraktur wird selten noch eine **seitliche Schädelübersichtsaufnahme** angefertigt, die außerhalb des Nasenbeins alle übrigen Strukturen ausblendet. Sie wird als **„Röntgen-Nase seitlich“** bezeichnet.

Kaudokranialer Strahlengang

Die **axiale Schädelaufnahme** folgt einem kaudokranialen Strahlengang (Syn. **„schwarze“ Henkeltopfaufnahme**). Hierzu muss der Patient seinen Schädel nach hinten neigen und an Sensor oder Film anlegen. Patienten mit eingeschränkter Beweglichkeit der Halswirbelsäule (altersbedingt oder z. B. bei frischem HWS-Trauma) gelingt dieses Manöver nicht. Meist wird für die Aufnahme nur die interessierende Gesichtshälfte abgebildet. Die Aufnahme ist in der Lage, die Jochbögen frei zu projizieren. Sie wird nur noch selten in der Diagnostik von Jochbogen- und Jochbeinfrakturen eingesetzt (zusammen mit Schädelaufnahmen im p. a.-Strahlengang).

Zusammenfassung

- Die diagnostische Aussagekraft des OPT ist im Frontzahnbereich häufig eingeschränkt.
- Die Unterkieferaufnahme nach Clementschitsch ist häufig in der Lage, gering dislozierte Frakturen des Unterkiefercollums darzustellen, die das OPT oder andere Schädelaufnahmen im p. a.-Strahlengang gern übersehen.
- Die FR-S des Gesichtsschädels ist zentrales röntgenologisches Diagnostikum in Kieferorthopädie und orthognather Chirurgie.

7 Dreidimensionale Bildgebung

Computertomografie (CT)

In der MKG-Chirurgie wird das CT in folgenden Fällen eingesetzt:

- **Traumatologie:** fragliche komplexe Mittelgesichtsfrakturen (Umfang, Ausmaß der Dislokation, fragliche Nerv- oder Muskelkompressionen), gern in Kombination mit einer kraniellen CT (CCT) und einem CT der HWS zum Ausschluss synchron vorliegender intrakranieller Blutungen oder lebensbedrohlicher HWS-Traumata
- **Ausgedehnte Logenabszesse:** parapharyngeale oder mediastinale Ausdehnung etc. (→ Abb. 7.1)
- **Staging-Untersuchungen bei malignen Tumoren** (→ Kap. 24)**:** lokale Ausdehnung, Tumorvolumen, fragliche Lymphknotenmetastasen, Fernmetastasen?
- **Ausdehnung benigner Tumoren**
- **Planung / Konstruktion CAD / CAM-gefertigter Implantate** (→ Kap. 34) **und Anfertigung von 3D-Modellen** mithilfe von Dünnschicht-CT-Aufnahmen (< 1 mm Ortsauflösung)
- **Angiografie durch Gabe von Kontrastmittel:** zur Gefäßdarstellung vor Anschluss oder Entnahme mikrovaskulär-gestielter Lappentransplantate (insbesondere vor Entnahme von Fibula- und seltener Skapulatransplantaten)
- **Intraoperativer Einsatz der CT** (ggf. kombiniert mit **intraoperativer Navigation):** zur Fremdkörpersuche, bei ausgedehnten Traumata und neoplastischen Befunden

Die Kontrastierung stoffwechselaktiver Prozesse von der Umgebung (Logenabszesse, maligne und benigne Tumoren, Gefäße) wird durch Gabe von **intravenösem, iodhaltigem Kontrastmittel** verbessert (Kontrastmittelaufnahme: Hyperdensität, → Abb. 7.1).

Vor- und Nachteile

Die Vorteile der CT sind der schnelle Untersuchungsablauf und die gute Darstellbarkeit von Knochen und Weichgewebe (im Gegensatz zur DVT) in drei Dimensionen. Sie ist außerdem deutlich kostengünstiger als eine MRT und besitzt im Gegensatz zur MRT kaum Kontraindikationen (lediglich bei Kontrastmittel-Applikation und bestehender Kontrastmittel-Allergie, einer Hyperthyreose oder ausgeprägter Niereninsuffizienz). Weiterhin sind im Gegensatz zur DVT Funktionsaufnahmen möglich (wie auch bei der MRT). Die DVT ist allerdings günstiger als die CT.

Nachteile sind die deutlich höhere Strahlenbelastung im Vergleich zur DVT, die ausgeprägte Artefaktbildung durch metallische Restaurationen (außer Titan) sowie an der Grenze Kompakta / Material hoher Dichte und Weichgewebe (eingeschränkte Beurteilbarkeit).

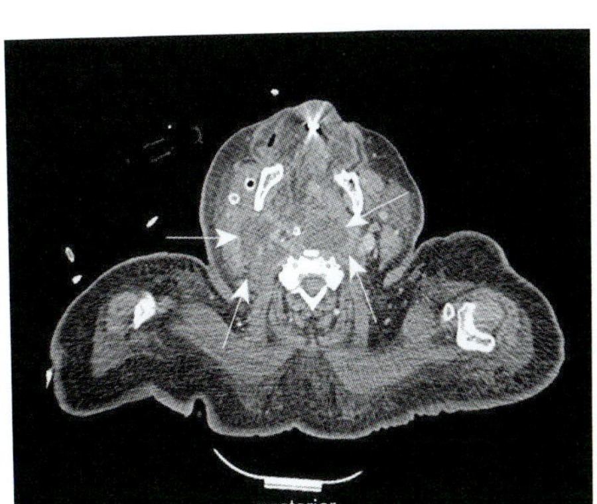

Abb. 7.1 Dentogener Logenabszess (→) mit parapharyngealer Ausbreitung (nach Kontrastmittelgabe). Nahezu vollständige Verlegung des Oropharynx. [M564]

Digitale Volumentomografie (DVT)

Funktionsweise

Während bei der CT mit einem flachen, fächerförmigen, die Längsachse des Patienten spiralförmig umlaufenden Röntgenstrahl gearbeitet wird, wird bei einer DVT ein kegelförmiges (oder pyramidenförmiges) **dreidimensionales Strahlenbündel** eingesetzt, das den zu untersuchenden Körperabschnitt **einmalig** und **ohne Verschiebung um die Längsachse** umkreist. Wie groß dieses Volumen sein soll, wird vorher durch Einstellung eines Untersuchungsfensters festgelegt (z. B. 5 × 15 cm). Aufgrund dieses Strahlenbündels wird die DVT in der englischen Literatur auch als **Cone Beam Computed Tomography** bezeichnet **(CBCT).** Innerhalb eines Umlaufs von etwa 5–45 s (mit einer effektiven Belichtungszeit von 20–50 ms) erstellt das DVT 180–600 Einzelbilder eines Objekts, die über komplexe mathematische Rekonstruktionsalgorithmen (im Wesentlichen eine modifizierte und gefilterte Rückprojektion wie in der CT) zu einem dreidimensionalen Volumen des untersuchten Objekts zusammengeführt werden. Dieses ist dann entweder **zylindrisch** (bei pyramidenförmigem Bündel) oder **sphärisch** (bei kegelförmigem Bündel). Die kleinste Einheit dieses Volumens ist ein **Voxel** (Volume Element). Das (aktuell) kleinstmögliche Voxel hat dabei eine Kantenlänge von 0,07–0,15 mm. Die minimale Ortsauflösung einer kleinvolumigen DVT liegt bei ca. 0,2 mm (ähnlich einer OPT), die einer großvolumigen DVT bei 0,3–0,4 mm. Die Rechenprozesse zur Bildgenerierung erfordern spezielle Grafikprozessoren und Rekonstruktionsrechner. Die rekonstruierten Daten lassen eine Betrachtung in allen drei Raumebenen wie auch bei einer CT im Sinne einer **multiplanaren Rekonstruktion (MPR)** zu (→ Abb. 7.2).

Indikationen

Zu den Indikationen der DVT in der MKG-Chirurgie gehören u. a.:

- **Lageanomalien** von Zähnen und Zahnanlagen vor Freilegung oder operativer Entfernung (Nichtanlagen, verlagerte Eckzähne und Prämolaren, Mesiodentes etc.)
- **Geplante Weisheitszahnentfernungen im Unterkiefer,** wenn im OPT eine räumliche Überlagerung zwischen Mandibularkanal und Zahnwurzel festzustellen ist (ein routinemäßiger Einsatz der

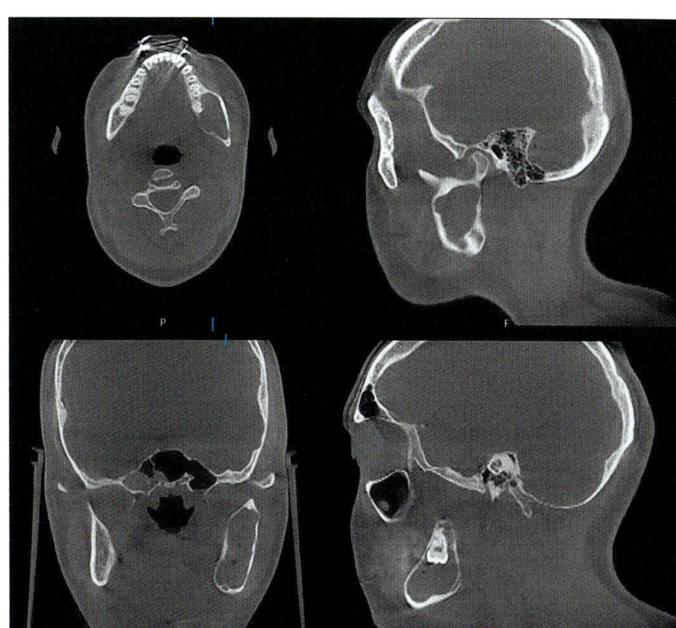

Abb. 7.2 MPR einer DVT (bei komplex retiniertem und verlagertem Zahn 38 und Verdacht auf eine ausgedehnte follikuläre Zyste im linken Unterkiefer) [M564]

DVT auch für unkompliziert erscheinende anatomische Fälle ist aus strahlenhygienischen Gründen nicht zu rechtfertigen)

- **Intraossäre pathologische odontogene Raumforderungen:** komplexe odontogene Zysten, Ameloblastome etc. (→ Abb. 7.2)
- Diagnostik und Planung **vor Insertion von dentalen Implantaten** (genereller Einsatz ist nicht zu rechtfertigen, lediglich Fällen kritischen Knochenangebots oder schwierigen anatomischen Verhältnissen vorbehalten)
- Vor **Wurzelspitzenresektionen im Seitenzahnbereich**
- **Kiefergelenksdiagnostik:** bei benignen und malignen raumfordernden Prozessen. Allerdings gelingt eine Artdifferenzierung vergleichsweise schlechter als in der CT aufgrund der fehlenden Möglichkeit einer Kontrastmittelapplikation.
- **Zahnwurzelfrakturen, Alveolarfortsatzfrakturen:** falls Zahnfilm / Aufbissaufnahmen nicht aussagekräftig sind
- **Komplexe Mittelgesichts- und Unterkieferfrakturen:** Die DVT dient als weiterführendes Diagnostikum. Ihr Einsatz ist gerechtfertigt, wenn keine CCT bei Schädel-Hirn-Trauma-Symptomatik notwendig ist, die Wirbelsäule keiner genaueren dreidimensionalen Betrachtung bedarf (dann wäre eine CT überlegen), die konventionelle Bildgebung nicht ausreichend erscheint und kein V. a. eine Einklemmung von Orbitainhalt am Orbitaboden besteht (geringer Weichteilkontrast).
- Dreidimensionale Diagnostik von komplexen Lippen-, Kiefer- und Gaumenspalten, kraniofazialen Fehlbildungen, skelettalen Dysgnathien **(3D-Kephalometrie)** und Dysmorphien (aus strahlenhygienischen Gründen nur in Ausnahmefällen)
- **Intraoperativer Einsatz der DVT** (ggf. gemeinsam mit einer intraoperativen Instrumentennavigation): zur Lokalisationsdiagnostik von Fremdkörpern oder stark dislozierten Frakturen, Knochenanomalien, Ostitis, Osteomyelitis, Osteoporose
- DVT-getragene **Herstellung von Planungsmodellen** und **Bohrschablonen** in der Implantologie (aufgrund des schlechten Gewebekontrasts mit schlechterer Qualität als durch eine CT) z. B. mithilfe von 3D-Druckern
- **Kieferhöhlenerkrankungen** (insbesondere Zysten, Fremdkörper, Mukozelen)

Vor- und Nachteile

Möglichkeiten und Limitationen der DVT

Die Vorteile der DVT sind:

- **Hohe Ortsauflösung** für Hartgewebsstrukturen (marginal besser als eine CT / MRT)
- **Korrekte geometrische Darstellung** der Strukturen
- **Geringere Strahlenbelastung (als CT),** da es mit einem geringen mAS-Produkt arbeitet, weil nur knöcherne Strukturen dargestellt werden sollen
- **Geringere Kosten** im Vergleich zu den anderen dreidimensionalen Verfahren

Nachteile sind:

- **Niedriger (Weichgewebs-)Kontrast**
- **Fehlende Möglichkeit zur Kontrastmittelapplikation**
- **Nicht definierte Röntgendichtewerte** (im Gegensatz zu den definierten Hounsfield-Einheiten des CT)
- **Privatleistung** im ambulanten Bereich in Deutschland paradoxerweise im Gegensatz zur strahlenintensiveren CT der Kiefer
- **Artefakte durch metalldichte Strukturen** wirken sich im DVT geringer als bei einer CT oder MRT aus, treten aber dennoch auf!

Magnetresonanztomografie (MRT)

Die Zeit bis zur T1-Relaxation ist i. d. R. 5- bis 20-mal länger als die der T2-Relaxation. Das Zeitintervall zwischen zwei anregenden Hochfrequenzimpulsen wird als Repetitionszeit, die Zeit zwischen Impuls und Signalempfang als Echozeit bezeichnet. Die Zeiten, die sich für die T1- und T2-Relaxation ergeben, sind jeweils typisch für bestimmte Gewebearten. Die aufgezeichneten Abbildungen werden anhand der Relaxationen als T1- und T2-gewichtet angegeben. Eine kurze Repetitions- und Echozeit führen zur T1-Wichtung, lange Zeiten findet man in der T2-Wichtung. Signalreiche Strukturen in den Wichtungen bei der späteren Bildbetrachtung werden als hyperintens, signalarme als hypointens dargestellt. Klassisch hyperintens in der T1-Wichtung ist Fettgewebe, in der T2-Wichtung Wasser. Durch Manipulation von Einstellungsparametern (Repetitionszeit, Echozeit) werden neben der T1- und T2-Wichtung spezielle MR-Sequenzen zur Feinbeurteilung spezieller Stoffwechselvorgänge und anatomischer Strukturen generiert (die hier nicht weiter vorgestellt werden sollen; z. B. FLAIR, STIR, FLASH). Durch Gabe von Kontrastmittel (i. d. R. Gadolinium-DTPA), das bei Schrankenstörungen ins Gewebe übertritt (bei Neoplasien oder Entzündungen), wird die T1-Zeit verkürzt, wodurch sich das Gewebe in T1-Sequenzen hyperintens darstellt. MRT-Kontrastmittel bergen generell ein geringeres Nebenwirkungsprofil als iodhaltige CT-Kontrastmittel.

Indikationen

Die Indikationen der MRT im Kopf-Hals-Bereich liegen in folgenden Bereichen:

- **Kiefergelenksdiagnostik** und **Funktionsaufnahmen des Kiefergelenks** bei ausgeprägten funktionellen Beschwerden (als weiterführendes Diagnostikum nach der OPT) mit der Möglichkeit, die bilaminäre Zone des Kiefergelenks, Gelenkknorpel und Discus articularis beurteilen zu können
- **Sekundäres Diagnostikum** bei Beschwerden der **Speicheldrüsen,** z. B. als MR-Sialografie (native T2-Sequenzen)
- **Weiterführendes Diagnostikum:** nach konventioneller Bildgebung bei **beginnenden Osteomyelitiden** (→ Abb. 7.3). Das hier zu sehende Knochenmarksödem ist zumeist früher als in allen konkurrierenden bildgebenden Verfahren zu erkennen.
- **Weiterführendes Diagnostikum bei Kleinkindern** (z. B. bei V. a. Fraktur des Mittelgesichts) aufgrund fehlender Strahlenbelastung
- Möglichkeit der **Navigation** mittels MRT-Daten **intraoperativ**

Vor- und Nachteile

Vorteile der MRT sind die fehlende Strahlenbelastung im Gegensatz zu allen anderen vorgenannten Verfahren, die sehr gute Auflösung (Weichgewebskontrast) und die nur geringe **Artefaktbildung** durch metallene Zahnfüllungen.

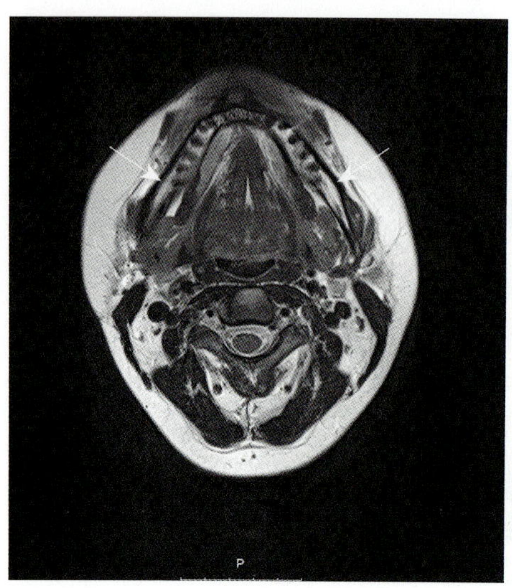

Abb. 7.3 MRT (T2 TSE): axiale Schicht auf Höhe des Unterkiefers (diskret hyperintenses Knochenmark als möglicher Hinweis für eine Osteomyelitis →) [M564]

Nachteilig sind hingegen die starke Artefaktbildung durch ferromagnetische Metalle (kieferorthopädische Apparaturen) sowie Grenzartefakte von Knochen hoher Dichte und Weichgewebe (v. a. im Vergleich zur CT) und die lange Untersuchungsdauer im Vergleich zu den anderen Verfahren (mit den damit verbundenen Bewegungsartefakten). Außerdem ist kortikaler Knochen schlechter darstellbar als in CT und DVT und die Untersuchung ist teurer als CT und DVT. Außerdem bestehen Kontraindikationen zur Anwendung für Menschen mit älteren Herzschrittmachern, Neurostimulatoren, Cava-Schirmen, ferromagnetischen Gelenkersätzen und Splittern, die durch die Untersuchung ihre Funktion einstellen oder wandern würden.

Szintigrafie und Positronen-Emissions-Tomografie (PET)

Szintigrafie

Früher war die Szintigrafie fester Bestandteil der Staging-Untersuchungen bei Plattenepithelkarzinomen im MKG-Bereich. Aufgrund der eingeschränkten Spezifität und der geringen Inzidenz von knöchernen Metastasen aus diesem Bereich ist diese Empfehlung inzwischen eingeschränkt worden. Einsatz findet die Szintigrafie allerdings noch **intraoperativ** zur Detektion und Ausräumung von **Sentinel-Lymphknoten** bei malignen Melanomen.

PET / PET-CT

Als Standard-Staging-Untersuchung bei Kopf- und Halskarzinomen wird sie nicht empfohlen (nur ausnahmsweise bei V. a. disseminierte Metastasierung oder im Rezidivfall). Als Neuentwicklung ist aktuell z. B. eine (routinediagnostiktaugliche) PET-MRT in Entwicklung.

Sonografie

Modes und Indikationen

Man unterscheidet bei der Sonografie verschiedene **Modes** (Darstellungsmethoden):

A-Mode (Amplitude-Mode) Das empfangene Signal (Echo) bzw. die Reflexionen werden als Ausschläge auf einem x-y-Diagramm dargestellt. Wird in der MKG-Chirurgie nur (selten) in der Nasennebenhöhlendiagnostik verwendet.

B-Mode (Brightness Modulation-Mode) Das empfangene Signal wird in Graustufen abgebildet: Echoreiche Strukturen (z. B. Knochenoberflächen, Steine) stellen sich auf dem Monitor weiß dar, besonders echoarme Strukturen (Luft, Wasser) schwarz, Strukturen mittlerer Dichte grau. Klassisches Verfahren in der MKG-Chirurgie:

- Fest etablierte Staging-Untersuchung im Kopf- und Halsbereich zur Metastasensuche in den Halslymphknoten (→ Abb. 7.4), jedoch kein Muss aufgrund fehlender flächendeckender Verbreitung und fehlenden Könnens (→ Kap. 24)

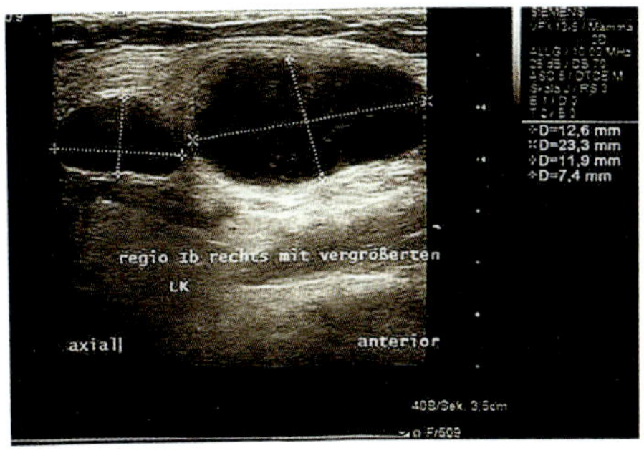

Abb. 7.4 B-Bild-Sonografie: Darstellung zweier vergrößerter Lymphknoten (V. a. Halslymphknotenmetastasen bei Vergrößerung über 1 cm, Entrundung und fehlendem echoreichem Hiluszeichen) [M562]

- Zentrales Diagnostikum in der Speicheldrüsen- und Speichelsteindiagnostik
- Frakturdiagnostik des Mittelgesichts bei Kindern
- Augapfeldiagnostik bei Traumen

M-Mode (Motion-Mode) Darstellung der Amplituden eines Signals (z. B. eines Gefäßes). Gern kombiniert mit der B-Bild-Sonografie. In der MKG-Chirurgie selten eingesetzt zur Halsgefäßdiagnostik vor Neck Dissection und bei geplanten mikrogefäßgestielten Lappentransplantaten.

Farbdoppler-Sonografie Detektiert das von den Erythrozyten reflektierte Echo. Es kommt zu einer Frequenzverschiebung zwischen gesendeter und empfangener Schallwelle. Diese sog. **Doppler-Frequenz (Doppler-Effekt)** wird registriert. Die Farbdoppler-Sonografie stellt den Fluss in den Gefäßen farblich dar und eignet sich zur Bestimmung von Flussgeschwindigkeiten und Darstellung von Stenosen. Ihr Stellenwert liegt in der Diagnostik vor geplanten mikrogefäßgestielten Lappentransplantaten und Gefäßneoplasien:

- **CW-Doppler-Sonografie** (Continuous Wave): In der Sonde arbeiten ein Sender und Empfänger gleichzeitig. Gern kombiniert mit dem B-Mode.
- **PW-Doppler-Sonografie** (Pulsed Wave): Hier wird nur der Doppler-Effekt eines zuvor festgelegten Bildausschnitts (das sog. **Gate**) bestimmt. Ebenfalls gern kombiniert mit dem B-Mode. Sie wird dann als **Duplex-Sonografie** bezeichnet.

Einfache Doppler-Sonografie Ohne Bilddarstellung, bei der unter Zuhilfenahme des Dopplereffekts Blutflüsse in Blutgefäßen hörbar gemacht werden. In der MKG-Chirurgie gern eingesetzt, um ohne großen apparativen Aufwand mit diesen kleinen Geräten vor Lappentransplantationen Hautperforatorgefäße (z. B. beim anterolateralen Oberschenkellappen) oder Hauptlappengefäße (z. B. beim Radialislappen) zu identifizieren (→ Kap. 33)

Für Ultraschalluntersuchungen kann (intravenöses) **Kontrastmittel** verabreicht werden. Dieses kann in geringer Menge appliziert werden (1–2 ml) und verbleibt intravasal. Das Risiko unerwünschter Nebenwirkungen ist deutlich geringer als für das bei CT- und MRT-Untersuchungen verabreichte Kontrastmittel. Ultraschall eignet sich auch bedingt zur Therapie (**Speichelsteinzertrümmerung).**

Vor- und Nachteile

Der Ultraschall ist ein kostengünstiges, **risikoarmes** (keine Strahlenbelastung), gut verfügbares, schnell durchführbares, nicht invasives, schmerzloses Verfahren, das in **Echtzeit** Schnittbilder beliebiger Ebenen und Funktionsanalysen (Blutfluss, **Elastografie** etc.) erlaubt. Leider ist seine **Tiefenauflösung limitiert.** Ebenso ist der Einblick in knöchern begrenzte oder stark luftgefüllte Organe (Totalreflexion) mehr oder minder begrenzt. Von Nachteil ist ebenso der **starke Qualitätsunterschied der Untersucher** (größtenteils fehlende systematisierte Ausbildung).

Zusammenfassung

- Während die DVT eine hohe Ortsauflösung für Hartgewebsstrukturen besitzt, ist der Weichgewebskontrast deutlich eingeschränkt im Vergleich zu CT und MRT.
- Für den Einsatz der MRT bestehen Kontraindikationen zur Anwendung bei Menschen mit Herzschrittmachern, Neurostimulatoren, Cava-Schirmen, ferromagnetischen Gelenkersätzen und Splittern, die durch die Untersuchung ihre Funktion einstellen oder wandern könnten.
- Je höher die Frequenz der Ultraschallsonde, desto höher die Ortsauflösung und desto geringer die Eindringtiefe des Ultraschalls.

Die Extraktion / Osteotomie von erkrankten Zähnen gehört zu den am häufigsten durchgeführten Eingriffen weltweit. Dennoch ist bei der Durchführung ein gewisses Maß an Grundkenntnissen in Bezug auf die Durchführung, die Wirkungsweise von Lokalanästhesien, die Hygienerichtlinien und die Wundversorgung notwendig, um diese Eingriffe durchführen zu können.
Man sollte sich bei der Entfernung von Zähnen immer bewusst machen, dass es sich dabei um eine **destruktive Therapie** handelt, indem Hartgewebe entfernt wird, das vom Körper zunächst nur unzureichend durch Bindegewebe ersetzt wird. Daher muss jede Indikation zur Extraktion sorgfältig geprüft werden.
Die häufigste Ursache für eine Zahnextraktion ist eine konservativ nicht mehr zu behandelnde Karies.

Indikationen und Kontraindikationen zur Zahnextraktion

Für die Indikationsstellung spielen drei Punkte eine Rolle:
- Der Zustand des Zahnes bzw. dessen Destruktionsgrad
- Der Zustand des Restgebisses (Platzmangel, Elongationen, prothetische Optionen)
- Der Allgemeinzustand des Patienten
- Grunderkrankungen, Medikamente, anstehende Therapien (Radio[chemo-]therapie)

Kontraindikationen, die gegen eine sofortige Zahnsanierung sprechen:
- Allgemeinmedizinische Grundleiden (KHK, OSAS, nach stattgefundenem Myokardinfarkt in den letzten 6 Monaten, künstliche Herzklappe)
- Patienten mit Immunsuppression, nach Radiotherapie
- Patienten mit einem Gerinnungsleiden (Hämophilie A / B, Einnahme von Antikoagulanzien (z. B. Marcumar®, Clopidogrel, Xarelto®, Edoxaban oder Kombinationen der Medikamente)

> Bei den Kontraindikationen handelt es sich nicht um starre Richtlinien. Dennoch sollten bei den oben angeführten Patienten das **Pro und Contra einer Zahnextraktion** gründlich besprochen werden und entsprechende Vorkehrungen getroffen werden: prä- und postoperative antibiotische Abschirmung, Eingriff unter stationären Bedingungen, Kreislaufmonitoring während des Eingriffs, Gabe von Gerinnungsfaktoren prä- oder intraoperativ, postoperative Überwachung, Verbandsplatten, lokal hämostyptische Maßnahmen, plastische Deckungen.

Prophylaktisch vs. therapeutisch

Unterschieden werden kann und sollte auch zwischen prophylaktischen und therapeutischen Zahnsanierungen.

Prophylaktische Zahnsanierungen
- Vor Schwangerschaft
- Vor Strahlen- und / oder Chemotherapie
- Vor **Bisphosphonattherapie, Therapie mit monoklonalen Antikörpern** (→ Kap. 14)
- Bei Patienten mit künstlicher Herzklappe
- Bei immunsupprimierten Patienten
- Vor Organtransplantation
- Bei funktionell nicht nutzbaren Zähnen **(retinierte, verlagerte, elongierte Zähne)**

Therapeutische Zahnsanierungen
- Dentogene Abszesse von apikal beherdeten Zähnen ohne konservative Behandlungsoption
- Kariös zerstörte Zähne
- Parodontal oder traumatisch gelockerte Zähne ohne die Möglichkeit der Stabilisierung

Die Differenzierung zwischen prophylaktischen und therapeutischen Indikationen kann fließend sein. Die Extraktion von gesunden Zähnen im Rahmen der kieferorthopädischen Behandlung bildet einen Sonderfall zum eben genannten.
Der Zeitpunkt der Extraktion ist bei einer therapeutischen Indikation, wenn keine allgemeinmedizinischen Gründe dagegen sprechen, umgehend zu erfolgen, während bei einer prophylaktischen Indikation eine ausführliche Bedenkzeit zwischen Aufklärungsgespräch und OP liegen sollte. Die Mindestbedenkzeit beträgt dabei **24–48 h.**

> Je elektiver die Zahnsanierung / ein Eingriff ist, desto mehr Bedenkzeit sollte dem Patienten gegeben werden.

Patienten mit Blutungsneigung

Ob gerinnungshemmende Medikamente vor einer OP abgesetzt werden können / müssen, bedarf einer Abklärung mit dem Hausarzt / dem verordnenden Arzt und ist abhängig von der Größe des geplanten Eingriffs und der Notwendigkeit der Einnahme.
Bei Patienten, die Marcumar® einnehmen, empfiehlt es sich, 1–2 Tage vor dem Eingriff den **Quick- / INR-Wert** zu bestimmen. Bei einem INR-Wert von 1 gerinnt das Blut normal schnell, während es bei einem INR von 2 nur noch halb so schnell wie normal gerinnt.
Eine weitere Risikogruppe sind **Dialysepatienten,** die sich zum einen in reduziertem Allgemeinzustand befinden können und zum anderen während der Dialyse antikoaguliert werden, was eine Nachblutung nach chirurgischer Intervention begünstigen kann. Bei diesen Patienten empfiehlt sich die Extraktion am ersten Tag nach der Dialyse, da zu diesem Zeitpunkt der Allgemeinzustand (AZ) stabil und die antikoagulative Wirkung abgeklungen ist.
Bei allen Patienten mit einer gestörten Gerinnung empfiehlt es sich, **Verbandsplatten (= Tiefziehschiene)** herzustellen oder **Prothesen** für den Fall der Blutung so umzuarbeiten, dass diese komprimierend eingesetzt werden können. Besteht von Geburt an eine Gerinnungsstörung, sind die Patienten selbst meistens genauestens informiert. Hier empfiehlt sich die Kontaktaufnahme mit dem behandelnden Hausarzt oder in besonderen Fällen mit dem Hämatologen. Eine plastische Deckung bietet den Vorteil der Abdeckung der Extraktionsalveole, hat jedoch die Nachteile der Verlängerung der OP-Zeit und der vergrößerten Wundfläche.
Zahnextraktionen in **entzündlich veränderten Geweben** werden kontrovers diskutiert. Entgegen der alten Lehrmeinung wird die Extraktion auch im akuten Stadium empfohlen, um die Infektausbreitung zu reduzieren und einer Knochenentzündung vorzubeugen. Dabei ist eine antibiotische Abschirmung essenziell. Eine Ausnahme dazu bildet die **Perikoronitis,** bei welcher der verursachende Weisheitszahn erst im Verlauf entfernt wird, wenn die Entzündung rezidivierend auftritt.
Eine weitere Möglichkeit, die intra- und postoperativen Blutungskomplikationen zu reduzieren, ist das Nutzen von Lokalanästhetika, die zusätzlich Vasopressoren (Adrenalin 1:100.000 oder 1:200.000) enthalten. Am häufigsten wird Ultracain® DS forte verwendet.

Erforderliches Instrumentarium

Für die Zahnextraktion wichtig sind Kenntnisse über die anatomische Beschaffenheit der Zähne inklusive der Zahnwurzeln und auch über die Unterschiede der einzelnen Hebel und Zangen. Des Weiteren sollte man nicht nur den Eingriff beherrschen, sondern auch mit möglichen Komplikationen (Wurzelfraktur, **Mund-Antrum-Verbindung [MAV]**, Dens in antro, Nachblutung) umgehen können. Das für die Zahnextraktion normale Standardinstrumentarium besteht aus (→ Abb. 8.1):

- 2 Spiegeln oder Langenbeck-Haken
- Einer zahnärztlichen Pinzette
- Einem Hebel nach Bein
- Der entsprechenden Zange für den jeweiligen Zahn
- Einem scharfen Löffel

Bei stark gespreizten Wurzeln ist eine Entfernung des Zahnes im Ganzen oftmals nur unter der Entfernung von Knochenanteilen möglich, was zu einer Schwächung der Stabilität des Kiefers führen kann. Daher hat es sich in diesen Situationen bewährt, den Zahn mit der **Lindemann-Fräse** zu trennen, um das Hartgewebstrauma möglichst gering zu halten. Dabei wird zuerst die Krone von der Wurzel getrennt (Koronektomie) und im Anschluss werden die einzelnen Wurzeln separiert. Danach kann man die einzelnen voneinander getrennten Wurzeln als Einzelstücke (ähnlich einem einwurzeligen Zahn) entfernen. Eine Alternative bei zweiwurzeligen Zähnen ist die quere Durchtrennung des Zahnes in orovestibulärer Richtung, sodass aus einem unteren Molaren zwei Prämolaren werden, was eine Rotation bei der Entfernung ermöglicht.

Bei dem Arbeiten mit der **Lindemann-Fräse** müssen die Weichgewebe geschont werden, damit sich sensible Strukturen wie z. B. Nerven nicht im rotierenden Instrument auffädeln. Ein geringeres Risiko für die Traumatisierung des Nervs besteht bei der Nutzung eines diamantierten Bohrers.

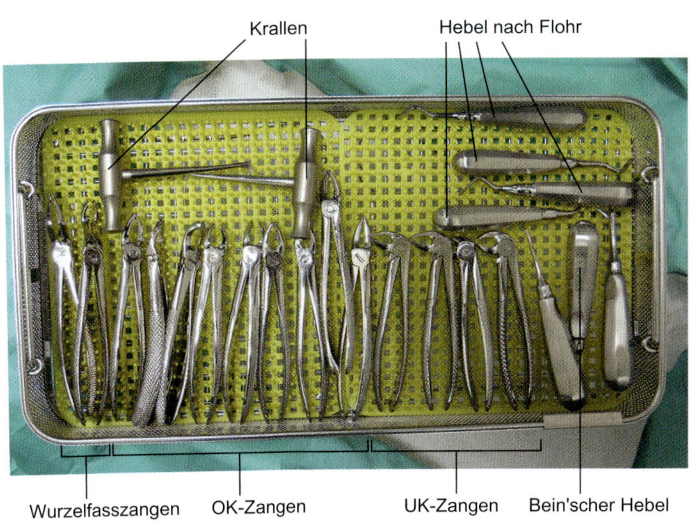

Abb. 8.1 Überblick über die Vielfalt der Extraktionszangen und Hebel [P132]

Vorgehen und Technik bei der Zahnextraktion

Bei der Vorbereitung auf eine Zahnextraktion sollte zunächst die Keimreduktion im Mund des Patienten anstehen, z. B. durch mehrmaliges Spülen der Mundhöhle mit **Chlorhexidin (0,2 %).** Nach Applikation der Lokalanästhesie sollte die chirurgische Händedesinfektion durchgeführt werden und sterile Handschuhe sollten angezogen werden. In der Zwischenzeit kann das Lokalanästhetikum seine Wirkung maximal entfalten.
Die eigentliche Extraktion gliedert sich in **fünf Schritte:**

1 Durchtrennen der parodontalen Fasern

Zunächst werden mit einem **Heidemann-Spatel / Desmotom** die marginalen **Desmodontalfasern** durchtrennt, um das spätere Gewebetrauma zu reduzieren. Das Instrument wird senkrecht zum Zahn in den **Parodontalspalt** eingebracht und leicht rotiert, sodass die Fasern zunächst gedehnt werden, im Verlauf einreißen und sich der Parodontalspalt mit Blut füllt. Die Hand, die das Instrument führt, sollte immer auf dem Alveolarkamm abgestützt sein.

2 Mobilisation / Luxation / Rotation des Zahnes

Die Luxation des Zahnes wird mit dem **Hebel nach Bein** und der entsprechenden Zange durchgeführt. Meist beginnt man mit dem **Bein-Hebel** und wechselt nach sichtbarer Mobilisierung des Zahnes auf die entsprechende Zange. Diese wird dann über die Schmelz-Zement-Grenze bis kurz vor den knöchernen **Limbus alveolaris** geschoben. Die Luxation der Zähne und die Richtung sind nicht bei allen Zähnen identisch. Inzisiven und Eckzähne können rotiert werden, Molaren im Oberkiefer werden mehr nach vestibulär mobilisiert, Molaren im Unterkiefer eher nach lingual. Wichtig ist dabei die digitale Kontrolle des alveolären Bereichs, um einer Fraktur des Kiefers und des Alveolarfortsatzes vorzubeugen.

3 Zahnentfernung

Die Extraktion der Zähne kann nach vorbereiteter Mobilisation problemlos erfolgen. Auf ein paar Besonderheiten soll dennoch hingewiesen werden:

- Der erste Prämolar im Oberkiefer besitzt oft zwei Wurzeln, sodass in diesem Fall **keine** reine Rotationsbewegung zu dessen Extraktion durchgeführt werden kann, weil sich sonst das Risiko einer Wurzelfraktur erhöht.

Im Molarenbereich des Oberkiefers kann man sich den einfachen Spruch **„mit der Zacke zur Backe"** merken, wenn man die Zahnzange ansetzt.

- Bei den Seitenzähnen des Oberkiefers sollte zudem nach erfolgter Extraktion die Prüfung auf eine **Mund-Antrum-Verbindung** mittels einer **Silberblattsonde** erfolgen. Ist eine solche entstanden, muss diese plastisch gedeckt werden, um eine aufsteigende Infektion zu vermeiden. Ein Nasenblasversuch ist hingegen nicht zur Diagnostik geeignet, da er durch sich überlagernde Schleimhäute falsch negativ sein kann. Unterkiefermolaren sollten nur in **orovestibulärer** Richtung mobilisiert werden. Je weiter distal die Zähne liegen, desto eher sollte die Mobilisation nach lingual erfolgen, weil die vestibuläre Lamelle nach distal zunimmt. Bei der Mobilisation nach lingual im Unterkiefer muss eine Traumatisierung des **N. lingualis** vermieden werden.

4 Aufbereitung der Extraktionsalveole

Nach der Entfernung des Zahnes sollte speziell bei vorher bestehender Entzündung im apikalen Bereich die Kürettage zur Entfernung des entzündeten Weichgewebes erfolgen. Dazu eignet sich ein scharfer Löffel, dessen Größe auf die Alveole angepasst werden kann. Vorsicht gilt bei der Kürettage im Oberkieferseitenzahnbereich (Nähe zur Kieferhöhle) und im Unterkieferseitenzahnbereich (Nähe zum **N. alveolaris inferior**) sowie im Milch- und Wechselgebiss wegen der bereits angelegten Zahnanlagen. Nach der Kürettage der Alveole können verbliebene scharfe Knochenkanten mit dem Luer gebrochen werden oder mit der diamantierten Kugel geglättet werden. Der Vorteil der diamantierten Kugel gegenüber dem Rosenbohrer ist die größere Schonung der Weichgewebe, der Abtrag ist jedoch geringer.

5 Wundversorgung und lokale Blutstillung

Bei Reihenextraktionen sollte man die verschränkte Papillennaht nach Schuchardt in Erwägung ziehen (→ Abb. 8.2).
Ansonsten ist bei normal Gesunden keine weitere chirurgische Therapie nötig. Bis zum Sistieren der Blutung kann der Patient auf einen angefeuchteten Tupfer beißen. Es empfiehlt sich die Verwendung eines angefeuchteten Tupfers, weil dieser nicht mit dem Wundgrund verklebt und atraumatischer entfernt werden kann. Ein Lokalanästhetikum mit Adrenalin hat den Vorteil der vasokonstriktorischen Wirkung im OP-Gebiet, sodass die anästhesiologische Wirkung länger hält und die Blutung im OP-Gebiet geringer ist. Nachteil der Anästhetika mit Adrenalin ist, dass die vasokonstriktorische Wirkung oftmals erst nachlässt, wenn der Patient die Praxis bereits verlassen hat und es dann im heimischen Umfeld nochmal zu einer Blutung kommen kann, die einen Zweitbesuch nötig machen kann. Daher ist die postoperative Instruierung des Patienten von großer Bedeutung. Alternativ kann dem Patienten ein Merkblatt mit allen wichtigen Informationen ausgehändigt werden.

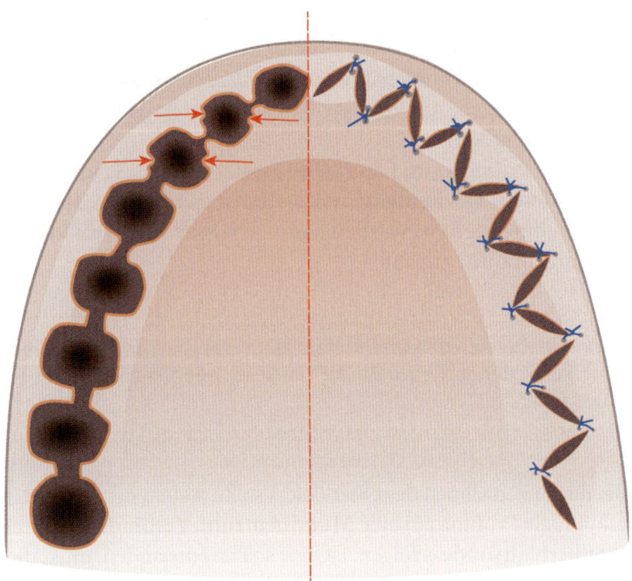

Abb. 8.2 Verschränkte Papillennaht nach Reihenextraktion, die Pfeile markieren die Zugrichtung. [L255]

Nachsorge nach Zahnextraktion

Zu den postoperativen Verhaltensmaßnahmen zählen:

- Nahrungskarenz bis zum Ende der Wirksamkeit der Anästhesie
- Einnahme von weicher Kost für die ersten 3–5 Tage
- Kühlung der Wangen durch feuchte Umschläge für 2 Tage, um die entstehende Schwellung zu minimieren
- Aufrechte Sitzposition zur Reduktion der Schwellungsentstehung
- Vermeidung von Kaffee, Alkohol und Nikotin
- Einhaltung der Mundhygieneinstruktion
- Gegebenenfalls Einnahme von Medikamenten (Antibiotika und Schmerzmittel)
- Entfernung der Fäden zwischen dem 7.–10. postoperativen Tag bzw. abschließende Wundkontrolle

Vor der Zahnextraktion in Lokalanästhesie sollte der Patient auf seine **Fahruntüchtigkeit** am gleichen Tag hingewiesen werden.

Zusammenfassung

- Die Indikation zur Zahnextraktion muss streng gestellt werden, da es sich um einen destruktiven und irreversiblen Prozess handelt. Neben der Indikation müssen auch Kontraindikationen berücksichtigt werden.
- Die Aufklärung vor einem operativen, elektiven Eingriff muss mindestens 24 h vor der geplanten Therapie erfolgen, um dem Patienten ausreichend Bedenkzeit einzuräumen. Je elektiver ein Eingriff ist, desto mehr Zeit sollte der Patient haben.
- Bei den Zangen sind die geraden Zangen i. d. R. für den Oberkiefer, während sie im Unterkiefer um 90° gebogen sind.
- Eingriffe in der Mundhöhle gelten immer als kontaminiert, da der Mund nicht zu sterilisieren ist. Man kann lediglich durch vorherige Mundspülungen und Säuberung der Zunge für eine Keimreduktion sorgen.

Begriffsdefinitionen

- Unter einem **retinierten Zahn** versteht man einen Zahn, der auch nach Abschluss des Wurzelwachstums die Okklusionsebene nicht erreicht, also nicht in Funktion tritt.
- Eine **Teilretention** liegt vor, wenn ein Teil der Krone die Schleimhaut bereits durchdrungen hat, der andere Teil sich jedoch noch unter der Schleimhaut befindet.
- Von der Retention bzw. der Halbretention begrifflich abzugrenzen ist die **Zahnverlagerung,** bei der die Zahnentwicklung nicht der Zahnanlage folgt oder eine abweichende Zahndurchbruchsrichtung vorliegt (Achsabweichung ≥ 45°).
- Befindet sich der Zahn nicht an der für ihn vorgesehenen Position, sondern an einer anderen Stelle im Mund, nennt man dies **Zahndystopie.**
- Die **Impaktion** meint die vollständige knöcherne Einbettung des Zahnes.

Retinierte Zähne

Weisheitszähne sind mit ca. 80 % am häufigsten betroffen, gefolgt von Eckzähnen des Oberkiefers. Ursachen für die Retention von Zähnen sind anlagebedingte Dysplasien und Platzmangel im Bereich der Kiefer. Sind mehrere Zähne in verschiedenen Quadranten betroffen, sollte man immer auch an syndromale Erkrankungen denken, wobei Weisheitszähne nicht mit inbegriffen sind.
Als Folge der Retention können sich im Laufe der Zeit **follikuläre Zysten** (→ Kap. 13) und Abszesse (→ Kap. 15) bilden. Die Diagnostik bei Verdacht auf eine Zahnretention erfolgt mittels Röntgenaufnahme (OPT). Eine zweite Ebene (OK- / UK-Aufbiss) ist nur anzufertigen, wenn die Lage des Zahnes und damit verbunden der operative Zugangsweg unklar ist (Lage eher vestibulär oder oral). Bei ausgedehnten Prozessen oder der Nähe zum Nerv sollte eine dreidimensionale Aufnahme veranlasst werden (**[Dental-]CT oder DVT),** um das Risiko einer Nervschädigung oder anderer Komplikationen zu minimieren (→ Abb. 9.1 und → Abb. 9.2).
Die Entfernung retinierter Zähne ohne Beschwerdesymptomatik muss genau abgewogen werden, da unklar ist, ob sie jemals Probleme machen würden. Während die Entfernung in jungen Jahren aufgrund der noch nicht vollständig abgeschlossenen Wurzelbildung vergleichsweise einfach ist, steigt das Risiko für Komplikationen im Alter (Nervenschädigung oder Erzeugung eines großen Hartgewebedefizits durch operative Entfernung). Da es sich bei dem Eingriff um eine **prophylaktische Therapie** handelt, muss der Patient sehr genau über die möglichen Risiken aufgeklärt werden und es muss ihm genügend Zeit zur Entscheidung eingeräumt werden. Die minimale Zeit zwischen Aufklärung und Operation beträgt **24 h** für elektive Eingriffe. Eine perioperative Antibiose wird empfohlen. Liegt eine enge Beziehung zwischen retiniertem Zahn und Nerven vor, so ist zur Vermeidung einer Nervläsion auch eine Koronektomie unter Belassung der Wurzeln möglich.
Risiken bei Belassen des Zahnes können entstehen, wenn von dem entsprechenden Zahn eine Perikoronitis ausgegangen ist, ein erweiterter Perikoronarraum vorliegt, Resorptionen an benachbarten Zähnen auftreten, kariöse Defekte am Zahn oder Nachbarzahn vorliegen und wenn der Zahn unter schleimhautgetragenem Zahnersatz liegt.

Besonderheit der Halbretention

Eine Halbretention liegt vor, wenn ein Teil der Krone die Schleimhaut bereits durchdrungen hat, wie auf dem folgenden OPT (→ Abb. 9.3) zu sehen ist.
Das Problem der teilretinierten Zähne liegt darin, dass sich Schlupfwinkel unter der Schleimhautkapuze bilden können, die nicht zu reinigen sind und damit ein Infektionsrisiko darstellen. Wenn es zu einer Entzündung kommt, spricht man von einer **Perikoronitis,** die jedoch nichts mit einer **Dentitio difficile** (= erschwerter Durchbruch) zu tun hat.

Perikoronitis

Einteilung

Bei der Perikoronitis unterscheidet man **vier Stadien:**

- **Stadium 1:** leichte Schmerzen und Rötung der Weichteile über dem Zahn
- **Stadium 2:** zunehmende Schwellung der Wange und Einschränkung der Mundöffnung (besser bestimmbar über die SKD) durch Infiltration der Kaumuskulatur (M. masseter) durch ein Begleitödem
- **Stadium 3:** Entwicklung eines odontogenen Abszesses, der sich in die Logen pterygomandibulär und retromaxillär ausbreitet
- **Stadium 4:** weitere Abszedierung nach parapharyngeal und Entwicklung einer Mediastinitis oder Meningitis (ab- und / oder aufsteigend); die Maximalvariante bei nicht erfolgter Behandlung in diesem Stadium ist dann die nekrotisierende Fasziitis mit anschließendem Multiorganversagen, die zum Tode führen kann.

Therapie

Jedes Stadium bedarf einer eigenen **Therapie:**

- **Stadium 1:** Säuberung der Tasche und ggf. die Entfernung des Zahnes
- **Stadium 2:** Abszessspaltung von intraoral und Drainage mit paralleler antibiotischer Abschirmung

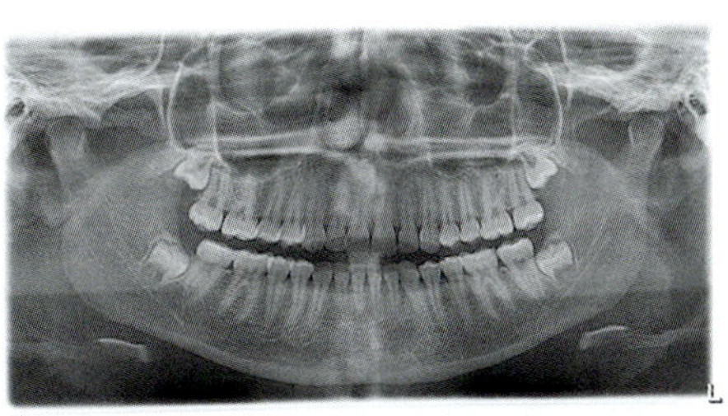

Abb. 9.1 OPT eines Patienten mit retinierten Zähnen (18, 28, 38 und 48) [P132]

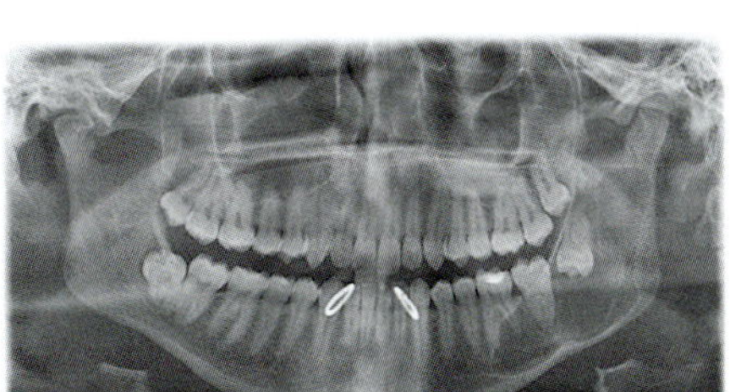

Abb. 9.2 OPT eines Patienten mit verlagertem Zahn 38 [P132]

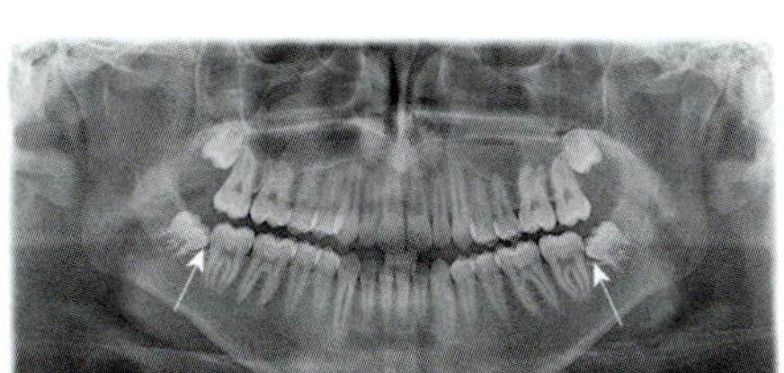

Abb. 9.3 OPT eines Patienten mit teilretinierten Zähnen 38 und 48: deutliche Transluzenz im Bereich des mesialen Anteils der Kronen 38 und 48 [P132]

- **Stadium 3:** stationäre Aufnahme des Patienten zur intravenösen Antibiotikaapplikation, Abszessspaltung von intra- / extraoral und Drainage
- **Stadium 4:** entspricht der Therapie des Stadiums 3, allerdings sinkt die Überlebenswahrscheinlichkeit für den Patienten.

Operative Zahnentfernung

Die Schnittführung zur Entfernung retinierter Weisheitszähne im Unterkiefer ist auf den folgenden drei Skizzen dargestellt (→ Abb. 9.4).
Wichtig ist, die Schnittführung im Unterkiefer möglichst vestibulär unter Knochenkontakt auf den aufsteigenden Unterkieferast zu führen, um den **N. lingualis** nicht zu gefährden. Je stärker der Zahn verlagert ist, desto weiter sollte der Entlastungsschnitt ausgeführt werden. Nach Abheben des **Mukoperiostlappens** kann man auf die vestibuläre Seite des Unterkiefers sehen. Nach der Inspektion erfolgt die Darstellung / Freilegung des retinierten Zahnes mit einem Rosenbohrer unter möglichst geringem Knochenverlust. Nach Darstellung der Zahnkrone muss überlegt werden, in welche Richtung der Zahn am ehesten entwickelt werden kann. In der Regel beginnt man, den vestibulären und distalen Knochenanteil zu reduzieren, und versucht nun langsam, den Zahn aus dem Zahnfach herauszuhebeln. Um möglichst knochenschonend arbeiten zu können, empfiehlt es sich, den Zahn zu teilen und in Einzelstücken zu entfernen. Nach Entfernung des Zahnes ist das verbliebene **Zahnsäckchen** zu entfernen, um das Risiko der **Zystenbildung (Residualzyste)** zu minimieren. Hat man das **Zahnsäckchen** entfernt, sollte im Oberkiefer die Testung auf eine **Mund-Antrum Verbindung (MAV)** durchgeführt werden. Fällt diese positiv aus, muss der Bereich plastisch gedeckt werden. Dazu wird i. d. R. ein trapezförmiger, vestibulärer, basal gestielter **Mukoperiostlappen** gebildet, der nach **Periostschlitzung** über die Extraktionsalveole geklappt werden kann und mittels mehrerer Nähte fixiert wird. Bei größeren Defekten kann zusätzlich der Bichat-Fettpfropf eingelagert werden. Ist eine MAV entstanden, empfehlen sich postoperativ eine antibiotische Abschirmung für 1 Woche, das Einhalten eines Schnäuzverbots für den Patienten und die Gabe von abschwellenden Nasentropfen.

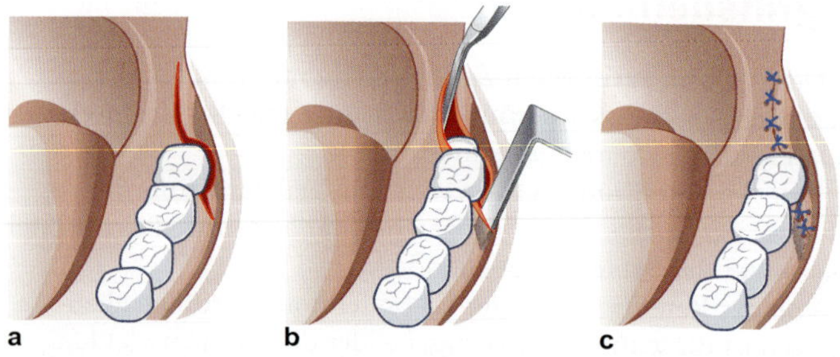

Abb. 9.4 Darstellung der Schnittführung zur Entfernung unterer Weisheitszähne [L255]

Komplikationen

Bei einer Zahnentfernung kann es zu allgemeinen Komplikationen wie (Nach-)Blutung, Infektion, Wundheilungsstörung kommen. Auch folgende Komplikationen können auftreten und müssen vor jeder Zahnextraktion in der Aufklärung genannt werden:

- Zahndislokation: im Oberkiefer in die Kieferhöhle oder das umliegende Weichgewebe und im Unterkiefer in Richtung Nervenkanal oder in den Mundboden bzw. die Wangenweichteile
- Aspiration und Verschlucken von Zähnen beim wachen Patienten
- Verletzung von Nachbarzähnen (Kronen, Füllungen etc.) oder Nachbarstrukturen
- Schädigung von Zahnkeimen bei der Extraktion von Milchzähnen
- Traumatisierung des Zahnfleischs
- Schwellung, Schmerzen, Hämatombildung
- Blutungskomplikationen
- Verletzung von Nerven (**N. lingualis und N. alveolaris inferior**)
- Fraktur des Unterkiefers (bei tief retinierten Zähnen)
- Alveolarfortsatzfraktur
- Fraktur eines Instruments mit Verbleib im Gewebe
- Mund-Antrum-Verbindung mit plastischer Deckung und anschließendem Schnäuzverbot

Zusammenfassung

- Der am häufigsten retinierte Zahn ist der Weisheitszahn, gefolgt von den Eckzähnen des Oberkiefers.
- Mögliche Augmentationsmöglichkeiten bei größeren Defekten:
  a) Knochenentnahme körpereigen (autolog) vom Kieferwinkel, Kinn, Becken
  b) Natürlicher Knochen (körperfremd) industriell aufbereitet (z. B. Bio-Oss®)
  c) PRF (Platelet rich fibrin) = zentrifugiertes Eigenblut
- Kombinationen der einzelnen Verfahren sind möglich.

Wurzelspitzenresektion

Die **Wurzelspitzenresektion / -amputation (WSR(A), apikale Osteotomie)** stellt den Oberbegriff für die Entfernung der Wurzelspitze und des umliegenden Entzündungsgewebes dar und ist die operative Antwort auf die konventionell schwierig durchzuführende Wurzelkanalfüllung im apikalen Bereich des Zahnes, wo sich das apikale Delta des Nervs aufspannt oder wo die Wurzel eine Krümmung aufweist.
Die Erfolgsquote wird in der Literatur bei einem Nachbeobachtungszeitraum von 5 Jahren mit 80 % angegeben, variiert jedoch zwischen Frontzahnbereich und Molarenbereich.

Indikationen und Kontraindikationen

Die **Indikationen** zur WSR sind vielseitig:
- Radikuläre Zysten und apikale Ostitiden, die konservativ nicht zu behandeln sind
- Stark gekrümmte Wurzelkanäle
- Eine **Via falsa** des Zahnes im apikalen Drittel
- Wurzelkanalfrakturen oder frakturierte Instrumente im apikalen Drittel
- Aufwendige Suprakonstruktionen, die bei einer Wurzelkanalrevision geschädigt werden würden

Wirkliche **Kontraindikationen** sind nicht vorhanden, es gibt jedoch eine Reihe von allgemeinmedizinischen Grunderkrankungen, die temporär gegen eine WSR sprechen können:
- Unmittelbar vorangegangene Radiotherapie
- Länger andauernde Therapien mit Bisphosphonaten
- Schlechter oder reduzierter Allgemeinzustand
- Nicht umstellbare Antikoagulation
- Immunsuppression (z. B. laufende Chemotherapie)
- Schlecht eingestellter Diabetes mellitus

Technik

Vor der WSR stehen eine klinische sowie röntgenologische Untersuchung (OPT oder Zahnfilm) zur Verifizierung der Indikation und die Aufklärung. Zu beachten ist, dass das Röntgenbild der klinischen Ausdehnung „hinterherhinkt". Der Patient ist darüber zu informieren, dass es sich bei der WSR um den letzten Versuch handelt, den Zahn zu erhalten. Im Seitenzahnbereich empfiehlt die Leitlinie vor WSR eine dreidimensionale Aufnahme (CT oder DVT), um sich über die Lage der Wurzeln ein besseres Bild zu machen und um abzuklären, ob die Entzündung alle Wurzelspitzen betrifft oder nur isoliert vorliegt. Die Durchführung des Eingriffs selbst ist an jedem Zahn in Lokalanästhesie möglich. Der operative Zugangsweg ist dem Behandler überlassen (Bogenschnitt nach **Partsch,** Winkelschnitt mit Abklappung nach distal und Zahnfleischrandschnitt mit Abklappung) und erfolgt i. d. R. immer von vestibulär. Lediglich im Seitenzahnbereich des Oberkiefers muss oft ein palatinaler Zugang gewählt werden, um die palatinal gelegene Wurzel des 6ers und 7ers zu erreichen.
Um die Hämatombildung im Bereich des Gaumens nach dem Eingriff zu reduzieren oder zu verhindern, bietet sich das Inserieren einer Verbandsplatte / Tiefziehschiene nach erfolgtem Eingriff an, welche die Gingiva gegen den Hartgaumen komprimiert. In der Praxis wird bei entsprechender Indikation zunächst eine Abformung des Oberkiefers genommen und die beiden vestibulären Wurzeln werden reseziert. In einem zweiten Termin kann dann nach Herstellung der Tiefziehschiene die palatinale Wurzel reseziert werden.

> Bei palatinaler Entlastungsinzision muss auf eine **Traumatisierung** der **A. palatina** geachtet werden.

Nach erfolgtem Abheben der Gingiva und subperiostaler Präparation wird die Wurzelspitze aufgesucht und ca. 3–4 mm von der Spitze abgetrennt. Je weiter koronar die WSR erfolgt, desto sicherer können die Ramifikationen beherrscht werden. Im Gegenzug verliert der Zahn umso mehr an parodontaler Fixation. Daher muss intraoperativ abgewogen werden, an welcher Stelle die Absetzung erfolgt. Während die Absetzung der Wurzelspitze bis vor Kurzem schräg nach vestibulär abfallend erfolgte, um eine bessere Übersicht zu erhalten, ist man dazu übergegangen, die Wurzelspitze gerade abzusetzen, um somit weniger Dentinkanälchen freizulegen (→ Abb. 10.1 und → Abb. 10.2).
In gleicher Sitzung ist es nach erfolgter WSR möglich, eine **antegrade oder retrograde Wurzelkanalbehandlung (WKB)** durchzuführen und diese unter Sicht zu kontrollieren, wobei die retrograde nur durchgeführt werden sollte, wenn eine orthograde Füllung nicht möglich ist oder die apikale Wurzelkanalfüllung insuffizient ist. Das Abfüllen des Wurzelkanals erfolgt nach den gleichen Prinzipien wie in der Zahnerhaltung und soll hier nicht gesondert beschrieben werden. Einziger Unterschied ist, dass zunächst die WSR durchgeführt wird, dann der Kanal aufbereitet und mit einem überlangen Stift abgefüllt wird, welcher dann unter

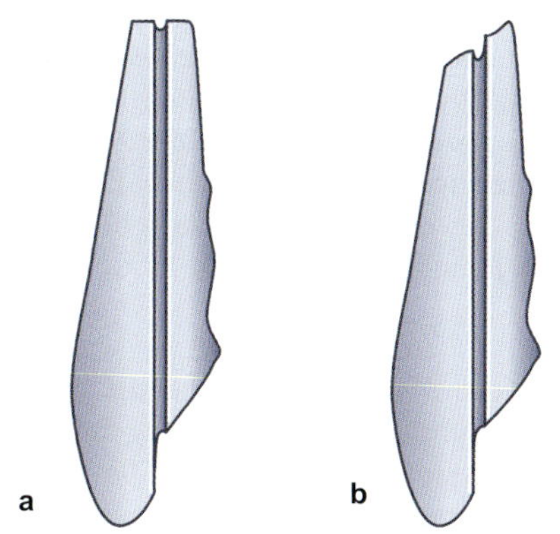

Abb. 10.1 Übersicht einer WSR nach aktuellem und ehemaligem Standard [L255]
a) Bei der horizontalen Abtrennung der Wurzelspitze ist die Einsicht auf den Nervkanal zwar eingeschränkter, allerdings werden weniger Dentinkanälchen geschädigt / freigelegt.
b) Bei der schrägen Abtrennung der Wurzelspitze ergibt sich eine gute Übersicht über das neue Foramen apicale, wodurch eine retrograde Wurzelkanalfüllung erleichtert wird.

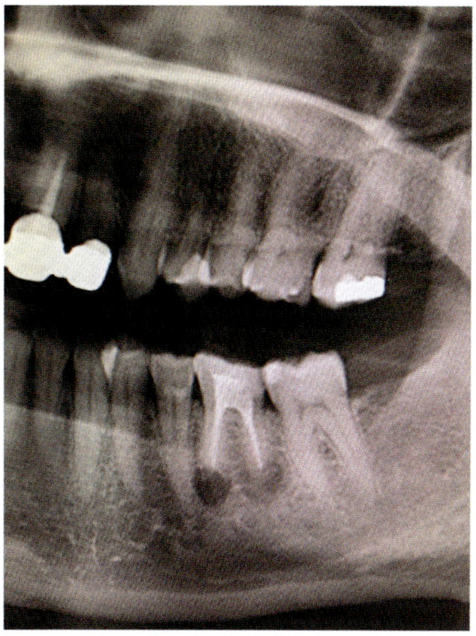

Abb. 10.2 Ausschnitt eines OPT bei Z. n. WSR 36 [P132]

Sicht am neuen Foramen apicale gekürzt wird. Postoperativ erfolgt nach der WSR ein Zahnfilm zur Dokumentation.

Zahntrauma

Ätiologie

Die Ursache für ein Zahntrauma liegt meist in der Einwirkung einer äußeren Kraft, die in ihrer Intensität und in ihrer Richtung die Kompensationsmechanismen des Zahnes, des Zahnhalteapparats und des Knochens überschreitet. Hinzu können begünstigend eine Knochenreduktion, eine Vorschädigung des Zahnes und der Zahnhartsubstanz und eine parodontale Vorschädigung des Zahnes kommen. Die Prävalenz dafür wird mit 25-30% angegeben. Liegt die Schwachstelle im Bereich des Zahnes, kommt es eher zu einer Zahnfraktur, liegt mehr ein parodontaler Schaden vor, kommt es eher zu einer Luxation (= Dislokation). Übersteigt die einwirkende Kraft auch die Kompensationsmöglichkeiten des Kiefers, so kommt es zur Fraktur (→ Kap. 17 und → Kap. 18). Daher muss bei jedem Zahntrauma eine knöcherne Beteiligung ausgeschlossen werden.
Insgesamt zählen Zahntraumen zu den häufigsten Verletzungen im Mund-, Kiefer- und Gesichtsbereich, wobei die Frontzähne des Oberkiefers aufgrund ihrer exponierten Lage mit 70 % am häufigsten betroffen sind. Die Ursache dafür liegt meist in Verkehrsunfällen, Stürzen oder Rohheitsdelikten, sodass aufgrund der späteren Folgekosten eine exakte Dokumentation unabdingbar ist. Die Untersuchung erfolgt nach horizontaler Lagerung, Ausleuchtung, dem Absaugen von Blut und Speichel und ggf. einer Anästhesie des Bereichs und geschieht von innen nach außen. Geachtet werden sollte auf den Hygienezustand, die Kontrolle der Zahnhartsubstanz, die Zahnstellung, die Exposition von Knochen, Einblutungen oder Verletzungen im Bereich der Lippen und der Schleimhäute (perforierende Verletzungen, Fremdkörper).

Einteilung

Man unterscheidet mehrere Formen des Zahntraumas, die sich nach Schädigung der Zahnhartsubstanz und Schädigung des Zahnes inklusive Zahnhalteapparat unterteilen lassen. Die möglichen Formen der Schädigung sind in → Abb. 10.3 aufgeführt.

Diagnostik

Die klinische Untersuchung muss vor allem die möglichen Lockerungsgrade der Zähne feststellen und die Sensibilitätsprüfung der Zähne umfassen. Die **Röntgenuntersuchung** nach einem Zahntrauma ist in jedem Fall indiziert, um mögliche Frakturen im Wurzelkanalbereich festzustellen. Das diagnostische Mittel der ersten Wahl ist der Zahnfilm. Sollte jedoch hier das Risiko einer iatrogenen Dislokation bestehen, sollte ein OPT erfolgen. Längsfrakturen des Zahnes lassen sich mit einer PA-Sonde ertasten. Zusätzlich zum Schaden im Bereich der Hartsubstanz kann es auch zu Verletzungen des Weichgewebes und des Zahnhalteapparats kommen.
Die Dokumentation erfolgt dabei in speziellen Erfassungsformularen die von der DGZMK und der DGET bereitgestellt werden. Eine Fotodokumentation sowohl extra- wie auch intraoral wird empfohlen.

Therapie

- **Infraktur der Krone/Schmelzinfraktion:** kein Substanzverlust → keine Behandlung, lediglich die Glättung scharfer Kanten wird empfohlen, ggf. auch die Versiegelung mit Dentinadhäsiv.
- **Unkomplizierte Kronenfraktur:** Man unterscheidet Schmelz- und Schmelz-Dentin-Frakturen, die i. d. R. mit einem Substanzverlust einhergehen → Glätten des frakturierten Bereichs, bei Mitbeteiligung des Dentins Abdeckung und Aufbau durch Komposit in Adhäsivtechnik. Beträgt die Restdentindicke < 0,5 mm, sollte eine indirekte Überkappung erfolgen, z. B. mit Kalziumhydroxid-haltigen Präparaten.
- **Komplizierte Kronenfraktur:** Eröffnung der Pulpa → Je nach Ausmaß der Pulpeneröffnung muss entschieden werden, ob eine Überkappung möglich ist oder ob eine Vitalexstirpation durchgeführt werden muss. Besteht zusätzlich zur Kronenfraktur auch eine Luxation, sinken die Chancen für eine vitale Pulpa. Nach einer Vitalexstirpation ist zu entscheiden, ob in gleicher Sitzung eine WKB durchgeführt werden kann. Sonst folgt diese im Verlauf.
- **Unkomplizierte Kronen-Wurzel-Fraktur:** Beteiligung von Schmelz, Dentin und Zement ohne Eröffnung der Pulpa → Entfernung des Fragments und Abdecken des Dentins
- **Komplizierte Kronen-Wurzel-Fraktur:** Beteiligung von Schmelz, Dentin und Zement mit Eröffnung der Pulpa → bei geringer Pulpabeteiligung, Abdeckung der Pulpa und Zahnerhalt, bei großflächiger Eröffnung WKB. Bei tief einstrahlenden Frakturen oder Längsfrakturen muss der Zahn extrahiert werden.
- **Wurzelfrakturen:** Beteiligung von Zement und Dentin → Bei Beteiligung des koronalen oder mittleren Drittels muss der Zahn i. d. R. entfernt werden, bei Frakturen, die nur das apikale Drittel betreffen, kann eine WSR den Erhalt des Zahnes ermöglichen.

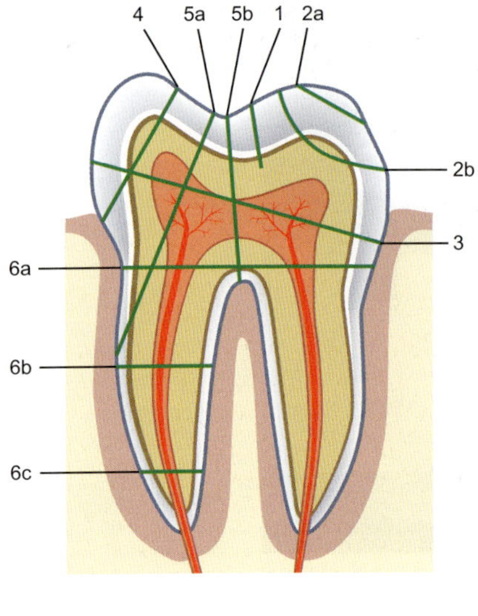

Abb. 10.3 Möglichkeiten für Frakturverläufe bei einem Zahntrauma [L255]
1) Infraktur der Krone
2a) Unkomplizierte Kronenfraktur (Schmelzfraktur)
2b) Unkomplizierte Kronenfraktur (Schmelz-Dentin-Fraktur)
3) Komplizierte Kronenfraktur (Eröffnung der Pulpa)
4) Unkomplizierte Kronen-Wurzel-Fraktur
5a) Komplizierte Kronen-Wurzel-Fraktur (Eröffnung der Pulpa)
5b) Komplizierte Kronen-Wurzel-Fraktur (Längsfraktur)
6a) Wurzelquerfraktur koronales Drittel
6b) Wurzelquerfraktur mittleres Drittel
6c) Wurzelquerfraktur apikales Drittel

Verletzungen des Zahnhalteapparats

Konkussion

Definition

Diese beschreibt eine Verletzung des Zahnhalteapparats, die synonym auch als **Kontusion** bezeichnet werden kann. Die **Konkussion** kann zusätzlich mit einem Zahntrauma einhergehen und zu passageren Veränderungen wie z. B. einer Aufbissempfindlichkeit führen.

Diagnostik und Therapie

Das Röntgenbild ist unauffällig und der Zahn weist keine Lockerung auf. In Ausnahmefällen kann sich im apikalen Wurzelbereich ein geringes Hämatom bilden, was zu einer geringfügigen **Extrusion** des Zahnes führt. Der Zahn zeigt einen positiven Sensibilitätstest. Eine **Therapie** ist nicht nötig. Sollte der Zahn geringfügig extrudiert sein, kann man den Bereich des Frühkontakts vorsichtig einschleifen.

Subluxation

Definition

Hierbei kommt es zu einer gesteigerten Mobilität des Zahnes durch eine Beschädigung des Zahnhalteapparats, wobei der Zahn in der Alveole verbleibt. Die Lockerung des Zahnes wird in drei Grade eingeteilt:

- Lockerungsgrad I: gerade tast- und spürbare, kaum sichtbare horizontale Beweglichkeit bis 1 mm Abweichung von der Normalstellung
- Lockerungsgrad II: deutlich sicht- und spürbare horizontale Lockerung über 1 mm
- Lockerungsgrad III: sehr deutlich sicht- und spürbare horizontale und vertikale Beweglichkeit – auch ohne Betasten erkennbar, da Lockerungen schon beim Wangen- und Zungendruck auftreten

Therapie

Die Therapie umfasst die Immobilisierung des Zahnes durch Fixierung an den Nachbarzähnen ab einem Lockerungsgrad von II über eine **Titan-Trauma-Schiene (TTS)** für ca. 14 Tage. Vor der Fixierung des Zahnes über eine TTS muss die Okklusion überprüft werden und der Zahn in die vorherige Position reponiert werden. Sollte auch nach 2 Wochen der Immobilisation noch eine Restmobilität des Zahnes vorhanden sein, empfiehlt sich die Refixierung. Sensibilitätsprüfungen bei der Erstaufnahme und auch im Verlauf sind unabdingbar. Eine Wurzelkanalbehandlung ist nur bei Verlust der Sensibilität im Verlauf indiziert.

Periphere Luxation

Definition

Unter dem Begriff der peripheren Luxation werden sowohl Extrusionen (Verlagerung des Zahnes aus der Alveole heraus, allerdings im Zahnachsenverlauf) als auch laterale Luxationen (seitliche Verlagerung des Zahnes aus der Alveole) zusammengefasst (→ Abb. 10.4). Dabei geht die laterale Luxation immer mit einer Verletzung der Alveolenwand einher und bedingt eine teilweise Fraktur des Alveolarfortsatzes.

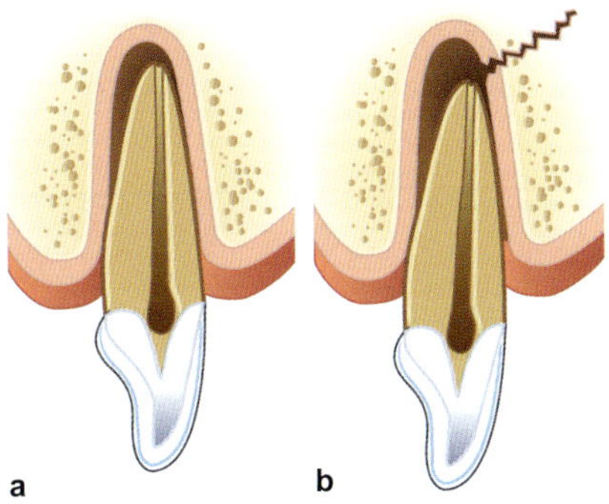

Abb. 10.4 Periphere Zahnluxation [L255]
a) Verlagerung eines Zahnes in der Zahnachse aus der Alveole ohne knöcherne Beteiligung (Extrusion)
b) Laterale Luxationen gehen immer mit einer Fraktur des Alveolarknochens einher.

Diagnostik und Therapie

Die **Diagnose** kann primär klinisch gestellt werden. Trotzdem ist zum Ausschluss weiterer Traumen eine Röntgendiagnostik (ZF / OPT) indiziert.
Die **Therapie** findet in Abhängigkeit vom Ausmaß der Luxation statt. Sofern die Zähne ein Hindernis bei der Okklusion darstellen, müssen sie in Lokalanästhesie reponiert werden und anschließend über eine TTS an den nicht beteiligten Nachbarzähnen fixiert werden, um eine Immobilisation herzustellen. Dabei bedarf die Oberfläche der fixierenden Zähne möglichst doppelt so viel an Wurzelsubstanz wie die der zu schienenden. Die Dauer der Schienung ist bei einer reinen Extrusion kürzer (2–3 Wochen) als bei einer lateralen Luxation (6–8 Wochen), da im zweiten Fall auch ein Teil des Knochens frakturiert ist und dessen Heilung abgewartet werden muss. Bleibt bei einer Alveolarfortsatzfraktur das Fragment periostgestielt, so sind die Chancen für eine Knochenheilung sehr gut. Die zugeführte Kost sollte während der Immobilisation im Bereich des zu schienenden Zahnes weich sein, um die Einheilung / **Ankylosierung** im Knochenfach zu ermöglichen. Je nach Ausmaß der Luxation kann eine WKB im Anschluss notwendig werden. Diese sollte jedoch erst 4 Wochen nach dem Trauma erfolgen, um die Zähne nicht weiter oder erneut zu lockern. Ein Nachteil der Ankylosierung ist das ausbleibende Knochenwachstum im entsprechenden Bereich, was gerade im Kindes- und Jugendalter zu Problemen führen kann.

Avulsion

Definition

Bei der Avulsion handelt es sich um einen traumatisch bedingten, kompletten Verlust eines Zahnes **(Synonym: Exartikulation oder totale Luxation)**, der immer mit einer Devitalisierung einhergeht.

Therapie

Avulsierte Zähne mit abgeschlossenem Wurzelwachstum sollten umgehend wieder in das Zahnfach eingesetzt werden. Je länger sich die betroffenen Zähne außerhalb des Zahnfachs befinden, desto geringer sind die Aussichten einer erfolgreichen **Reinsertion** mit späterer Wiederherstellung der Funktion. Bei Zahnverlust sollten diese immer in feuchtem Milieu gelagert werden. Ideal ist eine Zahnrettungsbox (z. B. Dentosafe®). Diese Zahnrettungsbox ist mit einer kochsalzhaltigen Nährlösung und einem Antibiotikum befüllt und dient der Überbrückungszeit vom Unfallort bis zum Zahnarzt (ca. 2 h).
Nach erfolgter Reinsertion muss der Zahn analog zur peripheren Luxation über eine TTS befestigt werden. Die Schienung sollte für mindestens 2 Wochen erfolgen. Im Anschluss an die TTS muss der avulsierte Zahn einer WKB unterzogen werden.

Zentrale Luxation

Definition

Die zentrale Luxation beschreibt die traumatische Verlagerung eines Zahnes zurück in die Alveole. Dabei unterscheidet man eine vollständige **Intrusion** (Zahn nicht mehr sichtbar), von einer unvollständigen (Zahn sichtbar, aber in Infraokklusion). Zentrale Luxationen gehen immer mit einer Zahnfachverletzung einher. Der Zahn ist dabei immobil, desensibel und nicht perkussionsempfindlich.

Therapie

Ist das Wurzelwachstum des intrudierten Zahnes noch nicht abgeschlossen, kann ein spontaner, erneuter Durchbruch abgewartet werden. Kommt es nicht zu einem spontanen Durchbruch, muss versucht werden, den Zahn mit kieferorthopädischen Geräten nach koronal zu bewegen. Das Risiko für eine Infektion der Pulpa, welche mit einer Wurzelresorption einhergeht, beträgt dann 60%. Bei Zähnen mit abgeschlossenem Wurzelwachstum ist keine Spontanrückstellung zu erwarten, sodass in diesen Fällen aktiv nachgeholfen werden muss. Damit verbunden ist immer eine Extrusion des Zahnes. Die anschließende Schienung erfolgt analog zu der

→

Avulsion. Nach dem Trauma kommt es zu einer Devitalisierung des Zahnes, eine WKB ist immer indiziert und sollte so früh wie möglich erfolgen.
Als Folge der Zahntraumata treten, wie schon beschrieben, Sensibilitäts- und Vitalitätsverluste, Wurzelresorptionen (intern und extern) und Obliterationen des Pulpenkavums auf. Handelt es sich bei der Intrusion um einen Milchzahn, so sollten die Eltern auf mögliche Folgeschäden für die bleibenden, apikal gelegenen Zähne hingewiesen werden (Impression des Schmelzes, Rotation des Zahnes). Eine Therapie ist erst bei Zahndurchbruch der bleibenden Zähne möglich.

Zahntransplantationen

Bei der **Zahn- und Zahnkeimtransplantation** handelt es sich um Verfahren, vollständig entwickelte Zähne mit abgeschlossenem Wurzelwachstum oder Zahnkeime nach Extraktion / operativer Entfernung an einer anderen Stelle im Kiefer zu reinserieren.

Die Zahntransplantation ist nur möglich, wenn eine leere Alveole besteht oder ein knöcherner Hohlraum künstlich geschaffen wurde. Nach Reinsertion des Zahnes am Empfängerort muss dieser wie im vorangegangenen Abschnitt nach Zahntrauma beschrieben über 2–4 Wochen über eine Titan-Trauma-Schiene (TTS) fixiert werden und benötigt nach ca. 2 Wochen eine WKB. Da der Erfolg der Methode eher mäßig ist, wird sie **nicht regelmäßig** eingesetzt.
Bei der **Zahnkeimtransplantation** wird der Zahnkeim zu Beginn seines Wurzelwachstums freigelegt und gehoben, in eine künstlich geschaffene Alveole inseriert und durch Nähte fixiert. Die Zahnkeimtransplantation ist immer dann indiziert, wenn in einem Kiefer eine **Hypodontie** besteht, während der andere Kiefer eine **Hyperdontie** oder einen Engstand aufweist.
Eine Transplantation von Weisheitszahnkeimen an die Stelle eines kariösen ersten Molaren ist zum heutigen Zeitpunkt kein sinnvolles Verfahren. Besser ist es, in dieser Situation den kariösen ersten Molaren zu entfernen, den zweiten Molaren zu mesialisieren und den Weisheitszahn kieferorthopädisch an die Stelle des 7ers einzuordnen.

Zusammenfassung

- Eine WSR sollte erst nach missglückter Wurzelkanalbehandlung und Wurzelkanalrevision als Ultima Ratio angewendet werden.
- Die WSR stellt den letzten Versuch dar, um den Zahn zu erhalten.
- Die bei einem Zahntrauma am häufigsten involvierten Zähne sind 11 und 21 bzw. 51 und 61.
- Bei dentalen Traumata sollte immer auf Plausibilität geprüft werden und an ein Fremdverschulden gedacht werden.
- Die Formen des Zahntraumas unterscheiden sich nach Schädigung der Zahnhartsubstanz und Schädigung von Zahn und Zahnhalteapparat.
- Die Therapie des Zahntraumas hängt von der Form der Fraktur ab.

Anatomie

Werden Zähne entfernt, kommt es durch fehlende Kaukraftübertragung und damit **fehlende Zugkräfte** der Parodontalfasern zu einer langsam progredienten **Inaktivitätsatrophie.** Dieser **horizontale und vertikale Knochenabbau** (des Alveolarfortsatzes) ist zunächst physiologisch und sein Ausmaß ist individuell nicht voraussagbar und selbst durch eine sofortige Implantatinsertion nach Extraktion eines Zahnes nicht sicher verhinderbar. In gleichem Maße kommt es simultan zu einem **Weichgewebsverlust.** Fehlen nicht nur einzelne Zähne, sondern sind ganze Kiefer unbezahnt, so kann die Resorption von Knochen und Weichgewebe über das Niveau von Ober- und Unterkieferalveolarfortsatz nach basal voranschreiten. Schleimhautgetragene Prothesen führen zusätzlich zu (umschriebenen) **Druckatrophien.** Hieraus resultiert insgesamt eine deutliche **Veränderung der sagittalen und vertikalen Kieferrelation:**

- Im Unterkiefer kommt es zu einer **zentrifugalen Atrophie** (**Altersprogenie;** von lingual nach bukkal, Kiefer wird scheinbar größer). Im Unterkiefer ist von der Atrophie am stärksten die Region distal der **Foramina mentalia** bis zum Kieferwinkel betroffen. Durch die Atrophie kommt es zu einer relativen Kranialverlagerung von **N. alveolaris inferior** und **Foramen mentale,** während die interforaminäre Region (Unterkieferfront) relativ lange von einer generellen Atrophie verschont bleibt.
- Die Umbauvorgänge im Oberkiefer verlaufen in umgekehrter Weise **(zentripetale Atrophie).** Im Oberkiefer expandiert zusätzlich der kaudale Boden der Kieferhöhle, bis schlussendlich nur noch ein dünner Saum Kompakta die Reste des Oberkieferalveolarfortsatzes vom Sinusboden trennt.

Besonders stark atrophie- bzw. resorptionsanfällig ist darüber hinaus der **Bündelknochen** (Knochenbereich der Alveole, in den die Parodontalfasern der Zähne inserierten).

Alternativer Zahnersatz

Die Entscheidung für **implantatgetragenen herausnehmbaren oder festsitzenden Zahnersatz** und gegen **konventionelle prothetische Lösungen** (Vollprothesen, Teilprothesen, Brücken) ist immer ein Resümee aus dem technisch Machbaren und Sinnvollen, der Willensentscheidung des Patienten und des finanziell Möglichen und Gewollten. Während in Deutschland nahezu alle privaten Krankenversicherungen Implantatversorgungen und die ggf. vorausgehenden augmentativen Verfahren finanziell tragen, tun dies gesetzliche Krankenversicherungen nur in Ausnahmefällen. Zu diesen **Ausnahmeindikationen (nach SGB V § 28)** können der Verlust ausgedehnter Kieferknochenbereiche durch intraorale Malignome, Entzündungen (Osteomyelitiden) wie auch syndromale oder spaltbedingte Nichtanlagen von Zähnen zählen. Diese Ausnahmeindikation gilt jedoch nur, wenn ein konventioneller prothetischer Zahnersatz alternativ nicht möglich ist. Dies wird vonseiten der gesetzlichen Krankenkassen zumeist im Vorfeld gutachterlich bewertet.

Kieferorthopädische und extraorale Implantate

Neben dem Ersatz von verlorenen Zähnen verwendet die Kieferorthopädie temporäre **(Mini-)Implantate.** Die Implantate, gekoppelt an (klassische) kieferorthopädische Apparaturen, sind sowohl im Oberkiefer (Insertion am Gaumen oder in einem Lückenbereich) wie auch im Unterkiefer (verankert in einem Lückenbereich oder interdental vestibulär) verwendbar. Sie stellen eine schnelle, kostengünstige und wenig invasive Verankerungsmöglichkeit für ein umschriebenes kieferorthopädisches Indikationsspektrum dar (z. B. zur Molarendistalisierung und Aufrichtung, Molaren- und Frontverankerung im Oberkiefer, nicht chirurgische Gaumennahterweiterung und Einordnung retinierter Zähne).

Extraorale Implantate werden nach radikaler Tumorresektion von Augenhöhle, Nase und Ohr verwendet, wenn eine umfangreiche plastische Rekonstruktion in Zusammenschau mit dem Allgemeinzustand des Patienten unmöglich erscheint oder diese Rekonstruktion eine regelmäßige Betrachtung der Wundhöhle bei unsicherem Tumorstatus unmöglich machen würde. Wegen des reduzierten Implantatlagers, in das sie eingebracht werden, weisen sie Längen von maximal 4 mm auf. Mit der aufsitzenden **Epithese** sind sie meist über ein magnetisches Retentionselement (s. u.) verbunden.

Klinische und radiologische Diagnostik vor Insertion von Implantaten

Verschiedene klinische Untersuchungen und daraus resultierende Klassifikationen ebenso wie Röntgenaufnahmen helfen bei der Planung einer suffizienten implantologischen Versorgung. Klinisch sollten beurteilt werden:

- **Anamnestisch bestehende Risikofaktoren:** bestrahlter Knochen, bestehende Antiresorptivatherapie, zu erwartende Wundheilungsstörungen bei Rauchern und Diabetikern, bestehende Entzündungen des Kieferknochens
- **Mundhygienestatus**
- **Erhaltungswürdigkeit** (ja / nein) und **-fähigkeit** (unter welchem Aufwand?) der Restbezahnung
- Gibt es Hinweise auf **Parafunktionen** (CMD: Knirschen / Pressen) und muss ggf. eine **protektive Schiene** im Vorhinein angepasst werden?
- **Knochenqualität:** Einteilung z. B. nach **Lekholm und Zarb** in die Klassen **D1** (gute Qualität, große Anteile kompakten stabilen Knochens) bis **D4** (fast ausschließlich weitmaschiger spongiöser Knochen)
- **Knochenquantität:** Hier helfen eine weitere **Klassifikation nach Lekholm und Zarb** (für den zahnlosen Kiefer) mit den **Klassen A** (Alveolarkamm nahezu vollständig) bis **E** (ausgeprägte Resorption der Kieferbasis) sowie die Einteilung der **Resorptionsklassen nach Cawood und Howell** in die **Klassen 1** (bezahnt) bis **6** (Alveolarfortsatz vollständig resorbiert)
- **Bindegewebsqualität und -quantität:** Es wird unterschieden in einen **dünnen gingivalen Biotyp** (< 1 mm; meist vor Implantation Augmentation von Hart- und Weichgewebe notwendig) und einen **dicken gingivalen Biotyp** (≥ 1 mm; nur selten augmentative Maßnahmen notwendig)
- **Entzündliche oder (fraglich) neoplastische Mundhöhlenveränderungen?**
- **Voroperationen oder Unfälle mit Narbenbildungen** innerhalb der Schleimhaut?
- **Lachlinienverlauf, Vorhandensein und Form der Papillen**

Radiologisches Basisdiagnostikum stellt das OPT aufgrund seiner Übersichtlichkeit dar. Nachteilig ist, dass damit zwar gut das vertikale Knochenangebot, nicht jedoch das horizontale Angebot beurteilt werden kann. Ebenso unterschätzt wird häufig das Knochenangebot im Oberkiefer in Bezug zum Sinus, was häufiger als nötig zum Sinuslift führt (im Gegensatz zu DVT und CT). Andererseits kann es gut bei der Beurteilung der Erhaltungswürdigkeit und -fähigkeit der Restbezahnung helfen. Letzteres kann ein ZF auch, ihm fehlt jedoch die Übersicht.
Dreidimensionale Röntgenverfahren (CT und DVT) können zuverlässig nicht nur das ortsständige Knochenangebot beurteilen (horizontal und vertikal), sondern auch in strittigen Fällen des OPTs Lagebeziehungen wichtiger anatomischer Strukturen (wie Sinus maxillaris und Mandibularkanal) sicherer identifizieren und räumlich zuordnen. Eine dreidimensionale Implantatplanung und -insertion werden möglich (s. u.). Außerdem wird die Indikation zu augmentativen Verfahren sicherer als in der konventionellen Bildgebung gestellt, allerdings zuungunsten einer deutlich höheren Strahlenbelastung.

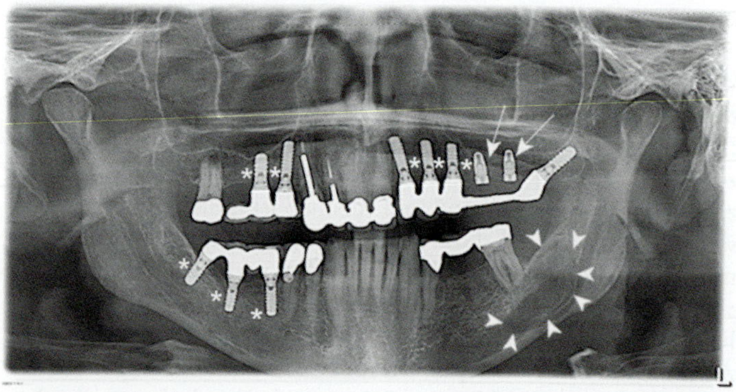

Abb. 11.1 OPT mit umfangreicher prothetischer und implantologischer Versorgung (Schraubenimplantate [*], weitere Schraubenimplantate anderen Typs [←], die ungenutzt sind [Sleeping Implants]. Nebenbefundlich zystischer, den Nervkanal verlagernder Befund [›]) [M564]

Grundlagen der Osseointegration und Primärstabilität

Unter **Osseointegration** versteht man den Prozess, bei dem Knochen direkt an die Implantatoberfläche unter **Abwesenheit fibrösen Bindegewebes als Verbindungsschicht** reizlos / entzündungsfrei heranwächst. Leider ist diese Definition letztendlich nur lichtmikroskopisch nach Entfernung des Implantats zu beweisen. Klinisch kann man den Verdacht einer fehlenden Osseointegration erheben, wenn der Klopfschall am Implantat dumpf ist (im Gegensatz zu hell am osseointegrierten Implantat) und sich das Implantat (wenn es nicht mit Nachbarzähnen / -implantaten verblockt ist) allein durch Finger- oder Instrumentendruck bewegen lässt. Hilfreich können (z. B. bei verblockten Konstruktionen) auch elektronische / piezoelektrische Messgeräte sein, die mikroskopisch feine Bewegungen registrieren können, und das Röntgenbild (ZF, OPT), das ggf. eine periimplantäre Osteolyse aufzeigt.
Die **Primärstabilität** bezeichnet die Stabilität des Implantatkörpers unmittelbar nach der Implantation. Eine gute Primärstabilität ist ein wichtiger Faktor für eine gute Osseointegration. In erster Linie ist sie abhängig von der Kompaktadicke und dem Elastitizätsmodul der Spongiosa. In den ersten Wochen nach Implantation kommt es durch Umbauvorgänge zunächst zu einer Lockerung im Knochen und dann im Rahmen appositionellen Wachstums im Rahmen der Osseointegration zur Ausbildung der **Sekundärstabilität** (die maximal annähernd die Primärstabilität erreicht). Als günstig haben sich Werte für die Primärstabilität um 35 Ncm (15–50 Ncm) erwiesen. Neben Form- und Oberflächenfaktoren des Implantatkörpers (s. u.) spielt die Technik der Implantatinsertion eine wichtige Rolle für die Primärstabilität (günstig: unterdimensionierte Aufbereitung und Minimierung des Knochenverlusts bei der Aufbereitung des Implantatstollens, Vermeidung von Knochenüberhitzung etc.).

Grundsätzlicher Aufbau eines dentalen Implantats

(Dentale) Implantate bestehen heutzutage entweder aus den Werkstoffen **Titan** (**Reintitan, Titanlegierungen;** überwiegend) oder **Keramik** (Zirkonoxidkeramiken), neuerlich auch aus **Titan-Zirkonoxid-Legierungen.** In Mitteleuropa am häufigsten verwendet werden **Schraubenimplantate** (→ Abb. 11.1). Seltener zum Einsatz kommen mittlerweile **Blatt-, Zylinder- und Konusimplantate.** Zumeist werden **zweiteilige Implantate** eingesetzt. Das bedeutet, das Implantat besteht aus

- einem eigentlichen **Implantatkörper,** der „Schraube", die im Knochen versenkt wird, und
- dem **Aufbauteil,** das die Verbindung zur prothetischen Suprakonstruktion herstellt. Man unterscheidet innerhalb der Aufbauteile grob in:
  - **Abutment** (Syn. Implantatpfosten): Dieses wird im Implantatkörper mit einer Halteschraube verankert. Auf diese kann dann (zementiert oder verschraubt) **festsitzender Zahnersatz** verankert werden.
  - **Retentionselemente** (zur **Verankerung von herausnehmbarem Zahnersatz**): Stege, Kugelkopfelemente etc.

Demgegenüber bestehen **einteilige Implantate** aus einem Bauteil. Zumeist handelt es sich um Keramikimplantate, wobei der in die Mundhöhle ragende Teil meist beschleifbar ist. Auf diesen kann anschließend festsitzender Zahnersatz zementiert werden. **Einteilige Titan-Miniimplantate** (Durchmesser ca. 2 mm) werden demgegenüber z. B. provisorisch zwischen den definitiven Implantaten inseriert, um während der Einheilung der definitiven Implantate eine sofortige provisorische prothetische Versorgung zu ermöglichen. Implantate werden weiter unterschieden nach der Form ihres Körpers. Aktuell gebräuchlich sind hier vor allem **zylindrische, konische und stufenförmige Implantatkörper.** Letztere haben z. B. bei geringen Restknochenhöhen Vorteile hinsichtlich der notwendigen Primärstabilität. Die Oberfläche von Implantatkörpern ist aktuell entweder **geätzt oder Sand- / Titan-gestrahlt.** Beides dient der Verbesserung der Osseointegration. Bei den meistgebräuchlichen Schraubenimplantaten unterteilt man weiter in **selbstschneidende** und **nicht selbstschneidende Gewinde.** Ersteres wirkt sich günstig auf die Primärstabilität aus. Letzteres wirkt sich negativ auf die Primärstabilität der Implantate aus, ebenso wie eine **parallele Gewindeform.**

Grundlegende planerische Aspekte

Um Implantate ausreichend stabil im Knochen zu verankern, müssen diese allseits von einer ausreichenden Menge Knochen umgeben sein. Gegebenenfalls sind hierzu augmentative Verfahren notwendig (→ Kap. 12). Grundsätzlich gilt (konservativ), dass ein zahnloser Unterkiefer über eine Anzahl von **4–6 Implantaten für eine festsitzende Versorgung** verfügen sollte, wobei die Implantate in möglichst großem Abstand gesetzt werden sollten, um ein **ausreichend großes Kräfte- oder Auflagerungspolygon** zu erzeugen.

Im zahnlosen Oberkiefer sind hierzu 6–8 Implantate notwendig. Grund für die höhere Zahl an Implantaten im Oberkiefer ist im Wesentlichen die spongiösere Knochenstruktur. Plant man im zahnlosen Unterkiefer eine herausnehmbare prothetische Restauration, so genügen **2–4 Implantate,** im **zahnlosen Oberkiefer 4–6 Implantate.** Abweichend hiervon hat sich neuerlich für einen Teil der Fälle das **All-on-4-Konzept**® zur festsitzenden Versorgung im zahnlosen Ober- und Unterkiefer etablieren können. Es fußt auf zwei gerade gesetzten Implantaten im Frontzahnbereich und zwei weiteren distoangulierten Implantaten im vorderen Seitenzahnbereich. Das All-on-4-Konzept® stellt eine kostengünstigere Alternative zu konservativen Planungen dar, weil durch die speziell geneigten distalen Implantate eine Augmentation umgangen werden kann (durch Meidung des atrophieanfälligen Ober- und Unterkieferseitenzahnbereichs und natürliche Verlängerung der Knochenhöhe, bedingt durch die Winkelung von bis zu 45° zur Knochenoberfläche). Eine zusätzliche Alternative, um den atrophen Oberkieferseitenzahnbereich implantologisch zu umgehen, ist die Verwendung von **Zygomaimplantaten,** die distal des atrophen Seitenzahnbereichs im sehr atrophieresistenten Jochbein verankert werden. Sie sind bis zu 50 mm lang und ca. 45° nach mesial anguliert und können in ein All-on-4-Konzept eingegliedert werden.

In bezahnten Kiefern werden Einzelzahnlücken durch **Einzelzahnimplantate** versorgt. Langstreckigere zahnlose Kieferbereiche werden mittels **implantatgetragener Brücken** versorgt (Implantat-Implantat, Implantat-Zahn). Bei **stark reduzierter Restbezahnung** (< 6 Restzähne pro Kiefer) dienen dentale Implantate der zusätzlichen **Pfeilervermehrung** für ein ausreichend großes Kräftepolygon.

Zwischen zwei Implantaten sollte räumlich ein minimaler Abstand von 3 mm, zwischen Zahn und Implantat ein Abstand von 1,5 mm bestehen (zum Erhalt der Papille und des approximalen Knochens). Ebenso muss ein Minimalangebot an Knochen oral und vestibulär des Implantats vorliegen (ebenfalls mindestens 1,5 mm) und speziell im Unterkiefer soll in der Höhe ein Abstand zum Mandibularkanal von 1,5–2 mm und 4 mm mesial zum Nervkanal bestehen bleiben (zur Minimierung latenter Nervschäden).

Daneben müssen die Implantate im Einzelnen bereits eine ausreichende mechanische Stabilität aufweisen. Hierzu müssen sie über einen ausreichenden Durchmesser und eine ausreichende Länge verfügen, angepasst an die Region und die damit verbundenen Kaukräfte (bis zu 1.000 N im Seitenzahnbereich). Gebräuchlich sind Implantatdurchmesser zwischen 3,3 und 6,5 mm. Schmalere Implantate tragen schmaleren zu versorgenden Lücken Rechnung und werden mit (zunehmend geringerer) Indikationseinschränkung in Kieferbereichen eingesetzt (z. B. im Bereich von Lücken im Schneidezahnbereich), in denen geringere Kaukräfte vorliegen. Die eingesetzten Längen schwanken aktuell zwischen 5 und 8 mm (**Kurzimplantate**) und 9–15 mm.

Digitalisierung in der Implantologie

Durch moderne 3D-Bildgebung (CT, DVT) wird eine digitale Implantatplanung möglich, die präzise anatomische Strukturen (Mandibularkanal, Kieferhöhlenboden, Nachbarzähne etc.) berücksichtigt. Aus den in der Bildgebung gewonnenen Informationen können dann **digital entworfene und 3D-gedruckte Bohrschablonen** hergestellt werden. Man spricht von einem CAD-CAM-Verfahren (Computer-aided design; Computer-aided manufacturing). Kombiniert mit Programmen zur digitalen prothetischen Planung (mit Herstellung eines digital-virtuellen **Wax-ups**) wird ein exaktes **Backward Planning** möglich: Über die ideale digitale Positionierung der späteren Suprakonstruktion wird die Implantatposition bestimmt. Verschlüsselt und übertragen wird die Zielposition der Implantate über eine wie 3D-gedruckte Bohrschablone. Die Präzision digital geplanter Implantatpositionierungen liegt bei < 1 mm (verglichen präoperative 3D-Planung mit postoperativer Bildgebung). Diese Genauigkeit macht bei der Insertion der Implantate eine großflächige Aufklappung der Schleimhaut zumeist unnötig (**Flapless Surgery**).

Zusammenfassung

- Radiologisches Basisdiagnostikum zur implantologischen Planung ist das OPT. Es eignet sich zur Beurteilung der Restbezahnung, des vertikalen Knochenangebots und verfügt über eine gute Übersichtlichkeit.
- Unter der Osseointegration eines enossalen Implantats versteht man das bindegewebsschichtfreie, entzündungsfreie direkte Anwachsen des Knochens an die Implantatoberfläche.
- Primärstabilität bezeichnet die Stabilität des Implantatkörpers unmittelbar nach der Implantation und ist ein gewichtiger Faktor für eine gute Osseointegration.

Maßnahmen vor Implantation

Oberstes Ziel vor jeder Implantation ist einerseits der Erhalt von möglichst viel Hart- und Weichgewebe (Knochen, Bindegewebe) bei vorhergegangener Zahnentfernung, andererseits der Aufbau von Knochen- und Weichgewebe für eine ausreichende mechanische Stabilität und Ästhetik. Erste Maßnahmen, die hierbei helfen, sind:

- **Atraumatische Zahnentfernung** (wenn möglich ohne Osteotomie und damit Knochenverlust)
- **Socket Preservation** (Alveolenerhalt) bzw. besser **Ridge Preservation** (Erhalt des Alveolarfortsatzes): Sie meint den weitestgehenden Schutz der Alveole vor resorptiven Einflüssen, dem Einwachsen von Bindegewebe und einem Weichgewebskollaps durch:
  - Auffüllen der Alveole mit Knochen oder Knochenersatzmaterial / **PRF** (Plateled-Rich Fibrin)
  - Abdecken des aufgefüllten Faches mit einem (freien) Bindegewebstransplantat oder Gingivatransplantat und fixierender Naht
  - Schonende Zahnextraktion, Verzicht auf (wann immer möglich) Lappenbildung und frühzeitige Implantation

Ist der Hart- und Weichgewebsmantel nicht für eine Implantation ausreichend, stehen verschiedene augmentative Maßnahmen zur Verfügung:

Weichgewebsaugmentation

Fehlt lediglich bedeckender Schleimhautmantel in begrenzter Menge, kann ein **freier Mukosalappen** (entnommen an Gaumen oder Planum buccale) interponiert werden oder ein **gestielter Mukosalappen** (wie bei einer plastischen Deckung nach Zahnentfernung) über das Implantat geschlagen werden. Letzteres führt im Frontzahnbereich gern zu einem Vestibulumverlust. Dieser wird temporär hingenommen. In einem späteren Schritt (zur Freilegung) wird das Vestibulum dann rekonstruiert. Der dabei entstehende Defekt wird dann mit **alloplastischer Schleimhaut / Matrix** oder einem **Voll- oder Spalthauttransplantat** (entnommen extraoral) gedeckt **(Vestibulumplastik).** Fehlt zusätzlich Volumen, stehen **freie oder gestielte Bindegewebstransplantate** (gewonnen vom Gaumen) zur Verfügung. Bindegewebs- und Mukosatransplantate werden gern gemeinsam und mit Hartgewebsaugmentationen eingesetzt.

Hartgewebsaugmentation

Um einerseits statischen Gesichtspunkten minimal gerecht zu werden und andererseits Implantate ästhetisch-prothetisch korrekt platzieren zu können, ist eine Hartgewebsaugmentation häufig nicht zu umgehen. Zur Verfügung stehen:

Autologes Gewebe Entnahmeorte: retromolare Polster und Kinn im Unterkiefer sowie im Oberkiefer Tuber maxillae (für begrenzte Knochenmengen) und extraoral der anteriore oder posteriore Beckenkamm (seltener der Tibiakopf). Vorteile sind das osteokonduktive und -induktive Potenzial sowie die fehlende Übertragung von Infektionserregern. Nachteile sind vor allem die begrenzte Verfügbarkeit und das Zuführen einer zweiten OP-Wunde mit begleitender Morbidität.

Knochenersatzmaterial Die Herkunft ist entweder eine andere (Tier-)Spezies **(xenogenes Material** wie z. B. deproteinierter Knochen) oder **vollsynthetisches Material** (z. B. Tricalciumphosphat, Hydroxylapatit, Methacrylate oder Bioglass). Vorteile sind die Osteokonduktivität sowie die bessere Verfügbarkeit. Nachteil des xenogenen Materials ist die potenzielle Übertragbarkeit von Erregern.

Zum Einsatz kommen aus beiden Augmentatgruppen **partikuläre** (feinkörnige) oder **blockförmige** Darreichungsformen. Gern werden Knochen und Knochenersatzmaterial miteinander gemischt. Grundsätzlich kann zwischen **Anlagerungs-, Auflagerungs- und Einlagerungsosteoplastiken** unterschieden werden. Kombinationen sind möglich. Das Augmentat heilt i. d. R. in 3–4 Monaten ein, die Implantation folgt meist zweizeitig. Eine wichtige Einlagerungsosteoplastik ist die **Sinusbodenelevation** (Syn. **Sinuslift**). Hierbei wird der dorsale Kieferhöhlenboden transoral mit Knochen oder Knochenersatzmaterial angefüllt, um ein Implantatlager zu schaffen. Zu unterscheiden ist:

Direkter Sinuslift (Syn. **laterale Sinusbodenelevation**): Es wird ein Kieferhöhlenfenster präpariert. Anschließend wird vorsichtig die Kieferhöhlenschleimhaut **(Schneider-Membran)** nach kranial präpariert und der entstehende Freiraum mit Knochen und / oder Knochenersatzmaterial gefüllt. Das Verfahren ist bei geringsten Restknochenhöhen möglich. Wenn der Restknochen (in Qualität und Quantität) eine ausreichende Primärstabilität gewährleistet, kann simultan implantiert werden, ansonsten 3–4 Monate später (→ Abb. 12.1; → Abb. 12.2). Ob Ersteres der Fall ist, kann nicht exakt an der Höhe des Knochens festgemacht werden und muss in kritischen Fällen intraoperativ (piezoelektrisch) verifiziert werden.

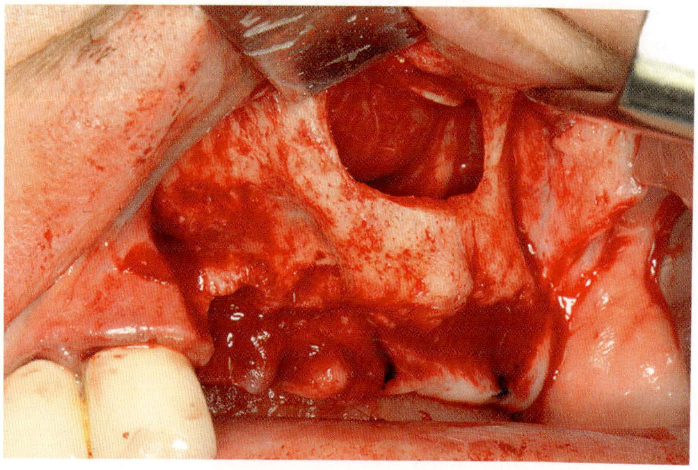

Abb. 12.1 Direkter Sinuslift links: präpariertes und nach innen verlagertes Knochenfenster, abpräparierte und kranial verlagerte Schneider-Membran [M564]

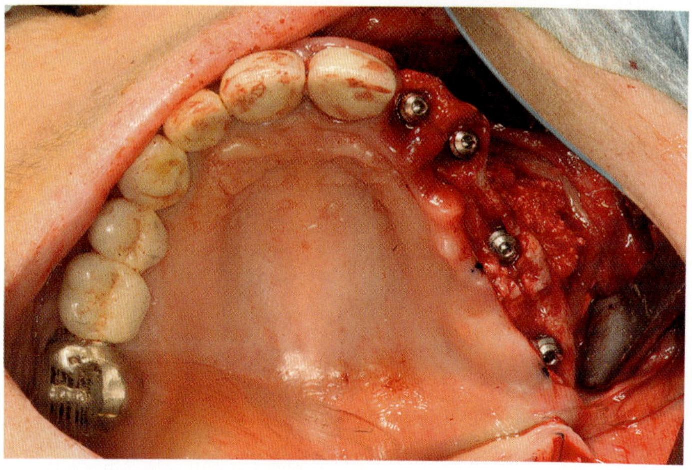

Abb. 12.2 Direkter Sinuslift links: intraoperativer Situs (in situ befindliches Augmentat mit einer Mischung aus autogenem und xenogenem Augmentationsmaterial und in situ befindlichen simultan platzierten dentalen Implantaten) [M564]

Indirekter Sinuslift (Syn. **transalveoläre Sinusbodenelevation**): Über den vorgebohrten Implantatstollen werden Knochen und / oder Knochenersatzmaterial eingebracht. Empfehlenswert nur bei Restknochenhöhen von > 4 mm. Bietet im Gegensatz zum direkten Sinuslift eine schlechte Übersichtlichkeit und die deutlich höhere Gefahr einer **Perforation der Schneider-Membran** mit schlechter Intervenierbarkeit und ohne visuelle Überprüfbarkeit.

In Kombination mit den Augmentaten werden gern **Membranen** eingesetzt. Sie werden dem Augmentat aufgelegt und bilden einen Schutzwall gegen einwachsendes Bindegewebe. Sie fördern damit indirekt das Einwachsen des Augmentats und verhindern seine Resorption durch einsprossendes Bindegewebe oder seine bakterielle Besiedlung von der Oberfläche. Diese durch die Membranen unterstützten Prozesse bezeichnet man als **Guided Tissue Regeneration / Guided Bone Regeneration.** Es existieren aktuell Membranen in **resorbierbarer Form** (z. B. Kollagen von Schwein oder Rind, vollsynthetisches Polylactid / Copolymere und flüssige Membranen auf Polyethylenglykolbasis) und **nicht-resorbierbarer Form** (e-PTFE, N-PTFE, Titan). Während Letztere eine ausgezeichnete Lage- und Langzeitstabilität aufweisen, müssen sie im Gegensatz zu den resorbierbaren in einem Zweiteingriff wieder entfernt werden (z. B. unmöglich beim Einsatz am Sinusboden). Sie werden frei oder mit (resorbierbaren / nicht-resorbierbaren) **Pins** befestigt eingebracht.

Bei einer **Perforation der Schneider-Membran** (in 10–35 % aller Fälle) besteht die Gefahr, dass das Augmentat in das Innere der Kieferhöhle austritt. Dies führt zu Infektionen und dem Verlust des Augmentats. Ist der Defekt kleinflächig (< 2 mm im Durchmesser), kann das Loch geklebt (Fibrinkleber), übernäht (schwierig) und / oder mit einer Membran abgedeckt werden. Bei größeren Defekten muss evtl. ein kortikospongiöser Knochenspan interponiert, eine dichte Membran unterlegt oder sogar die Augmentation abgebrochen werden (mit erneutem Versuch 3–4 Monate später).

Tab. 12.1 Implantationszeitpunkte

	Sofortimplantation	Verzögerte Sofortimplantation	Spätimplantation
Zeitpunkt	≤ 72 h nach Zahnentfernung	6–8 Wochen nach Zahnentfernung	> 3 Monate nach Zahnentfernung
Vorteile	• Sofortige Versorgung mit einer provisorischen Krone möglich (v. a. im ästhetischen Frontzahnbereich) • Kürzere Behandlungsdauer, da einzeitiges Verfahren aus Extraktion und simultaner Implantation	• Sichere Abheilung parodontaler Entzündungen vor Implantation möglich • Reizfreie Schleimhautdecke (für ein ästhetisch günstiges Ergebnis) • Lokale Augmentation der Alveole möglich • Einsatz im Seitenzahnbereich • Gute Primärstabilität	• Einsatz im atrophen / zahnlosen Kiefer, kombiniert mit größeren augmentativen Verfahren möglich • Sichere Abheilung parodontaler Entzündungen vor Implantation möglich • Reizfreie Schleimhautdecke (für ein ästhetisch günstiges Ergebnis) • Gute Primärstabilität
Nachteile	• Nur möglich bei Patienten mit dicker bukkaler Knochenlamelle, dickem gingivalem Biotyp und unmazerierter Schleimhaut • Reduzierte Primärstabilität und ggf. keine optimale Implantatpositionierung möglich (Position durch Extraktionsalveole vorgegeben) • Gefahr der Resorption der bukkalen Knochenlamelle	• Gefahr der Knochenresorption bis zur Implantation • Lange Behandlungszeit	• Gefahr der Knochenresorption bis zur Implantation am ausgeprägtesten • Längste Behandlungszeit der genannten Protokolle

Zeitpunkte und Verfahren der Implantation

Betrachtet man den Implantationszeitpunkt, so unterscheidet man grob zwischen der Sofortimplantation, der verzögerten Sofortimplantation und der Spätimplantation (→ Tab. 12.1). Implantate können anschließend **gedeckt (subgingival) oder offen (transgingival) einheilen.**

Postimplantologische Schritte und Risiken

Der Implantation folgt i. d. R. eine Versorgung des Implantats mit einer **Verschlussschraube** (seltener direkte prothetische Versorgung im Frontzahnbereich). Nach Osseointegration (3–4 Monate später) wird das **Implantat freigelegt** und mit einem **Gingivaformer** versorgt. 2–4 Wochen darauf folgt dann erst der definitive prothetische Aufbau.

Die genannten augmentativen Verfahren, wie auch die Implantationen, bringen Risiken mit sich. Hierzu gehören neben allgemeinen Risiken (Blutung, Nachblutung, Schwellung, Schmerz und Wundinfektion) der **Verlust des Augmentats** (z. B. im Sinuslift), eine **Nervverletzung** (**N. alveolaris inf.** und **N. lingualis**) oder **Unterkieferfraktur** bei Seitenzahnimplantaten im Unterkiefer und letztendlich der **Verlust des Implantats** (entweder durch eine fehlende initiale Einheilung oder im Verlauf von Monaten / Jahren durch eine **periimplantäre Mukositis** oder **Periimplantitis**). Insbesondere zur Früherkennung und Therapie dieser Infektionen werden regelmäßige Nachsorgeintervalle empfohlen (je nach Hygienefähigkeit der Implantatversorgung und Geschick des Patienten alle 3 und 6 Monate). Die Therapie der Mukositis / Periimplantitis reicht (z. B. gemäß **CIST-Protokoll nach Lang**) abhängig von Taschentiefe / Knochenabbau, Blutung und Plaquebildung von einfachen mechanischen Oberflächenreinigungen über lokale antiinfektive / antiseptische Maßnahmen, systemische Antibiosen zu operativen Maßnahmen (mechanische / laserassistierte Reinigung des Implantats und chirurgische Debridements) bis hin zur Entfernung des Implantats bei Scheitern dieser therapeutischen Schritte.

Zusammenfassung

- Es wird chirurgisch eine Sofortimplantation von einer verzögerten Sofortimplantation und einer Spätimplantation unterschieden.
- Der direkte Sinuslift bietet eine gute chirurgische Übersichtlichkeit. Das größte Risiko ist die Perforation der Schneider-Membran.

Spezieller Teil

BASICS

Erkrankungen der Kiefer

Odontogene Infektionen

Traumatologie des Gesichtsschädels

Erkrankungen und Chirurgie des Kiefergelenks

Nicht-maligne und prämaligne Mundschleimhaut- und Gesichtshauterkrankungen

Tumoren in der Mund-, Kiefer- und Gesichtschirurgie

Speicheldrüsenerkrankungen und Speicheldrüsenchirurgie

Kraniofaziale Fehlbildungen

Dysgnathiechirurgie

Plastische, rekonstruktive und Weichteilchirurgie

Odontogene und nicht-odontogene zystische

Allgemeines

Definition

Bei Zysten handelt es sich um Hohlräume, die mit Flüssigkeit, gasförmigem oder breiigem Inhalt gefüllt sind und im Knochen oder in den Weichteilen lokalisiert sind. Dabei besteht der Hohlraum aus einer oder mehreren Kammern, die durch **die Kapsel / Zystenwand** vollständig von der Umgebung abgegrenzt sind. Echte Zysten sind dabei mit Epithel ausgekleidet, während die Pseudozysten rein bindegewebig aufgebaut sind und u. U. nicht mit Flüssigkeit, sondern nur mit Gas gefüllt sind. Des Weiteren kann man zwischen odontogenen und nicht-odontogenen Zysten unterscheiden. Die odontogenen Zysten sind immer Abkömmlinge der embryonalen Zahnleiste.

Epidemiologie

Kieferzysten sind die am häufigsten vorkommenden Zysten des Körpers, dabei sind Männer häufiger als Frauen betroffen. Die meisten Zysten im Bereich der Kiefer (Oberkiefer > Unterkiefer) nehmen ihren Ausgang von den Geweben des Zahnsystems, sind also **dentogenen / odontogenen** Ursprungs. Die häufigsten Zysten sind dabei die radikuläre und die follikuläre Zyste, die zusammen einen Anteil von ca. 70 % aller Zysten im Kieferbereich ausmachen, wobei die radikuläre Zyste ca. die Hälfte aller Zysten ausmacht. Aufgrund des langsamen und nicht infiltrativen Wachstums bezeichnet man Zysten als gutartige, pathologische Gebilde. Die Einteilung erfolgt nach den Regeln der WHO in epitheliale und nicht-epitheliale Kieferzysten sowie in Zysten der Kieferhöhlenschleimhaut und der Weichteile (→ Abb. 13.1).

Pathogenese und Abgrenzung

Voraussetzung für die Entstehung einer Zyste ist ein Epithelkeim.

- **Odontogene Zysten** entwickeln sich aus dem Epithel der Zahnleiste.
- **Radikuläre Zysten** entstehen aus **Malasez-Epithelresten** im Bereich des apikalen oder lateralen Parodontiums.
- **Retentionszysten** differenzieren sich aus eingestülptem Drüsenepithel.

Das Wachstum der Zysten kann **schubweise** oder **diskontinuierlich** verlaufen. Das langsame Wachstum erfolgt durch Druckatrophie, Resorption und Verdrängung. Dabei entsteht ein in sich geschlossener Hohlraum, auf dessen Innenseite durch das Epithel Flüssigkeit etc. gebildet wird. Durch den Druck im Inneren kommt es dann zum Abstoßen von Epithelzellen ins Zystenlumen. Diese zerfallen und werden osmotisch aktiv, wodurch Gewebsflüssigkeit von außen ins Zysteninnere diffundiert. Dadurch kommt es zu einer Druckatrophie und Ausbreitung bzw. Vergrößerung der Zyste. Im Gegensatz zu Abszessen (→ Kap. 15) sind zystische Raumforderungen nicht durch reine Drainage zu therapieren. Das Wachstum der Zyste kann nur beendet werden, wenn es zu einer operativen Druckentlastung durch chirurgische Eröffnung kommt und der Zysteninhalt entfernt wird.

Klinik

Breitet sich eine Zyste unbemerkt aus oder erfolgt keine Intervention, können benachbarte Zähne verdrängt, Knochenstrukturen resorbiert oder aufgetrieben und Nerven komprimiert werden, was im Unterkiefer zu einem Taubheitsgefühl im Bereich der Unterlippe und des Mundwinkels führt **(Vincent-Symptom)**. Da Zysten nur langsam wachsen und keine Schmerzen verursachen, bleiben sie oft vom Patienten unbemerkt. Lediglich bei einer Infektion der Zyste zeigt sich das klinische Bild mit Schmerzen. Dieses ist bei der klinischen Untersuchung oft nur schwer von einem Abszess zu unterscheiden. Somit ist die Diagnose einer Zyste oft ein Zufallsbefund im akuten Stadium oder die Zyste hat eine Größe angenommen, die zu einer **Knochenauftreibung** und Weichgewebsschwellung führt, woraus äußerliche Gesichtsasymmetrien resultieren. Ist die Zyste noch allseits von Kompakta umgeben, fühlt sich die Auftreibung knochenhart an. Mit zunehmendem Wachstum wird die äußere Lamelle immer dünner und zunehmend eindrückbar. Zerbricht die Knochenhülle, entstehen viele Stückchen, die periostgestielt bleiben und das sog. Pergamentknistern erzeugen **(Dupuytren-Zeichen)**.

Diagnostik und Differenzialdiagnosen

Durch Palpation lassen sich Zysten erst erfassen, wenn der Knochen resorbiert ist. Der Zahn, der die Zyste verursacht, ist desensibel. Bei mehrwurzeligen Zähnen muss dies nicht immer zutreffen. So kann die palatinale Wurzel des 6ers die Zyste bedingen, während die vestibulären Wurzeln für die Vitalität sorgen. Die Ausdehnung der Zyste lässt sich erst im **Röntgenbild (OPT)** darstellen, auf dem eine scharf begrenzte, rundlich-ovale ein- bis mehrkammerige Aufhellung zu sehen ist (bei der follikulären Zyste ragt die Krone eines retinierten Zahnes in das Lumen hinein und bei einer radikulären Zyste die Wurzel). Um die definitive Ausdehnung einer Zyste zu erfassen, eignet sich entweder eine zweite Ebene oder eine dreidimensionale Aufnahme mittels CT oder DVT. Dentogene Zysten liegen immer oberhalb des N. alveolaris inferior.
Differenzialdiagnostisch muss bei einer Aufhellung im Röntgenbild neben einer Zyste auch an eine bösartige Erkrankung gedacht werden (z. B. **Ameloblastom, Keratozyste, Myxom, Riesenzellgranulom, Metastase eines Tumors**). Bei infizierten Zysten sollte eine chronische Osteomyelitis oder ein maligner Tumor ausgeschlossen werden. Die endgültige Diagnose kann nur der Pathologe stellen.

Therapie

Die Therapie der Wahl ist die **Zystostomie oder die Zystektomie.**
Bei der Zystostomie **(Partsch-I-Operation)** erfolgt eine Fensterung der Zystenwand zur Mundhöhle und anschließend eine partielle Entfernung des Zystenbalgs. Durch den Kontakt des Zystenepithels mit der Mundschleimhaut wandelt sich dieses um. Gleich-

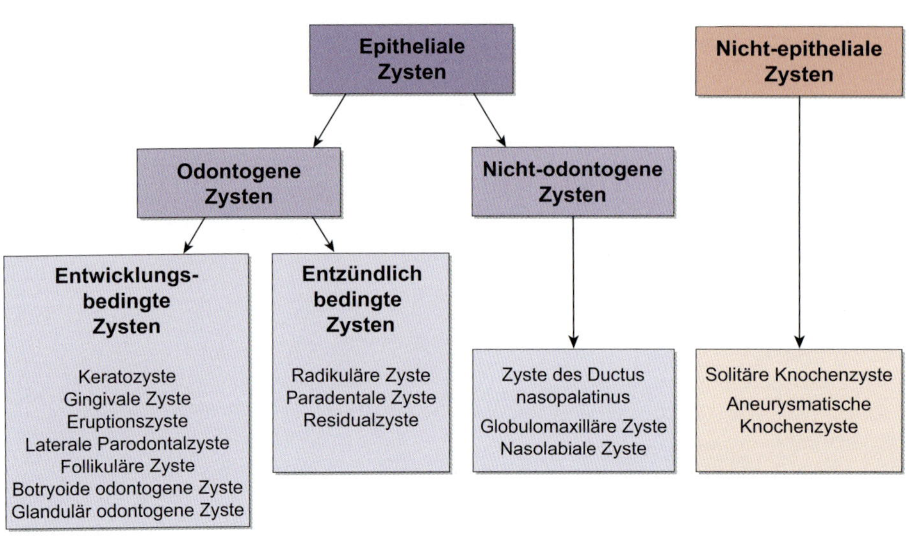

Abb. 13.1 Einteilung der Zysten nach WHO [W798/L255]

zeitig kommt es zu einer Druckentlastung. So kann sich der verdrängte Knochen wieder regenerieren und die Zyste verkleinert sich. Dieser Prozess läuft sehr langsam ab und kann mehrere Monate dauern. Das Lumen der Zyste muss dabei dauerhaft offen gehalten werden. Wurde die Zyste über ihren Äquator hinaus reseziert, ist aufgrund der weiten Eröffnung kein Obturator nötig. Die Vorteile der Methode liegen im minimalinvasiven Eingriff, der Schonung der Wurzeln der Nachbarzähne und der Schonung des **N. alveolaris inferior.** Nachteile liegen in der langen Nachbehandlungszeit, der unsicheren Regeneration des Knochens und der histopathologischen Unsicherheit, nicht den gesamten Zystenbalg untersucht zu haben.
Bei der Zystektomie **(Partsch-II-Operation)** wird der gesamte **Zystenbalg** entfernt und die Wunde verschlossen. Danach kommt es zu einer Einblutung ins ehemalige **Zystenlumen** und anschließenden Umwandlung des Koagulums in Bindegewebe und später Knochen. Bei größeren Zysten kann zur schnelleren Regeneration **autogener, allogener** und / oder **xenogener Knochen** in das ehemalige **Zystenlumen** eingebracht werden. Dabei bietet ein Mischverhältnis von 1:3 (autogener Knochen zu alloplastischem Knochen) ein vergleichbares Ergebnis zur reinen autogenen Auffüllung.
Die Vorteile der **Zystektomie** liegen in der kürzeren Nachsorge und der Reduktion der Rezidivwahrscheinlichkeit. Die Nachteile liegen in der möglichen Schädigung der Nachbarzähne, der Verletzung des **N. alveolaris inferior** und dem gesteigerten Risiko einer Infektion. Werden größere Knochendefekte nicht mit Knochen augmentiert, so kommt es zwar zur Einblutung in den Hohlraum, nicht jedoch zur vollständigen Regeneration, da sich das Koagel kontrahiert und somit bindegewebige Hohlräume entstehen können. Zudem sinkt die Regenerationsfähigkeit des Knochens ab dem 25. Lebensjahr.
Die **Zystantrostomie** wird bei großen zystischen Veränderungen des Oberkiefers, welche bis in die Kieferhöhle hineinragen, genutzt. Das Ziel ist die chirurgisch begleitete Fensterung einer größeren Oberkieferzyste zur Kieferhöhle. Durch die Zusammenführung wird die Zyste zur Nebenbucht der Kieferhöhle.

Odontogene zystische Kiefererkrankungen

Radikuläre Zyste

Entstehung und Diagnostik

Die radikuläre Zyste entwickelt sich im Bereich einer apikalen Aufhellung der

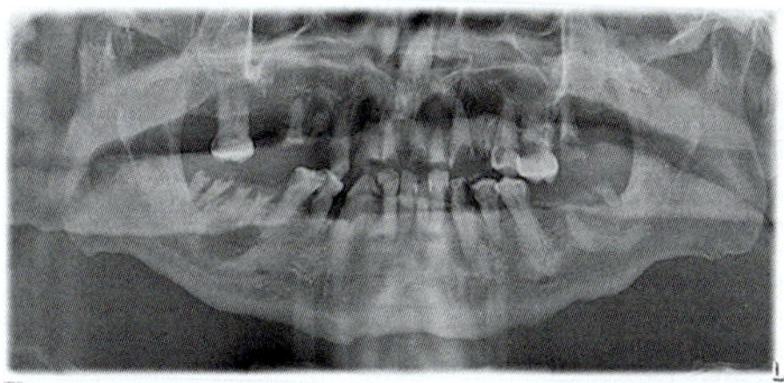

Abb. 13.2 OPT einer radikulären Zyste regio 45 / 46. Nebenbefund: Verwacklungsartefakte. [P132]

Zahnwurzelspitze und kann mit einer apikalen Ostitis verwechselt werden. Mit einem Anteil von ca. 60 % macht sie den größten Anteil der Zysten im Kieferbereich aus. Ihr Ursprung liegt also in einer irreversiblen Pulpitis. Sie entsteht meist aus parodontalen Epithelresten **(Malassez-Epithelreste).** Beide Geschlechter sind gleichermaßen betroffen. Die Diagnose ist meist eine Zufallsdiagnose nach Anfertigung eines OPTs (→ Abb. 13.2).
Ab einem **Durchmesser** > **6–8 mm** oder einem **Querschnitt** > **2 cm²** ist eine radikuläre Zyste wahrscheinlich.

> Zur **Diagnosesicherung** muss immer ein **avitaler Zahn** vorhanden sein.

Therapie

Bei kleineren Zysten kann versucht werden, durch eine **endodontische Behandlung** das Wachstum zu stoppen. Diese Art der Behandlung macht regelmäßige Verlaufskontrollen nötig. Kommt es nach der WKB zu einer weiteren Zunahme der Zystengröße oder persistiert die Größe, muss eine **operative Therapie** mit Materialgewinnung zur histopathologischen Untersuchung folgen (histologisch erkennbar ist dann mehrschichtig keratinisiertes Plattenepithel).
Der Zysteninhalt ist dabei meist serös, hat eine gelbliche Farbe und ein Glitzern durch Cholesterinkristalle. Erfolgt keine Therapie, kann es zu Dislokation der verursachenden Zähne oder der Nachbarzähne kommen.

Keratozyste

Entstehung

Keratozysten (Synonym: Primordialzyste, odontogenes Keratozystom) stellen mit ca. 12 % die dritthäufigste Entität der Zysten im Kieferbereich und entstehen aus versprengten Epithelien der Zahnleiste. Dabei handelt es sich um verhornendes, mehrschichtiges Plattenepithel. Sie treten zweimal häufiger im Unterkiefer (50 % Kieferwinkel und Molarenregion) auf und sind bei Männern und Frauen gleich häufig. Der Altersgipfel liegt in der zweiten und dritten Lebensdekade. Diese Art der Zysten

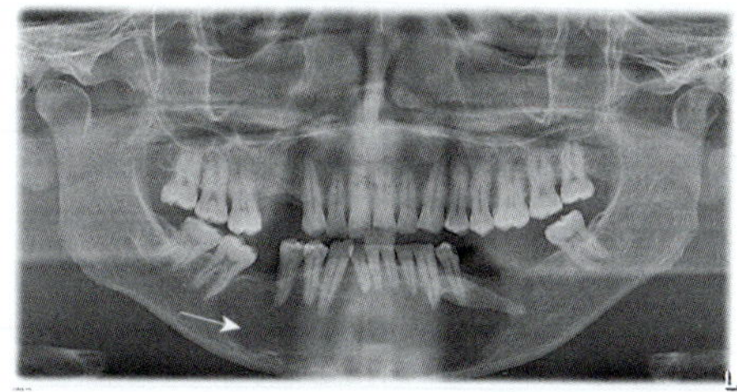

Abb. 13.3 OPT einer Keratozyste regio 35–46 [P132]

zeigt ein aggressives / destruktives Wachstum, indem Epithelstränge in die Spongiosa oder / und in die Weichgewebe einwachsen und zu Satellitenzysten führen können. Daher wurde die Keratozyste von 2005 bis 2017 als „keratozystisch odontogener" Tumor bezeichnet. Die Rezidivrate liegt nach Zystostomien bei ca. 50 %. Hinzu kommt, dass eine Entartung hin zu einem Ameloblastom nicht ausgeschlossen ist.
Eine direkte Assoziation haben diese Zysten mit dem **Gorlin-Goltz-Syndrom (multiple Keratozysten, Basalzellnävi, Hypertelorismus und Verkalkung der Falx cerebri).** Auch hier ist das Zystenwachstum langsam und symptomlos. Die Zähne im Bereich der Zyste sind weiterhin kältesensibel. Allerdings kommt es in der Nachbarschaft der Zysten zu Lockerungen und Kippungen der angrenzenden Zähne.

Diagnostik und Therapie

Im Röntgenbild zeigt sich eine mehrkammerige, transluzente, scharf begrenzte Aufhellung (→ Abb. 13.3). Die umgebenden Zähne sind in der Regel vital.
Die Therapieoptionen reichen von der **Zystostomie** (hohes Rezidivrisiko) bis hin zur **Kieferteilresektion** (geringes Rezidivrisiko). Bewährt hat sich die Zystektomie mit anschließender Knochenanfrischung mittels diamantiertem Bohrer. Nur wenn die Zyste in die Weichgewebe reicht, ist eine Resektion dieser nötig. Eine weitere Maßnahme zur Reduktion von Rezidiven ist die intraoperative Fixierung des Zystenbalgs mit Carnoy-Lösung für 3–5 min (6 ml absoluter Alkohol, 3 ml Chloroform, 1 ml Eisessig, 1 g Eisen-III-Chlorid). Das Prinzip hier liegt in der mechanochemischen Entfernung von Tumorausläufern. Diese Maßnahme wird unter den Operateuren kontrovers diskutiert, da Gefäß- und Nervschädigungen nicht völlig ausgeschlossen werden können. Ein direkter neuronaler Kontakt mit der Lösung muss vermieden werden.
Die Nachbeobachtungsphase beträgt aufgrund der hohen Rezidivneigung 10 Jahre, wobei die meisten Rezidive innerhalb der ersten 3 Jahre auftreten. Zur klinischen Untersuchung sollte immer auch eine Röntgenuntersuchung (OPT) durchgeführt werden.

Follikuläre Zyste (Pingborg-Tumor)

Entstehung

Die follikuläre Zyste ist mit einem Anteil von 15 % die zweithäufigste odontogene Zystenart, tritt vermehrt im Unterkiefer auf und entsteht durch eine Flüssigkeitszunahme zwischen Zahnkrone und innerem und äußerem Schmelzepithel beim nicht durchgebrochenen Zahn. Man unterscheidet dabei drei Typen: perikoronarer Typ, lateraler Typ und interradikulärer Typ. Am häufigsten betroffen sind die unteren Weisheitszähne, gefolgt von den oberen Weisheitszähnen und den oberen Eckzähnen. Eine familiäre Häufung ist bei der Dysostosis cleidocranialis und beim Klippel-Feil-Syndrom beschrieben. Eine Sonderform der follikulären Zyste ist die Eruptionszyste (Durchbruchzyste) während des Zahndurchbruchs.

Diagnostik und Therapie

Im Röntgenbild sind sie meist scharf begrenzt, einkammrig und liegen in direkter Beziehung zur Zahnkrone (→ Abb. 13.4 und → Abb. 7.2). Als Differenzialdiagnosen kommen die Keratozyste, das Ameloblastom, das zentrale Fibrom oder das zentrale Riesenzellgranulom infrage.
Die Therapie ist die **Zystostomie** oder die **Zystektomie** mit operativer Entfernung des verursachenden Zahnes.

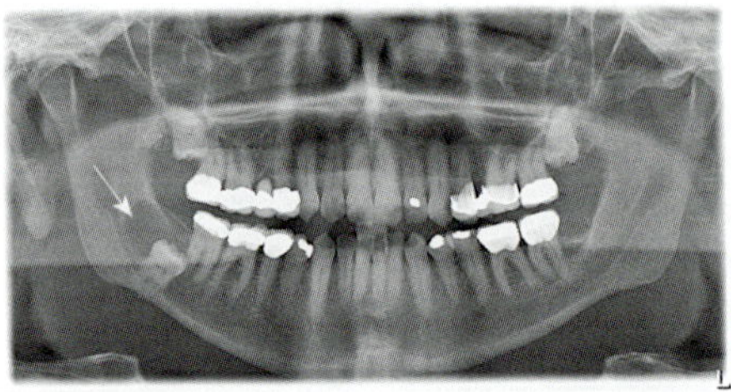

Abb. 13.4 OPT einer follikulären Zyste regio 48 [P132]

Residualzyste (Graig-Zyste)

Die Residualzyste nimmt ihren Ursprung aus Epithelzellen nach vorangegangenen Zystenoperationen / Zahnentfernungen und Belassen des Zahnsäckchens (→ Abb. 13.5). Eine dentale Beziehung liegt dabei nicht (mehr) vor.

Gingivazyste des Kindes- und Erwachsenenalters

Die Entstehung der Zyste erfolgt aus Epithelresten der Zahnanlage oder der Gingiva im subepithelialen Raum und tritt häufig beim Neugeborenen auf. Im Kleinkindalter bezeichnet man sie als „Epstein-Perlen". Eine Geschlechtsprädisposition besteht dabei nicht. Sie befindet sich hauptsächlich im Unterkiefer in der Prämolaren-Eckzahn-Region und besitzt ein zweischichtiges Epithel ohne direkte Beziehung zu den Nachbarzähnen. Die Therapie besteht in der Zystektomie im Erwachsenenalter, bei Kleinkindern ist keine Therapie indiziert.

Nicht-odontogene zystische Kiefererkrankungen

Bei den nicht-odontogenen Zysten unterscheidet man:

Epitheliale Zysten

Ductus-nasopalatinus-Zyste

Entstehung

Sie entsteht aus embryonalen Zellen des **Tractus nasopalatinus** und befindet sich in der Mittellinie des Oberkiefers zwischen den Zähnen 11 und 21 (→ Abb. 13.6). Daher wird sie auch als „Inzisivuskanalzyste" bezeichnet. Sie ist die häufigste nicht-odontogene Zyste und tritt in der 3. – 6. Lebensdekade auf. Klinisch manifestiert sich dabei eine palatinale Schwellung im Bereich der Frontzähne bei erhaltener Vitalität.

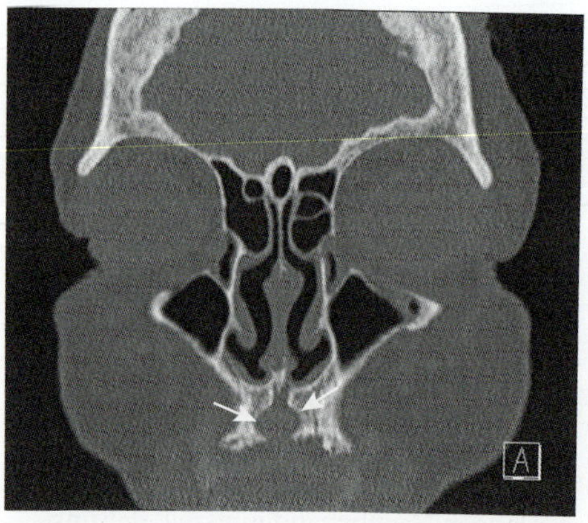

Abb. 13.6 Koronares CT einer nasopalatinalen Zyste [M562]

Therapie und Komplikationen

Die Therapie besteht in der Exstirpation über einen palatinalen Zugang im Sinne einer Zystektomie.
Zu den **Komplikationen** zählen Rezidive und Parästhesien im Bereich des **N. nasopalatinus.**

Globumaxilläre Zyste (laterale fissurale Zyste)

Entstehung

Sie entsteht aus Epithelzellen im Fissurenbereich des medialen und lateralen Nasenwulstes, tritt vermehrt bei Frauen auf und findet sich immer im Übergang zwischen seitlichem Schneide- und Eckzahn im Oberkiefer (→ Abb. 13.7). Ihr Auftreten ist mit 1 % aller Kieferzysten sehr selten. Die Zyste verdrängt benachbarte Zahnwurzeln, wobei die Zähne pulpensensibel bleiben.

Therapie

Die Therapie besteht in der Exstirpation.

Nasolabiale Zyste

Die nasolabiale Zyste (auch Naseneingangszyste) liegt dem Processus alveolaris nahe der Nasenbasis auf. Vermutet wird, dass sie aus dem Ductus nasolacrimalis entstanden ist. Dabei ist sie keine richtige Kieferzyste, da sie extraossär subperiostal liegt. Ihr Anteil an den Kieferzysten beträgt 1 %, womit sie sehr selten ist. Die Therapie der Wahl ist die Zystektomie.

Nicht-epitheliale Zysten der Kiefer (Pseudozysten)

Die Pseudozysten sind Hohlräume im Kieferknochen ohne eine Auskleidung mit Epithel. Die wichtigsten sind:

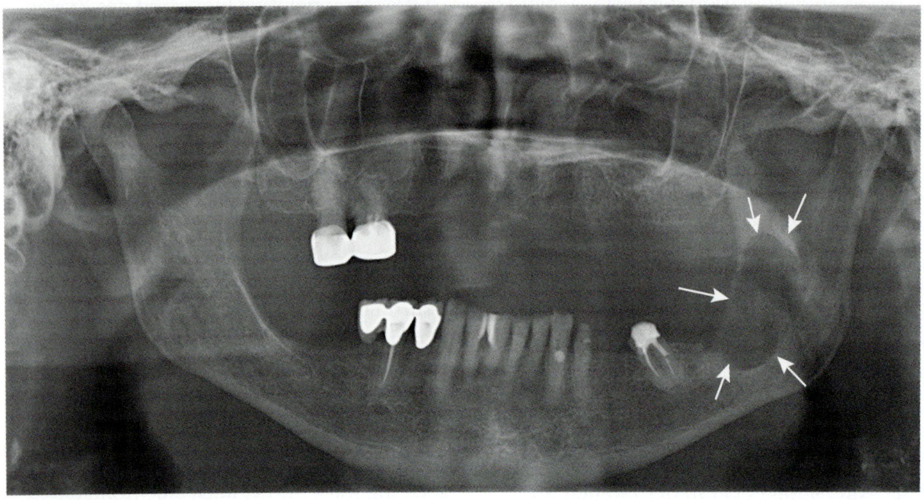

Abb. 13.5 OPT einer Residualzyste regio 038 [P132]

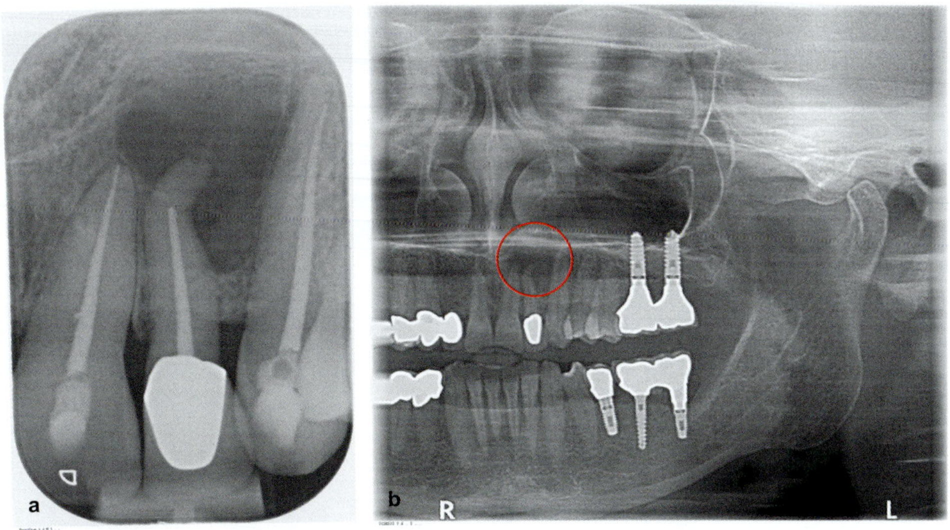

Abb. 13.7 Zahnfilm (**a**) und OPT (**b**) einer globulomaxillären Zyste regio 22 / 23 [P132]

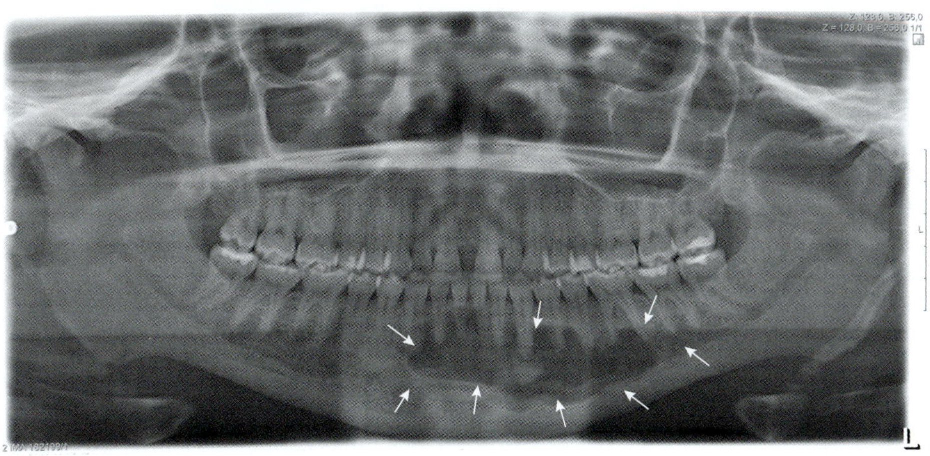

Abb. 13.8 OPT einer aneurysmatischen Knochenzyste regio 36–43 [P132]

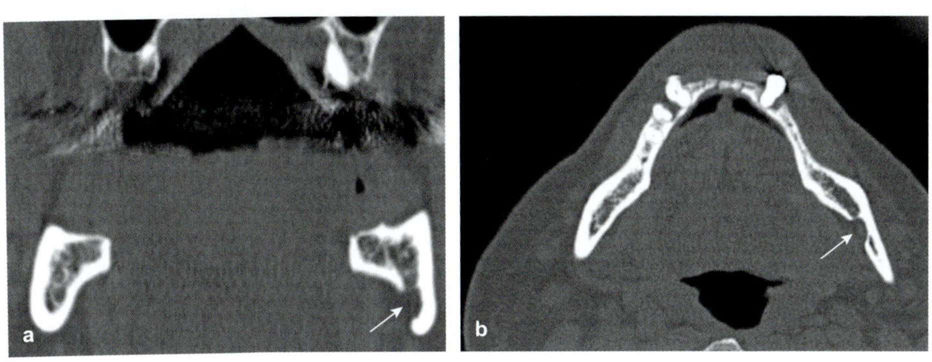

Abb. 13.9 Stafne-Kavität im Bereich des linken Unterkiefers (a: koronar, b: axial) [P132]

Solitäre Knochenzyste (traumatische, hämorrhagische)

Sie findet sich vermehrt im Unterkiefer, umschließt mehrere, vitale Zähne, ohne diese zu verdrängen, und beinhaltet einen Hohlraum ohne wesentlichen Inhalt. Eine Epithelauskleidung besteht nicht. Im Röntgenbild zeigt sich ein nicht gekammerter, scharf begrenzter, transluzenter Hohlraum.

Therapie

Die Therapie besteht in der knöchernen Trepanation, wodurch sich die Zyste mit Blut füllt und es zur Abheilung kommt. Je nach Größe der Zyste kann die Verwendung von Knochenersatzmaterial sinnvoll sein. Die solitären Knochenzysten machen ca. 1 % der Kieferzysten aus.

Aneurysmatische Knochenzyste (hämangiomatöse Knochenzyste)

Diese tritt in jungen Jahren auf und entwickelt früh eine klinische Beschwerdesymptomatik, bestehend aus Schwellung und Schmerz bei vitalen Zähnen. Zahnverdrängungen und Zahnkippungen sind häufig. Es handelt sich dabei um eine gutartige, intraossäre Veränderung (→ Abb. 13.8).

Therapie

Die Therapie ist die Exkochleation, die Embolisation oder die Kieferteilresektion. Erfolgt lediglich die Exkochleation, so ist in über 40 % d. F. mit Rezidiven zu rechnen.

Idiopathische statische Knochenzyste

Sie wird auch als **Stafne-Kavität** bezeichnet und befindet sich unterhalb des Mandibularkanals auf der lingualen Seite, ventral des Kieferwinkels ohne Bezug zu den Zähnen (→ Abb. 13.9). Schwellung und Schmerzen fehlen hierbei. Einer Therapie bedarf es bei dieser Knochenzyste nicht, da es sich lediglich um eine „Eindellung" auf der lingualen Knochenseite handelt.

Zusammenfassung

- Zysten werden i.d.R. zufällig entdeckt, da sie selten Probleme machen.
- Partsch I beschreibt die Zystostomie, Partsch II die Zystektomie.
- Echte Zysten sind mit Epithel ausgekleidete und mit Flüssigkeit gefüllte Hohlräume.
- Das Auffüllen eines zystischen Hohlraums mit Knochen sollte erst nach histologischer Sicherung der Diagnose erfolgen.

Antiresorptiva-assoziierte Kiefernekrosen (AR-ONJ)

Definition

Knochennekrosen des Ober- und Unterkiefers können als Nebenwirkung einer Bisphosphonat- oder Antikörpertherapie auftreten. Während diese Nebenwirkung vor allem den **Bisphosphonaten** zugerechnet wurde, zeigen sich solche Kiefernekrosen auch unter oder nach Therapie mit **Denosumab** (RANKL-Antikörper). Die ehemalige Bezeichnung der **BRONJ (Bisphosphonate-related Osteonecrosis of the Jaw)** wurde deswegen auf den Begriff **AR-ONJ (antiresorptive-related Osteonecrosis of the Jaw)** ausgeweitet.

Ätiologie

Auch wenn die Pathogenese des Krankheitsbilds nicht abschließend geklärt ist, setzen Bisphosphonate die **Regenerationsfähigkeit des Knochens** herab. Gelangen durch odontogene Infektionen oder oralchirurgische Eingriffe Bakterien ins Gewebe, können diese sich im geschädigten Knochen schnell ausbreiten und eine Entzündung verursachen. Prädisponierend scheinen eine dünne Schleimhautbedeckung und eine geringe Durchblutung zu sein. So ist der Unterkiefer doppelt so häufig wie der gefäßreichere Oberkiefer betroffen.

Bisphosphonate hemmen über eine direkte Blockade der Knochenmineralisation und über zellvermittelte Apoptose der Osteoklasten den Abbau des Knochens. Sie werden deshalb **bei ossären Metastasen und Osteoporose** eingesetzt.

Epidemiologie

Bisphosphonate und Denosumab werden bei unterschiedlichen Knochenstoffwechselstörungen prophylaktisch wie auch therapeutisch eingesetzt. Zu den Indikationen zählen die primäre und die sekundäre Osteoporose, der Morbus Paget, ossäre Metastasen (vor allem bei Mamma- und Prostatakarzinomen) sowie das Multiple Myelom. Die Prävalenz einer AR-ONJ als Nebenwirkung dieser Therapien steigt mit zunehmender Behandlungsdauer, steigender Applikationsdosis und intravenöser Gabe. Bei Osteoporosepatienten wird sie auf 0,001–0,01 % geschätzt. Bei onkologischen Patienten liegt sie mit 1–15 % deutlich höher. Weitere Risikofaktoren sind hohes Alter, Nikotinkonsum und eine schlechte Mundhygiene.

Tab. 14.1 Stadieneinteilung der Bisphosphonat-assoziierten Kiefernekrosen nach Ruggiero

Stadium	Klinisch-radiologischer Befund	Präsentation
0	Keine Knochennekrose nachweisbar	Unspezifische Symptome
1	Freiliegende Knochennekrose ohne Nachweis einer Infektion	Asymptomatisch
2	Freiliegende Knochennekrose mit Nachweis einer Infektion	Symptomatisch
3	Freiliegende Knochennekrose mit Nachweis einer Infektion und mindestens einer der folgenden Komplikationen: • Pathologische Fraktur • Fistelung nach extraoral • Nachweis einer Mund-Antrum-Verbindung • Ausbreitung der Osteolyse auf benachbarte Regionen (z. B. den Unterkieferunterrand oder den Sinus maxillaris)	Symptomatisch

Klassifikation

Eine Antiresorptiva-assoziierte Kiefernekrose liegt vor, wenn im Ober- oder Unterkiefer für **mindestens 8 Wochen** unter laufender oder nach stattgehabter Antiresorptivatherapie Knochen freiliegt. Zudem darf sich keine Bestrahlung der Kopf-Hals-Region in der Anamnese finden, da diese ebenso zu Knochennekrosen im Kiefer führen kann. Die Stadieneinteilung erfolgt nach radiologischen und klinischen Kriterien (→ Tab. 14.1).

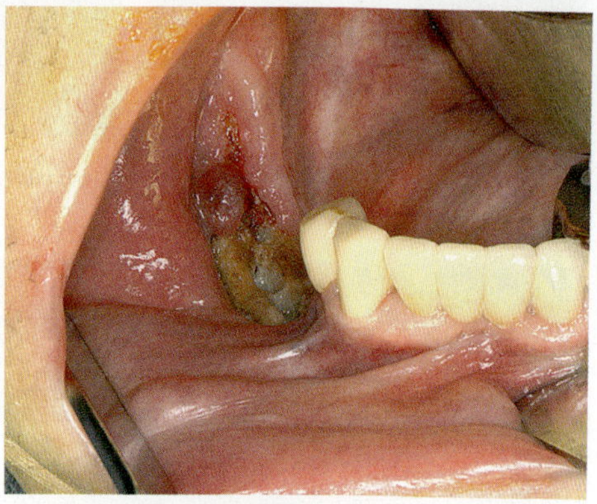

Abb. 14.1 Intraoral freiliegender Knochen unter Bisphosphonattherapie [M562]

Risikoprofil

Je nach Therapieindikation, Medikation sowie deren Dosis, Applikationsart und -dauer können Patienten in drei Risikogruppen eingeteilt werden. Ein **niedriges Risikoprofil** haben Patienten, die aufgrund einer primären Osteoporose Bisphosphonate entweder oral oder niedrig dosiert intravenös erhalten. Hierzu zählen auch Patienten mit einer subkutanen Denosumabtherapie von 60 mg alle 6 Monate. Zu einem **mittleren Risikoprofil** zählen Patienten mit einer sekundären bzw. therapieinduzierten Osteoporose. Zudem zählen hierzu Patienten mit einer höher dosierten intravenösen Bisphosphonattherapie sowie Patienten, die zusätzlich zu ihrer oralen Therapie andere Immunmodulatoren einnehmen oder eine wundheilungs- bzw. immunmodulierende Grunderkrankung haben. Allen onkologischen Patienten wird ein **hohes Risikoprofil** zugerechnet. In diese Gruppe gehören auch Patienten, die Antiresorptiva in hoher Dosis intravenös oder subkutan erhalten oder zusätzlich eine Therapie mit mTOR-, VEGF- oder TK-Inhibitoren.

Klinik

Das Leitsymptom ist der **freiliegende Knochen** (→ Abb. 14.1). Zudem haben die Patienten starke Schmerzen, Entzündungsreaktionen und Schwellungen der umliegenden Weichgewebe sowie einen Foetor ex ore und Fistelbildung. Zudem kann ein sog. **Vincent-Syndrom** auftreten. Hierbei handelt es sich um eine Sensibilitätsstörung (Hyp- oder Parästhesie) im Bereich des Versorgungsgebiets des N. alveolaris inferior. Der Verlust des gesunden Knochengewebes kann zu zahlreichen Komplikationen wie z. B. Zahnlockerungen, Zahnverlust und pathologischen Frakturen führen. Dadurch sind vor allem bei ausgedehnten Befunden die Kau-, Schluck- und Sprachfunktion sowie die ästhetische Integrität des Gesichts gefährdet. Die lokale Entzündung kann sich zudem auf das umliegende Gewebe ausdehnen und dieses irreversibel schädigen.

Diagnostik

Eine klinische Untersuchung erfolgt durch Inspektion und Palpation der Mundhöhle sowie der Erhebung des Zahnstatus. Extraoral sollte vor allem auf Fisteln, Entzündungsreaktionen der Haut und Weichgewebe sowie die Funktion des dritten Trigeminusastes geachtet werden.

In der Bildgebung ist eine **Röntgenaufnahme (OPT)** obligat. Hier zeigen sich Knochendestruktionen wie Osteolysen, Änderungen der Knochendichte und pathologische Frakturen (→ Abb. 14.2). Die tatsächliche Ausdehnung des Befunds wird im OPT jedoch häufiger unterschätzt.

Vor einer operativen Sanierung ist deshalb eine weitere Bildgebungen mittels CT, MRT oder DVT zur Ausbreitungsdiagnostik und Bestimmung der Weichgewebsbeteiligung zu ergänzen (→ Abb. 14.3). In der Szinti-

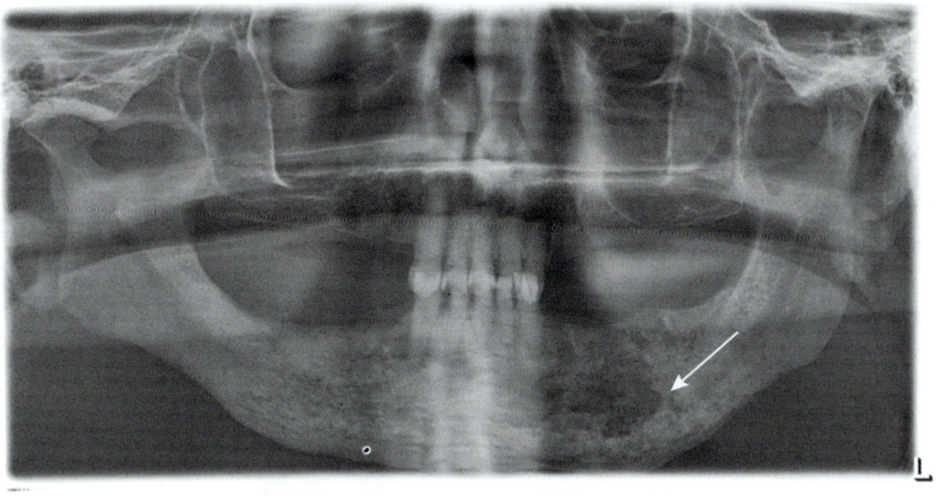

Abb. 14.2 OPT einer AR-ONJ; ausgedehnte Unterkiefernekrose (Pfeil) [M562]

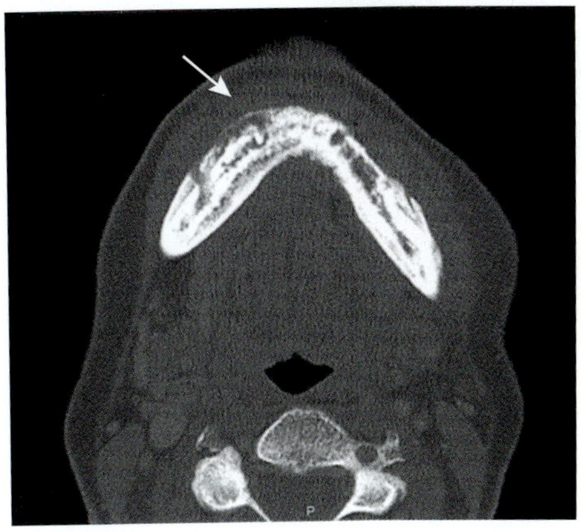

Abb. 14.3 CT einer AR-ONJ; Unterkiefernekrosezone (Pfeil) [M562]

grafie können Mehrspeicherungen im betroffenen Areal auffallen.

Therapie

Konservativ stehen die langzeitige systemische antibiotische Therapie und lokale Wundpflege mit antibakterieller Mundspüllösung im Vordergrund. Zudem erhalten Patienten symptomorientiert eine Schmerztherapie. Bezüglich des Erfolgs einer **hyperbaren Sauerstofftherapie,** wie sie zur Steigerung des Sauerstoffangebots im Gewebe angewendet wird, ist die Studienlage nicht eindeutig. In Rücksprache mit dem betreuenden Onkologen bzw. Antiresorptiva-verschreibenden Arzt kann eine Behandlungspause erwogen werden. Aufgrund der Anreicherung im Knochen und dadurch bedingten Akkumulation im Gewebe erscheint dies für Bisphosphonate nicht sinnvoll. Denosumab hingegen zeigt keine Anreicherung. Hier erscheint eine Therapiepause möglich.
Die konservative Therapie führt oftmals zu einer Besserung der Symptomatik (vorrangig einer Schmerzreduktion), zeigt jedoch oftmals eine nur unzureichende Abheilung der Schleimhaut. Somit ist aufgrund einer schlechten langfristigen Prognose und der häufig langwierigen Therapie ein chirurgisches Vorgehen sinnvoller.
Das operative Vorgehen fußt hierbei auf folgenden Prinzipien: Die nekrotischen Knochenanteile müssen vollständig entfernt werden. Dabei werden abgekapselte nekrotische Areale (Sequester) entfernt **(Sequestrektomie).** Zudem muss der nekrotische Knochen in einer **modellierenden Osteotomie** bis zum Erreichen von klinisch vitalem, unverfärbtem Knochen abgetragen (bis Blutungen erkennbar sind) und scharfe Knochenkanten müssen geglättet werden. Anschließend wird der Defekt plastisch gedeckt. Hierbei ist ein **mehrschichtiger Wundverschluss** zur Sicherung einer ausreichenden Vaskularisation wichtig. Hierzu muss ein speicheldichter Mukoperiostlappen gebildet werden. Dies erfolgt am besten unter Einschluss von umliegendem, gut vaskularisiertem Gewebe. Im Unterkiefer sind dies z. B. Anteile des M. mylohyoideus, während im Oberkiefer eine Kombination mit eingeschlagenen Anteilen des Bichat-Fettpropfes bevorzugt wird.
Diese Operationen werden in der Regel in Vollnarkose und unter systemischer antibiotischer Therapie (1–2 Tage präoperativ begonnen) durchgeführt. Auch hier ist auf eine weiche Kostform bzw. eine Ernährung über eine nasogastrale Sonde zum Schutz der Wundfläche zu achten (5–7 Tage postoperativ fortzuführen).
Das oben beschriebene Vorgehen kann durch eine fluoreszenzorientierte Nekroseabtragung erleichtert werden. Hierbei stellt sich vitaler Knochen grünlich dar. Nekrotischer Knochen weist hingegen eine Abschwächung der grünlichen Fluoreszenz auf. Teilweise besteht hier auch eine rötliche Färbung, die durch eine Bakterienbesiedlung bedingt ist. Intraoperativ kann zudem eine lokale Einlage von antibiotikagetränkten Kollagenschwämmen die lokale Desinfektion unterstützen.
Umfasst die Nekrose den Unterkiefer in seiner gesamten vertikalen Ausdehnung, besteht ein Kontinuitätsdefekt. Hier kann eine umschriebene **Kontinuitätsresektion** erwogen werden. Dabei wird die Unterkieferkontinuität durch eine Rekonstruktionsplattenosteosynthese wiederhergestellt. Eine primäre oder sekundäre Rekonstruktion durch mikrochirurgische Gewebetransplantation (z. B. durch ein gefäßgestieltes Fibulatransplantat) sollte erwogen werden. Nicht vaskularisierte Transplantate (z. B. ein freies Beckenkammtransplantat) haben aufgrund der ohnehin bestehenden, o. g. schlechten Durchblutungssituation eine schlechte Prognose und sind daher nicht indiziert.
Postoperativ ist auf eine strikte Prothesenkarenz für mehrere Wochen bis Monate zu achten, um eine vollständige Abheilung der Schleimhaut zu gewährleisten.

Prophylaxe

Vor jeder Einleitung einer Antiresorptivatherapie muss der Patient zur **zahnärztlichen Fokussuche** überwiesen und eventuelle Infektionsherde müssen saniert werden. Bereits vorhandene Prothesen sollten auf ihren korrekten Sitz hin überprüft und der Patient sollte über eine intensive Mundhygiene aufgeklärt werden. Sollte unter laufender Antiresorptivatherapie ein zahnärztlicher Eingriff nötig werden, sollte dieser möglichst nach strenger Indikationsstellung und im Intervall oder unter Therapiepausierung (z. B. bei Denosumab) erfolgen. Der Eingriff selbst muss unter antibiotischer Prophylaxe durchgeführt werden.

Perioperative Antibiotikaprophylaxe

- Intravenös z. B. Ampicillin / Sulbactam 2 / 1 g 1-1-1
- Oral z. B. Amoxicillin / Clavulansäure 875 / 125 mg 1-1-1 oder Clindamycin 600 mg 1-1-1

Es ist wichtig, bei oralchirurgischen Eingriffen unter laufender Therapie möglichst atraumatisch vorzugehen. Nach einer Zahnextraktion müssen entstandene Knochenkanten geglättet und die Wunde muss speicheldicht und spannungsfrei mit Schleimhaut verschlossen werden. Bei ausgedehnten Befunden kann diese aus dem Vestibulum mobilisiert werden. Vor allem bei Patienten mit einem mittleren oder hohen Risikoprofil sollte die plastische

Defektdeckung mittels Mukoperiostlappen (subperiostale Präparation) erfolgen. Im Vergleich zum historisch reinen Mukosalappen (epiperiostale Präparation) hat sich hierbei eine geringere Rate von Knochennekrosen nach prophylaktischer Zahnextraktion gezeigt.
Nach erfolgter Zahnextraktion ist eine orale flüssige bzw. passierte Kostform oder sogar eine nasogastrale Sondenernährung anzuraten. Der Lokalbefund muss bis zur vollständigen Abheilung (also über den Zeitpunkt des Fadenzuges hinaus) nachkontrolliert werden.
Weiterhin werden regelmäßige zahnärztliche Vorsorgeuntersuchungen empfohlen. Diese sind abhängig vom Risikoprofil des Patienten. Bei niedrigem Risiko reicht eine 12-monatige Kontrolle. Bei mittlerem Risiko sollte diese alle 6 Monate und bei hohem Risiko alle 3 Monate erfolgen.

Infizierte Osteoradionekrosen (IORN)

Definition

Die infizierte Osteoradionekrose stellt eine **Sonderform der Osteomyelitis** dar, bei welcher der Knochen durch eine erfolgte Strahlentherapie vorgeschädigt ist.

Ätiologie

Die **Strahlentherapie** wird als alleinige oder kombinierte Therapie bei Malignomen der Mundhöhle und des Pharynx angewandt. Dabei wird der angrenzende Knochen geschädigt. Im Verlauf kommt es zu Umbauprozessen der intraossären Blutgefäße, die zu einer Minderdurchblutung des Knochens führen. Dadurch wird das Abwehrvermögen des Gewebes herabgesetzt. Bei kleinen Traumata der Mundschleimhaut, Zahnextraktionen oder odontogenen Infektionen kommt es dadurch schneller zur Infektion des Knochens.

Epidemiologie

Die Inzidenz wird zwischen 2 und 16 % angegeben, wobei die meisten Nekrosen zwischen 1 und 4 Jahren nach Bestrahlung auftreten. Zu den bekannten Risikofaktoren zählen die Bestrahlungstechnik und -dosis, die Lage und Größe des Primärtumors, ein Tabak- und Alkoholkonsum sowie eine schlechte Mundhygiene. Der Unterkiefer ist dabei häufiger als der Oberkiefer betroffen. Dies wird darauf zurückgeführt, dass der Unterkiefer eine dünnere bedeckende Weichgewebsschicht besitzt, Prothesen hier eine geringere Auflagefläche haben und der Unterkiefer häufiger im Zielvolumen der Bestrahlung liegt.

Tab. 14.2 Stadieneinteilung der infizierten Osteoradionekrose nach Schwartz und Kagan

Stadium	Beschreibung
I	Oberflächliche Beteiligung des Kiefers, kleinflächige Weichgewebsulzeration
II	Lokalisierter Befall Der exponierte kortikale Knochen und ein Teil der darunterliegenden Spongiosa sind von der Nekrose betroffen.
IIA	Mit minimalem Weichgewebsulkus
IIB	Mit Weichgewebsnekrose; einschließlich orokutaner Fisteln
III	Diffuse Beteiligung des Unterkiefers über den gesamten Knochenquerschnitt
IIIA	Mit minimalem Weichgewebsulkus
IIIB	Mit Weichgewebsnekrose; einschließlich orokutaner Fisteln

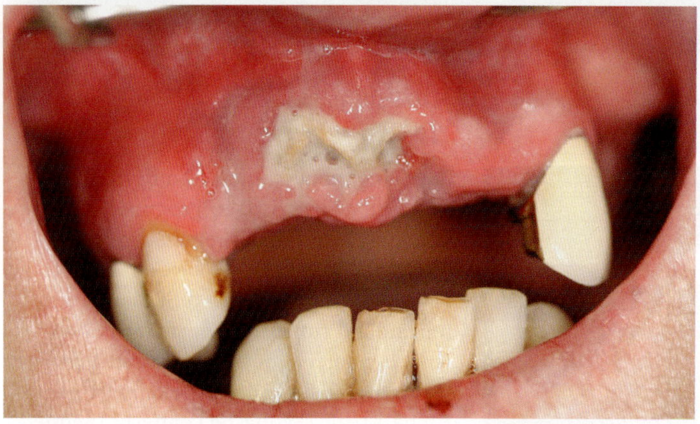

Abb. 14.4 Intraoral freiliegender Knochen eines im Kieferbereich bestrahlten Patienten [M562]

Klassifikation

Die IORN wird anhand der Ausbreitung und dem Vorliegen von Komplikationen nach Schwartz und Kagan in drei Stadien eingeteilt (→ Tab. 14.2).

Klinik

Das Leitsymptom ist auch hier der freiliegende Knochen (→ Abb. 14.4). Dieser ist entweder inspektorisch oder palpatorisch mittels Sonde festzustellen. Die Infektion präsentiert sich lokal durch Schmerzen und Schwellung des umliegenden Weichgewebes. Auch hier kann ein Vincent-Syndrom auftreten. Mit zunehmender Ausbreitung kann es zu Foetor ex ore, Zahnlockerungen, Bildung von Granulationsgewebe und Fisteln kommen. Je nach Ausdehnung und Lokalisation der Entzündung treten auch Funktionsstörungen wie z. B. Sensibilitätsstörungen auf. Zudem kann ein allgemeines Krankheitsgefühl mit Fieber und Lymphknotenschwellung bestehen.

Diagnostik

Bei der **Anamneseerhebung** ist vor allem auf den Verlauf der Bestrahlung und den damaligen Bestrahlungsgrund (z. B. Tumorleiden) einzugehen. Nach einer **klinischen Untersuchung** sollte dann eine **Röntgenaufnahme** in zwei Ebenen durchgeführt werden. Dabei fallen Veränderungen der Knochendichte, Osteolysen, Sequestrierung und pathologische Frakturen als Korrelat der destruktiven Entzündung auf. Ergänzend zeigt eine Szintigrafie eine Mehrspeicherung im betroffenen Areal. Bei unklaren Befunden kann eine Probebiopsie durchgeführt werden. Präoperativ werden häufig **weitere Bildgebungen** durchgeführt. Gerade im CT lassen sich abgestorbene Gewebestücke besser abgrenzen.

Therapie

Die Therapie entspricht der **Behandlung der AR-ONJ.** Während bei umschriebenen Befunden (im Stadium I) konservativ oder begrenzt operativ vorgegangen werden kann, sollte bei fortgeschrittenen Befunden im Stadium II eine modellierende Osteotomie und im Stadium III eine Resektion erwogen werden. Zum Ausschluss eines malignen Geschehens (z. B. Rezidiv) ist dabei das entnommene Material histopathologisch zu untersuchen.

Komplikationen

Durch ausgedehnten Knochenverlust kann es zu pathologischen Frakturen kommen. Weiterhin sind bei Ausbreitung der Infektion eine Mitbeteiligung der angrenzenden Weichgewebe und funktionelle Einschränkungen möglich. Zu Letzteren gehören eine Minderung der Kau-, Schluck- und Sprechfunktion sowie eine Beeinflussung des äußeren Erscheinungsbildes.

Prophylaxe

Da die Therapie schwierig und bei fortschreitender Erkrankung sehr radikal ist, kommt der Prävention eine besondere Rolle zu.

... vor der Bestrahlung

Schon vor der anstehenden Bestrahlung sollte klinisch und röntgenologisch der Zahnstatus erhoben werden. Ziel ist dabei, potenzielle Infektfoki wie kariöse oder teilretinierte Zähne prophylaktisch zu sanieren oder zu entfernen. Dabei sollte die Wundheilung vor Beginn der Bestrahlung möglichst abgeschlossen sein. Jeder Patient ist also nach Beschluss einer Radiatio der Kopf-Hals-Region schnellstmöglich zahnärztlich vorzustellen. Dies gilt auch für Patienten mit einem unbezahnten Kiefer! Auch bei zahnlosen Patienten wird regelrecht eine Bildgebung durchgeführt. Sollten sich hier und in der klinischen Untersuchung keine pathologischen Befunde zeigen, sind keine weiteren Maßnahmen nötig. Bei Patienten ohne aktive kariöse Läsionen und mit sehr guter Mundhygiene ist dies ebenso möglich. Sollten sich jedoch mögliche Infektfoki finden, ist bei konservierend nicht sanierbaren Befunden eine Totalsanierung indiziert. Bei konservierend therapierbaren Läsionen und Zahnfleischtaschen unter 3 mm ist eine zurückhaltende risikoadaptierte Sanierung empfohlen.

... während der Bestrahlung

Unter laufender Bestrahlung sind eine Vermeidung von enoralen Läsionen und ein Vorbeugen kariöser Folgeschäden essenziell. Hierzu sollte der Patient einen angepassten Schleimhautretraktor verwenden. Dieser hält während der Bestrahlung die Schleimhaut von metallischen Zahnrestaurationen ab, um eine lokale Dosissteigerung durch Reflexion zu verhindern. Zudem wird dem Patienten eine Applikationsschiene zur Fluoridierungsprophylaxe angepasst, welche den Zahnschmelz schützen und auch nach Abschluss der Bestrahlung angewandt werden soll. Der Patient ist über eine intensive Mundhygiene aufzuklären und sollte während der Bestrahlung auf das Tragen von Prothesen verzichten. Des Weiteren sollten jegliche zahnärztliche Eingriffe frühestens 6–8 Wochen nach Abschluss der Bestrahlung erfolgen.

... nach der Bestrahlung

Sollte nach der Bestrahlung doch ein oralchirurgischer Eingriff (z. B. Zahnextraktion) notwendig werden, ist dies unter strengen Bedingungen zu tun. Ähnlich wie bei den Antiresorptiva-assoziierten Kiefernekrosen ist auch hier auf eine antibiotische Prophylaxe (z. B. mit Amoxicillin) zu achten, welche mindestens 1 h vor dem geplanten Eingriff begonnen werden sollte. Weiterhin ist auf ein möglichst atraumatisches Vorgehen, eine modellierende Osteotomie zur Glättung von Knochenkanten sowie eine primäre plastische Deckung zu achten.

Zusammenfassung

- Osteonekrosen können als Nebenwirkung einer Therapie mit Bisphosphonaten, Denosumab oder einer Bestrahlung auftreten.
- Das Leitsymptom ist intraoral freiliegender Knochen.
- Sowohl vor einer Antiresorptivatherapie wie auch einer geplanten Bestrahlung muss eine Vorstellung beim Zahnarzt erfolgen. Werden unter oder nach der Behandlung oralchirurgische Eingriffe nötig, ist ein schonendes Vorgehen unter Antibiose wichtig.

Odontogene Infektionen

Mehr als 90 % aller Infektionen im MKG-Bereich sind **odontogen** verursacht, d. h., es handelt sich um entzündliche (zumeist bakteriell bedingte) Erkrankungen, die auf das Zahnsystem zurückzuführen sind. Bei den insgesamt selteneren, nicht-odontogenen Infektionen im Kopf-Hals-Bereich treten am häufigsten das **Erysipel** (Wundrose ausgehend von kleinen Hautverletzungen), **Furunkel/Karbunkel** (abszedierende Entzündung des Haarbalges) und **infizierte Atherome** (Talgzyste) der Haut auf.

Ätiologie und Einteilung

Die wichtigsten Ursachen für das Eindringen von Keimen in das peridentale Gewebe im Rahmen odontogener Infektionen sind:

- Unzureichende Mundhygiene (apikale Parodontitis, Parodontitis marginalis etc.)
- Zahnfrakturen (insbesondere Längsfrakturen)
- Zahndurchbruchsstörungen (Dentitio difficilis)
- Infizierte dentogene Zysten
- Zähne im Kieferbruchspalt, dentoalveolär chirurgische Eingriffe (Z. n. Zahnentfernung, infiziertes Augmentationsmaterial)
- Vorbestrahlte Kieferbereiche, eine stattgehabte Antiresorptivatherapie
- Grunderkrankungen, die eine Infektionsentstehung oder deren Voranschreiten begünstigen (Diabetes mellitus etc.)
- Immunsuppression, laufende Chemotherapie

Die grundsätzliche Einteilung der odontogenen Infektionserkrankungen erfolgt in drei zentrale Bereiche:

- **Odontogene Weichgewebsinfektionen**
- **Odontogene Kieferknocheninfektionen**
- **Odontogene Kieferhöhlenerkrankungen (Sinusitiden)**

Allgemeine Pathogenese

Odontogene Infektionen nehmen ihren Ursprung zumeist von einer pulpalen Zahnerkrankung (z. B. durch Caries profunda) oder Keime dringen durch das erkrankte Parodont direkt ein. Im Folgenden kommt es in beiden Fällen zu einer weiteren Ausbreitung der Infektion, wenn nicht therapeutisch interveniert wird und / oder bestimmte Faktoren des Patienten dies begünstigen. Es kann zunächst akut eine sehr schmerzhafte **apikale Parodontitis** entstehen, dann eine relativ schmerzfreie **enossale Entzündung,** hieraus eine das Periost vorwölbende und schmerzintensive **subperiostale Entzündung** und schließlich eine **submuköse Entzündung** (mit weiterer Tendenz zur Ausbreitung in präformierte Logen) nach Durchbruch durch das Periost. Im Weiteren entwickelt sich zunächst ein **Infiltrat** (zellreiches Exsudat ohne flüssigen Eiter), aus dem sich ein **Abszess** (Eiteransammlung in **nicht** präformiertem Hohlraum im Gewebe mit entzündlichem Randwall) und / oder eine **Phlegmone** (schrankenlose Ausbreitung im Gewebe, bei Unterkieferabszessen, z. B. äußerlich erkennbar als sich diffus ausbreitende Rötung und Schwellung im Dekolleté in Richtung Brustwand) weiterentwickeln kann.

Odontogene Weichgewebsinfektionen

Einteilung

Odontogene Weichgewebsinfektionen werden eingeteilt in **lokale odontogene Infektionen ohne und mit Zeichen der Ausbreitung.** Zu den häufigsten lokalen Infektionen ohne Zeichen der Ausbreitung gehören die Abszesse in direkter Umgebung des Alveolarfortsatzes:

- Submuköser Abszess (ca. 50 % aller Fälle)
- Fossa-canina-Abszess (ca. 25 %)
- Subperiostaler Abszess (ca. 15 %)
- Palatinaler Abszess (ca. 7 %)
- Parodontaler Abszess (kombiniert mit dentogenen Abszessen)

Zu den häufigsten Infektionen mit Zeichen der Ausbreitung gehören die folgenden Logenabszesse:

- Perimandibulärer Abszess (ca. 45 %)
- Submandibulärer und submentaler Abszess (ca. 15 %)
- Paramandibulärer und Wangenabszess (ca. 10 %)
- Massetericomandibulärer Abszess (ca. 7 %)
- Pterygomandibulärer Abszess (ca. 5 %)

Zu den selteneren Logenabszessen gehören sublinguale, retromandibuläre, para- und retropharyngeale (→ Abb. 7.1) sowie temporale und orbitale Abszesse. Allen Logenabszessen ist gemein, dass **häufig gleichzeitig mehrere Logen betroffen** sind (s. o.).
Die **lokale odontogene Infektion ohne Ausbreitungstendenz** ist durch typische Infektionszeichen gekennzeichnet (Rötung, lokale enorale Schwellung, Überwärmung, Schmerz und Funktionseinschränkung). Kommt es zur Ausbreitung in präformierte Muskellogen und Weichgewebskompartimente, entstehen abhängig von der Lokalisation klinische **Zeichen der Ausbreitung** (ausgeprägte extraorale Schwellung, Schluckbeschwerden, Kieferklemme, kloßige Sprache bei angehobenem Mundboden, Atemnot bei Verlegung der oberen Atemwege). Vor allem Patienten mit schweren Vorerkrankungen, die die Immunabwehr supprimieren (z. B. Leberzirrhose, fortgeschrittene Niereninsuffizienz, Diabetes mellitus, Asthma bronchiale, Patienten mit bestehender maligner Grunderkrankung / laufender Chemotherapie, Z. n. Bestrahlung im Kopf-Hals-Bereich, bestehende HIV-Infektion) sowie Patienten mit ausgeprägtem Alkohol-, Nikotin und Drogenabusus entwickeln häufiger **systemische Komplikationen:**

- Reduktion des Allgemeinzustands
- Atemnot bei Verlegung der unteren Atemwege bei Ausbreitung bis ins Mediastinum (Mediastinitis) und Lunge (Pleuraergüsse, Pleuraempyeme)
- Sehbehinderung und Diplopie bei Ausbreitung in die Orbita
- Neurologische Symptome bei intrakranieller Ausbreitung
- Nekrotisierende Fasziitis (zervikal und thorakal)
- Sepsis mit Endokarditis und Spondylitis, disseminierte intravasale Koagulation und Tod

Diagnostik und Therapieentscheidung

In der Regel wird die Diagnose anhand der **spezifischen klinischen Symptome** und **röntgenologischer Standardaufnahmen** (OPT und Zahnfilm) zum Auffinden des Fokus gestellt. Zusätzliche bildgebende Diagnostik (Sonografie, CT mit KM, MRT mit KM) und laborchemische Untersuchungen (CRP, Procalcitonin, Leukozyten und Differenzialblutbild) bleiben strittigen Fällen vorbehalten, wie z. B.

- Verdacht auf ein superinfiziertes Malignom anstatt eines unkomplizierten Abszesses
- Fehlen eines eindeutigen dentoalveolären Fokus in der klinischen Untersuchung
- Ausschluss einer Dissemination nach zervikal, intrathorakal bei einem ausgedehnten Unterkieferlogenabszess

> Ein odontogener Abszess wird **primär chirurgisch** behandelt **(Inzision bis zum Knochenkontakt)** und der schuldige Zahn trepaniert. Antibiotika ersetzen die notwendige chirurgische Behandlung **nicht.**

Grundsätzlich muss die Ursache der Entzündung immer behandelt werden (d. h. Trepanation des schuldigen Zahnes). Der Fokuszahn sollte nur ausnahmsweise (bei starker Lockerung und terminaler Zerstörung) primär extrahiert werden. Gründe für das zurückhaltende Extraktionsverhalten sind:

- Schlechte lokale Betäubbarkeit im entzündeten (sauren) Milieu bei Abszessinzisionen in lokaler Anästhesie
- Keimverschleppung durch Knochen- und Gefäßeröffnung (Dissemination und Erhöhung des lokalen Osteomyelitisrisikos)

Umfangreiche Zahnsanierungen oder Dekortikationen sollen hingegen im entzündungsfreien Intervall erfolgen (nach Abschluss der Akutbehandlung). Die Inzision wiederum erfolgt:

- Von **intraoral** bei Abszessen in der Umgebung des Alveolarfortsatzes
- Von **extraoral** bei Logenabszessen (mit Ausnahme der von intraoral inzidierbaren paramandibulären, massetericomandibulären und retromaxillären Abszesse)

Das Anästhesieverfahren der Wahl hängt im Wesentlichen von der Abszesslokalisation **(und der Kooperation des Patienten)** ab:

- Abszesse im Bereich des Alveolarfortsatzes: **Lokalanästhesie**
- Logenabszesse: **Intubationsnarkose** (Ausnahme: paramandibuläre Abszesse können auch in Lokalanästhesie gespalten werden, u. a. auch, weil ihre Inzision auch noch von intraoral möglich ist)

Grundsätzlich sollte die enorale / intraorale Inzision **vertikal, kieferkammnah** und **senkrecht** auf die Knochenoberfläche erfolgen (senkt das Risiko zur Verletzung kritischer Strukturen: **N. mentalis, N. lingualis, A. palatina, Ductus submandibularis**). Zur spezifischen Therapie einzelner Logenabszesse wird auf die Einzelbeschreibungen verwiesen.

Erregerspektrum und antibiotische Therapie

Beim Erregerspektrum handelt es sich nahezu immer um eine **bakterielle Mischinfektion** (überwiegend anaerobes gemischt grampositives und -negatives Milieu). Bei odontogenen Infektionen mit Ausbreitungstendenz wird i. d. R. immer flankierend antibiotisch behandelt. Eine antibiotische Therapie zusätzlich zur Inzision bei odontogenen Infektionen ohne Ausbreitungstendenz schließt sich hingegen nur an bei:

- Immunkompromittierten Patienten
- Patienten mit allgemeinmedizinischen Risiken (Endokarditisrisiko, Diabetes mellitus etc.)
- Fehlendem Pulsfluss trotz adäquater (ausreichender) Inzision

Penicillin V ist nur noch wirksam bei 70–80 % der Isolate. Ein Aminopenicillin, kombiniert mit einem β-Lactamase-Inhibitor, ist hingegen noch bei 95 % der Isolate wirksam und daher das Antibiotikum erster Wahl (z. B. **Ampicillin mit Sulbactam** i. v. oder **Amoxicillin mit Clavulansäure** oral). Bei bekannter / vermuteter Penicillinallergie kommt hingegen **Clindamycin** zum Einsatz (nur noch bei 60 % der Isolate wirksam). Es soll jedoch aufgrund häufiger gastrointestinaler Nebenwirkungen und genannter Resistenzlage nur noch zurückhaltend eingesetzt werden. Ebenfalls wirksam sind **Fluorchinolone (Ciprofloxacin, Moxifloxacin).** Aufgrund ihres Nebenwirkungsprofils gelten sie jedoch nur als Reserveantibiotika. In kritischen Fällen mit starker Ausbreitungstendenz und Penicillinallergie kann entweder empirisch mit einer **Kombination aus Ciprofloxacin und Metronidazol** oder mit **Carbapenemen** therapiert werden. Bei Abszessen in der Umgebung des Alveolarfortsatzes bzw. Infektionen ohne Ausbreitungstendenz wird, wenn überhaupt nötig, kalkuliert therapiert. Bei Logenabszessen erfolgt ein kalkulierter Beginn, dann ein intraoperativer Abstrich und bei Vorliegen des Antibiogramms eine Umstellung auf eine gezielte Weitertherapie. Wann immer möglich: Abstrich vor Beginn der Antibiose!

Lokale odontogene Infektionen ohne Ausbreitungstendenz

Submuköser Abszess

Klinik

Es kommt zur Eiterbildung unter der **vestibulären** Schleimhaut des Ober- oder Unterkiefers. Zunächst lässt der Periostschmerz nach, nachdem der Abszess dieses perforiert, mit zunehmender Schwellung und **Verstreichen der vestibulären Umschlagfalte.** Der Bereich wird zunehmend druckschmerzhaft. Palpatorisch zeigt sich eine weiche, fluktuierende Schwellung. Bei Spontandurchbruch entsteht eine odontogene Fistel.

Fossa-canina-Abszess

Definition

Es handelt sich um einen Abszess in der Fossa canina **oberhalb der Schleimhautumschlagfalte** (→ Abb. 15.1). Er geht aus von den oberen Eckzähnen, seltener den Frontzähnen (und Prämolaren). Es kommt zu einer Ausbreitung unter der mimischen Muskulatur auf der fazialen Kieferhöhlenwand, ein Durchbruch in das extraorale Subkutangewebe ist möglich.

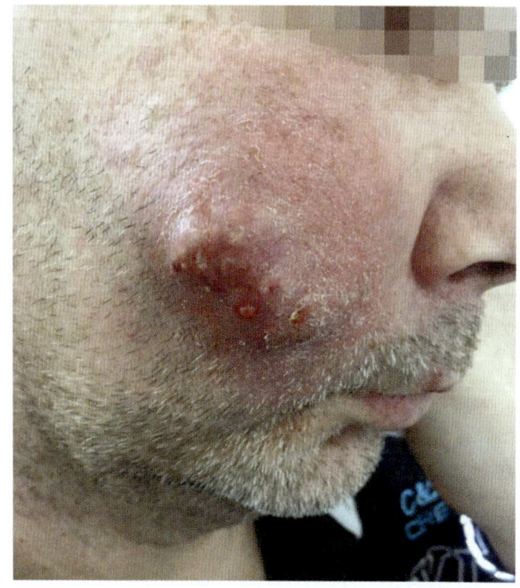

Abb. 15.1 Fossa-canina-Abszess rechts, ausgehend von multiplen nicht erhaltungswürdigen Zähnen des rechten Oberkiefers mit Zustand vor spontanem Durchbruch der äußeren Haut [M562]

Klinik

Klinisch zeigt sich eine derbe, druckdolente Schwellung in der ventralen Wangen- und Infraorbitalregion. Seitliche Nasenwand, Oberlippe und Unterlid (und bei Voranschreiten sogar das Oberlid der betroffenen Seite) sind ödematös geschwollen. Die Nasolabialfalte der betroffenen Seite zeigt sich ödematös verstrichen.

Bei einem fortgeschrittenen Fossa-canina-Abszess droht die Gefahr der **Thrombophlebitis der V. angularis** und Ausbreitung der Entzündung in den Sinus cavernosus mit Entstehen einer **Meningitis.** Klinisches Zeichen im Seitenvergleich: **druckschmerzhafter medialer Augenwinkel** der betroffenen Seite. Ebenfalls möglich ist eine Ausbreitung über die dünne faziale Kieferhöhlenwand in die Kieferhöhle (mit Gefahr eines Empyems), die Perforation der äußeren Haut sowie eine Ausbreitung in das orbitale Fettgewebe, gekennzeichnet durch Bulbusdruckschmerz (Orbitaphlegmone).

Therapie

Therapie der Wahl ist die intraorale Inzision im oberen Vestibulum (am tiefsten möglichen Punkt) mit Einlage einer drainierenden Lasche, bei subkutaner Ausbreitung auch Inzision extraoral in der Nasolabialfalte. Eine flankierende antibiotische Therapie ist sinnvoll (oral bei fehlender Ausbreitungstendenz, ansonsten sogar i. v.). Bei Verdacht auf Thrombophlebitis Ligatur der V. angularis im medialen Augenwinkel, bei Hinweisen für eine Ausbreitung in die Orbita großflächige Inzision des orbitalen Gewebes.

Palatinaler Abszess

Definition

Es handelt sich um einen Abszess zwischen Knochen und Weichteildecke des harten Gaumens, ausgehend von den palatinalen Wurzeln der Oberkiefermolaren, Prämolaren und seitlichen Inzisiven.

Klinik

Bei klinischer Inspektion ist die halbkugelförmige Schwellung mit dentogenen Zysten, Tumoren der kleinen Speicheldrüsen (z. B. pleomorphes Adenom, adenoidzystisches Karzinom) etc. zu verwechseln.

Odontogene Infektionen mit Ausbreitungstendenz

Perimandibulärer Abszess

Klinik

Leitsymptom ist die perimandibuläre Schwellung (→ Abb. 15.2). Im OPT ist der oder sind die schuldigen Zähne häufig an einer ausgeprägten apikalen Osteolyse zu erkennen (→ Abb. 15.3). Der Unterkieferrand ist **nicht mehr durchtastbar** (im Gegensatz zum paramandibulären Abszess). Es kann eine unvollständige Kieferklemme bei Infiltration der Kaumuskulatur bestehen. Eine Ausbreitung in die Submandibularloge, den Parapharyngealraum (→ Abb. 7.1) und in Richtung Karotisdreieck ist möglich.

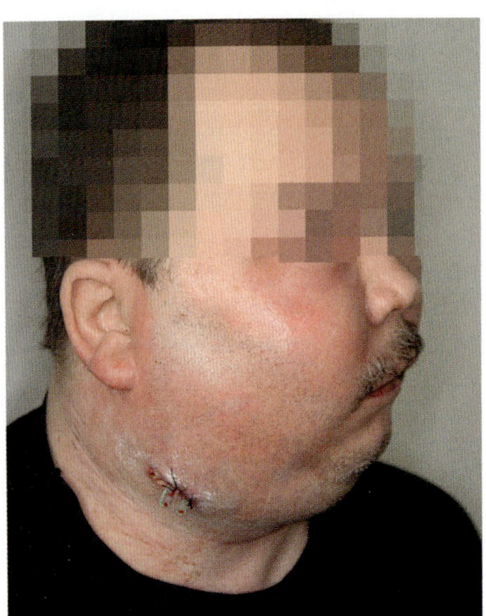

Abb. 15.2 Perimandibulärer Abszess rechts mit Ausbreitung in die rechte Wange und Fossa canina. Zustand nach Abszessinzision mit Einlage zweier Silikon-Drainageröhrchen [M564]

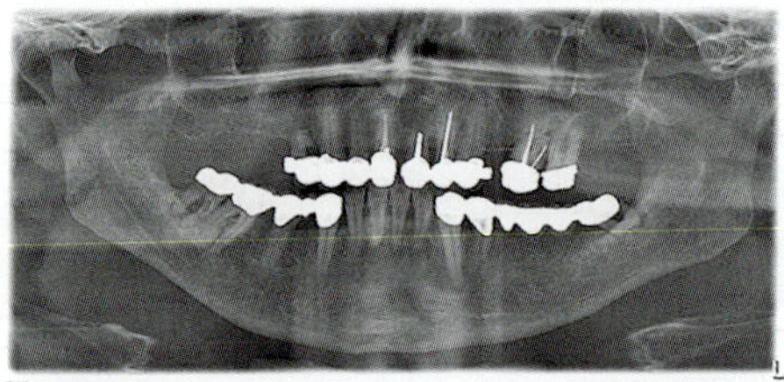

Abb. 15.3 OPT eines Patienten mit perimandibulärem Abszess auf der linken Seite, ausgehend von Zahn 38 (38 mit ausgeprägter periradikulärer Osteolyse) [M564]

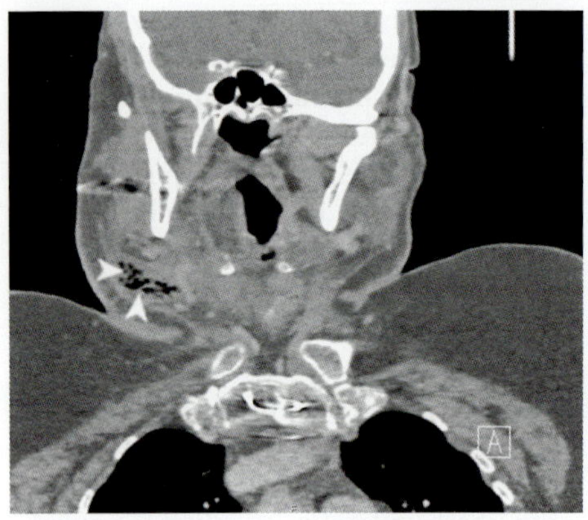

Abb. 15.4 Perimandibulärer Abszess im CT: hypodenser, liquider Abszess mit kontrastmittelaufnehmender Abszesskapsel und Weichteilemphysem submandibulär rechts (>) [M564]

Bei der extraoralen Inzision eines perimandibulären Abszesses sollte die Inzision ca. zwei Querfinger kaudal des gedachten Unterkieferrandes erfolgen (→ Abb. 15.2): Minimierung des Risikos zur Verletzung des **R. marginalis n. facialis.** Weitere spezifische OP-Risiken: Verletzung der **A.** und **V. facialis,** Perforation nach enoral.

Submandibulärer und submentaler Abszess

Leitsymptom ist die Schwellung mediokaudal des Unterkieferrands. Bei seltener Reinform dieser Abszesse ist der **Unterkieferrand durchtastbar.** Eine Kieferklemme entwickelt sich nur bei distaler Entwicklung des Abszesses, dann auch gern kombiniert mit **Schluck- und im ausgeprägtesten Fall Atembeschwerden.** Submandibuläre Abszesse gehen zumeist von Unterkiefermolaren aus, submentale von Unterkieferinzisivi und -prämolaren.

Bei Zuwarten zeigen submandibuläre Abszesse Ausbreitungstendenz in die **Sublingualloge** (mit Anhebung des Mundbodens bis über das Niveau der Unterkieferzähne) und in den **Para-** (→ Abb. 7.1) **und Retropharyngealraum.** Klinische Symptome dieser Ausbreitung können zunehmende Schluck- und dann Atembeschwerden sowie ein Druckschmerz am M. **sternocleidomastoideus** sein. Äußerlich zeigt sich bei hellhäutigen Patienten dann häufig gleichzeitig eine diffuse Rötung, die von zervikal nach kaudal in Richtung Brustwand verläuft. Über genannte Räume besteht ein nahezu schrankenloser Anschluss an das hintere untere Mediastinum: Risiko **Mediastinitis** (mit einer Letalität trotz Therapie von bis zu 50 %; → Abb. 15.5).

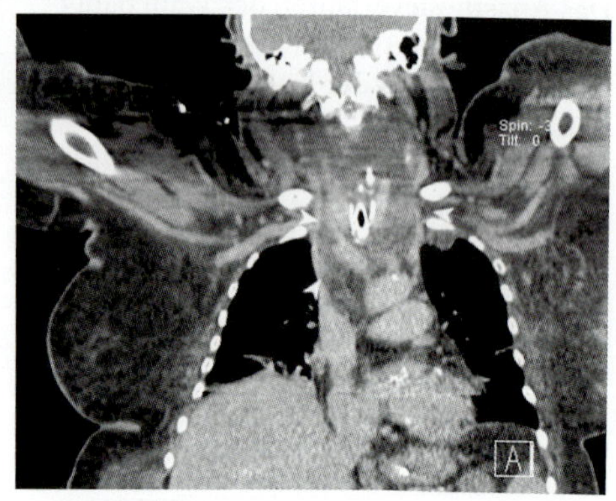

Abb. 15.5 Ausgeprägter mediastinaler Abszess (>) nach Ausbreitung und Absteigen eines submandibulären Abszesses [M564]

Paramandibulärer Abszess und Wangenabszess

Leitsymptom ist die Schwellung laterokranial des Unterkieferrands. Tritt dieser Abszess in Reinform auf, bleibt der **Unterkieferrand durchtastbar** und es besteht **keine Kieferklemme** (im Gegensatz beispielsweise zum perimandibulären Abszess, → Abb. 15.2).

Masseterico- und pterygomandibulärer Abszess

Es handelt sich um Abszessformationen zwischen einerseits **M. masseter oder M. pterygoideus medialis** und auf der anderen Seite dem aufsteigenden Unterkieferast. Diese Abszesse nehmen ihren Ursprung von

- 3. Molaren im Unterkiefer (Z. n. Entfernung, Dentitio difficilis etc.)
- Durch Ausbreitung eines retromaxillären Abszesses über die Incisura semilunaris
- Transfokalen Leitungsanästhesien im Unterkiefer

Leitsymptom ist eine **extreme Kieferklemme.** Nicht selten sind diese Abszesse von außen klinisch kaum sichtbar, enoral findet sich hingegen häufig eine **Abweichung des Gaumensegels zur Gegenseite (Kulissenphänomen).**
Cave: Ausbreitungstendenz nach para- und retropharyngeal!

Retromaxillärer Abszess

Entzündungen von Oberkieferweisheitszähnen können zum **Spatium retromaxillare** abwandern. Extraoral ist eine derbe Schwellung im Wangenbereich unterhalb des Jochbogens zu erkennen. Es entsteht eine starke Kieferklemme durch Infiltration des **M. pterygoideus medialis.** Intraoral ist weiterhin eine Schleimhautschwellung im Oberkiefervestibulum dorsal der **Crista zygomaticoalveolaris** zu sehen. Für diesen Abszess besteht Ausbreitungstendenz:

- In die **Temporalregion** (mit Schwellung kranial des Jochbogens)
- Über die **Fossa pterygopalatina** in die Orbita und nach intrakraniell (Risiko **Orbitaphlegmone** und **Meningitis**)
- Über die Incisura semilunaris in die **Parotisloge**
- In **Para- und Retropharyngealraum**
- In die **Wange**

Abszesse ohne Ausbreitungstendenz erfordern lediglich eine intraorale Inzision. Abszesse mit Ausbreitungstendenz benötigen ggf. parapharyngeale und / oder temporale Gegeninzisionen von extraoral.

Sonderformen odontogener Weichgewebsinfektionen

Zervikofaziale Aktinomykose

Hierbei handelt es sich ebenfalls um eine obligate Mischinfektion, allerdings mit dem Leitkeim *Actinomyces israelii.*
Klinisch zeigen sich blau-livide Infiltrate. Chronische Verläufe mit Fistelbildung sind nicht selten.
Die **Diagnosestellung** gelingt zumeist über einen Erregernachweis nach extraoraler Inzision. Neben der Inzision und Kürettage ist eine Antibiose mit o. g. Antibiotika für mindestens 2 Wochen notwendig.

Noma (Wangenbrand, gangränöse Stomatitis)

Trifft das Krankheitsbild der **akuten nekrotisierenden ulzerösen Gingivitis / Parodontitis** auf ein geschwächtes Immunsystem, kann das Krankheitsbild der **Noma** entstehen. Leitkeime sind *Fusobacterium nucleatum* und *Borrelia vincentii.* Hierzulande ist das Krankheitsbild äußerst selten, immer noch allerdings häufig in armen Regionen Afrikas anzutreffen. Ohne **antibiotische Therapie** (Metronidazol, Chlorhexidin) endet es letal oder zumindest in einer ausgeprägten **Gesichtsverstümmelung** mit Verlust von Knochen, Weichgeweben und Zähnen sowie einer narbigen Kieferklemme.

Odontogene Knocheninfektionen

Periapikale und perikoronale Entzündungen

Apikale Parodontitis

Bei einer **akuten apikalen Parodontitis** handelt es sich um eine akute schmerzhafte Entzündung in der Umgebung der Wurzelspitze:

- **Primär akut** entsteht sie im Zusammenhang mit einer Pulpitis. Hierbei dringen virulente Erreger aus der Pulpa in das Parodont ein. Radiologisch zeigt sich periapikal keine Auffälligkeit.
- Die **akute schmerzhafte Exazerbation einer chronischen Form** ist bedingt durch eine Minderung der Immunlage des Körpers. Radiologisch erkennt man hierbei eine apikale Osteolyse. Wichtige Differenzialdiagnosen für die akute apikale Parodontitis sind die Pulpitis und die Osteomyelitis.

Bei einer **chronisch-apikalen Parodontitis** handelt es sich um eine chronische Entzündung mit nur geringen klinischen Symptomen in der Umgebung der Wurzelspitze (Syn. apikales Granulom, apikale Ostitis). Radiologisch erkennt man eine apikale Osteolyse. Differenzialdiagnosen: radikuläre Zyste, Spongiosalakune, Überlagerung durch das Foramen mentale.

Marginale Entzündungen

Von den apikalen Parodontitiden müssen marginale Entzündungen unterschieden werden, bei denen es sich um **chronisch-bakteriell bedingte Entzündungen** lediglich des **Gingivalsaums** handelt, die zu einer Destruktion der Wurzelhaut und des Alveolarknochens führen.

Perikoronare Entzündungen

Perikoronare Entzündungen gehen hingegen vom **perikoronaren Raum eines teilretinierten Zahnes** aus. Zumeist sind dies untere 3. Molaren, seltener obere 3. Molaren und andere Zähne im Durchbruch (→ Abb. 9.3, → Kap. 9).
Eine **akute Perikoronitis** stellt die **Dentitio difficilis** dar: Es handelt sich um die akute Exazerbation einer chronischen perikoronaren Entzündung. Klinisch zeigen sich eine Rötung, Schwellung, Druckdolenz und eine Entleerung von eitrigem Sekret aus dem perikoronaren Raum, manchmal zusätzlich ein kollaterales Ödem retromandibulär und im Wangenbereich. Bei einer Affektion der Kaumuskulatur kommt es zu einer Kieferklemme. Radiologisch ist eine perikoronale Verbreiterung des Parodontalspalts zu verzeichnen. Die **Therapie** der Wahl besteht zunächst in einem Ausspülen der Tasche, ggf. Inzision und Drainage. Die Zahnentfernung sollte nach Abklingen der akuten Entzündung erfolgen. Wird diese Entzündung z. B. ausgehend von einem teilretinierten unteren 3. Molaren nicht konsequent behandelt, so besteht ein Generalisierungsrisiko mit Entstehung eines Abszesses in der Umgebung des Alveolarfortsatzes oder sogar eines Logenabszesses (überwiegend massetericound pterygomandibuläre Abszesse).

Osteomyelitis der Kiefer

Definition

Entgegen dem Begriff Osteomyelitis im eigentlichen Sinne handelt es sich bei der Osteomyelitis der Kiefer zumeist um eine Mischinfektion von Kompakta / Periost (**Osteitis** und **Periostitis**) und der Spongiosa **(Osteomyelitis im eigentlichen Sinne).**

Ätiologie und Einteilung

Ätiologisch lässt sie sich einteilen in:

- Bakteriell
- Physikalisch (Osteoradionekrose nach Strahlentherapie > 35–40 Gy)
- Mechanisch (okklusale Traumata)
- Ungeklärte Ätiologie

Die **bakteriell bedingten** Formen überwiegen. Den Bakterien dient als Eintrittspforte:

- Zahnextraktionen im akut entzündlichen Stadium
- Mangelhafte Mundhygiene, odontogene Infektionen (Parodontitis, **Caries profunda**), Weichteilabszesse, insbesondere bei ungenügender Eröffnung
- Osteotomien mit iatrogener Knochenschädigung
- Infizierte Zysten, eitrige Sinusitiden der Kieferhöhlen
- Zur Mundhöhle offene Kieferfrakturen

Eine sinnvolle Verlaufseinteilung der Kieferosteomyelitiden stellt die **Zürich-Klassifikation** dar:

- **Akute Osteomyelitis** (20 % aller Fälle; mit der Möglichkeit einer **sekundären Chronifizierung** [70 % aller Fälle] bei Bestehen > 4 Wochen)

- **Primär-chronische Osteomyelitis** (10 % aller Fälle), weiter unterteilt in:
  - **Juvenile chronische Osteomyelitis**
  - **Adulte chronische Osteomyelitis**
  - **Syndrom-assoziierte** primär-**chronische Formen**:
    - **CRMO** (chronisch rekurrierende multifokale Osteomyelitis)
    - **SAPHO-Syndrom** (Akronym für Synovitis, Akne, Pustolosis, Hyperostosis, Osteitis)

Eine Sonderstellung nehmen die **Antiresorptiva-assoziierte Knochennekrose** sowie die **infizierte Osteoradionekrose** ein, die an anderer Stelle vorgestellt werden (→ Kap. 14).

Klinik

Kieferosteomyelitiden treten häufiger im Unter- als im Oberkiefer auf. Gründe hierfür sind der höhere Gehalt anorganischer Substanz mit stärkerer Kompakta (höhere Anfälligkeit für intraossäre Druckerhöhung) und die ungünstigere Durchblutung (wenige, zentral einstrahlende Gefäße). Der Druckanstieg hat im Unterkiefer häufig ein **Vincent-Symptom** zur Folge. Der meist durch das Eindringen von Bakterien entstehende intraossäre Druckanstieg führt zur Bildung nekrotischer Anteile, die fast immer eitrig durchsetzt sind. Sie enthalten schließlich keine vitalen Osteoklasten und Blutgefäße mehr, über die der Abbau des avitalen Knochens ablaufen könnte und bleiben daher im ausgeprägtesten Fall wie ein Fremdkörper liegen **(Knochensequester, Totenlade).** In den nekrotischen Anteilen kommt es häufig zu einer **schmerzlosen Zahnlockerung.** Parallel entsteht eine periostale Knochenverdickung **(Periostitis).** Kommt es zum Durchbruch der Osteomyelitis durch die Kompakta ins umgebende Weichgewebe, so entstehen Schwellung, Abszedierung und Fistelung. Ein sekundärer Weichteilabszess droht und der Knochen liegt frei **(Os liber),** sodass weitere Keime nun auch über diese Pforte eindringen können. Während bei der Osteomyelitis der langen Röhrenknochen eine hämatogene Einstreuung von Keimen die Ursache ist, spielen bei der Kieferosteomyelitis überwiegend o. g. ätiologische Faktoren die Hauptrolle.

> **Säuglingsosteomyelitis**
> Abweichend von den klassischen Pathomechanismen der Kieferosteomyelitis ist hierbei zumeist der Oberkiefer betroffen und die Keime streuen häufig hämatogen ein (Leitkeim **Staphylococcus aureus**), seltener durch ein lokales Schleimhauttrauma unter der Geburt. Auftreten innerhalb der ersten Lebenswochen.

> **Vincent-Symptom**
> Es beschreibt eine Hyp- bis Anästhesie im Bereich des Innervationsgebiets des N. alveolaris inferior (Unterlippe / Kinn). Das Symptom kann auftreten, wenn eine **Osteomyelitis** zu einer Affektion des Nervkanals führt oder der Bruchspalt einer **Unterkieferfraktur** durch den Nervkanal läuft.

Diagnostik

Allgemeine bildgebende Diagnostik Im OPT sieht man bei chronischem Bestehen **radioopake Sklerosierungsvorgänge** im betroffenen Areal (Knochennarbe) neben radioluzenten Bereichen **(wolkiger Aspekt).** Kommt es zu einer Mitbeteiligung der Kompakta, resultiert eine subperiostale Knochenneubildung **(zwiebelschalenartiger Umbau der Kortikalis).**

> Im konventionellen Röntgenbild sind Knochenveränderungen erst ab einem **30-prozentigen An- oder Abbau des Mineralgehalts** erkennbar. **Cave:** Unauffälliges konventionelles Röntgenbild trotz klinischer Symptome in der Akutphase einer Osteomyelitis möglich!

Die CT (mit Kontrastmittelgabe) ist geeignet, entzündliche Knochenvorgänge auch im Frühstadium zu entdecken (→ Abb. 15.8). Mit ihr gelingt die **Differenzialdiagnostik Tumor und Osteomyelitis.** Die MRT hat vor allem in der Frühdiagnostik ihren Stellenwert: Im Gegensatz zum CT kann sie bereits ein **Knochenmarködem** als Frühestform einer Osteomyelitis mit hoher Sensitivität nachweisen (→ Abb. 7.3). Nuklearmedizinische Verfahren **(Skelettszintigrafie, Granulozytenszintigrafie, SPECT)** sind ähnlich wie die MRT sehr sensitiv in der akuten Entzündungsphase. Leider fehlt ihnen eine gute Ortsauflösung und die Spezifität ist stark eingeschränkt.

Allgemeine Diagnostik **Mikrobiologische Untersuchungen** sind die Voraussetzung für eine gezielte antibiotische Therapie. Hierzu sind Abstriche, Eiteraspirate oder sogar Knochengewebe nötig. Oftmals ist aufgrund der geringen Keimzahl oder bei antibiotisch anbehandelten Patienten keine Keimbestimmung möglich. Das entnommene Material (intraoperativ) sollte **unfixiert** sein, sonst wird die Erregerdiagnostik zusätzlich erschwert. **Blutuntersuchungen** dienen der Dokumentation der Aktivität und dem Verlauf der Entzündung (BSG, CRP, alkalische Phosphatase [bei akuten Knochenentzündungen erhöht]).

Akute und sekundär-chronische Osteomyelitis

Die akute Kieferosteomyelitis tritt vermehrt im 3. – 6. Lebensjahrzent auf, Männer sind doppelt so häufig betroffen. **Klinisch** zeigt sich meist eine überlagernde Weichteilinfektion (Weichteilabszess). Häufig verspürt der Patient eine Lockerung der Zähne im Entzündungsgebiet und in der betroffenen Kieferhälfte ist oft ein Vincent-Symptom neben ansonsten starken Kieferschmerzen und hohem Fieber feststellbar. Im OPT ist häufig die dentogene Ursache zu erkennen (apikale Ostitis, perikoronare Knochentasche), ansonsten stellt sich das OPT in der akuten Phase unauffällig dar. Es besteht ein 30-prozentiges Chronifizierungsrisiko (**sekundär-chronische Osteomyelitis;** → Abb. 15.6). Zur klinischen Differenzialdiagnostik und **Therapie** zeigt → Tab. 15.1 einen Überblick.

Als Sonderform einer sekundär-chronischen Osteomyelitis ist die **fokal-sklerosierende Osteomyelitis** zu betrachten. Sie scheint das Residuum chronischer Pulpitiden oder geringster Okklusionsstörungen zu sein, meist im Molarengebiet. Klinisch entstehen wenige Beschwerden. Radiologisch handelt es sich häufig um einen Zufallsbefund (→ Abb. 15.7). In der Regel ist keine **Therapie** erforderlich.

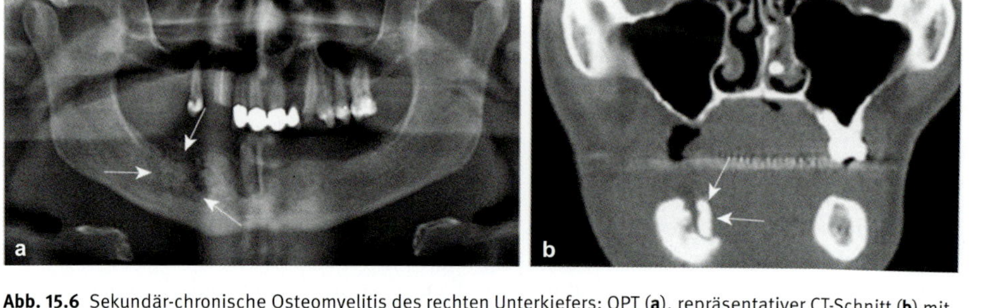

Abb. 15.6 Sekundär-chronische Osteomyelitis des rechten Unterkiefers: OPT (**a**), repräsentativer CT-Schnitt (**b**) mit Sequesterbildung (←) [M562]

Tab. 15.1 Differenzialdiagnose und Therapie akuter und sekundär-chronischer Osteomyelitiden im Kieferbereich

	Akut	Sekundär-chronisch
Klinik	• Abszedierung • Zahnlockerung • Vincent-Symptom	• Fistelbildung / Abszedierung • Sequester, pathologische Fraktur • Vincent-Symptom
Konventionelle Röntgendiagnostik	Negativ	Osteolysen / -sklerosen
Therapie	• Abszessinzision • Ursachenbehandlung (isolierte Extraktion von Fokuszähnen, **nicht** aller gelockerter Zähne) • Zunächst kalkulierte (Penicillin / β-Lactamase-Inhibitor-Kombination, Reserve: Clindamycin), dann erregerorientierte Antibiotikagabe	• Sequestrotomie, Dekortikation bis hin zu Spongiosaplastik und Knochentransplantation (mindert Druck und fördert Revaskularisation der Spongiosa durch Weichgewebsanlagerung) • Bei Misserfolg der Sequesterotomie / Dekortikation / Spontanfraktur: Unterkieferkasten- oder Teilresektion und mikrovaskuläre Rekonstruktion • Immer: plastischer Weichteilverschluss • Adjuvante Antibiotika- und Schmerztherapie • Additiv: hyperbare Sauerstofftherapie (Verbesserung der Oxygenierung; toxischer Effekt auf Anaerobier)

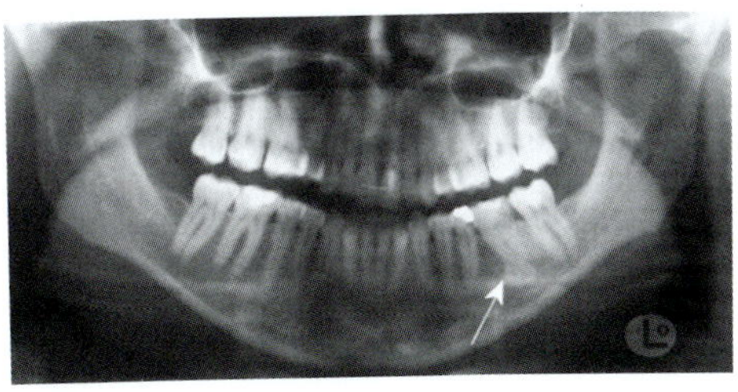

Abb. 15.7 Fokal-sklerosierende Osteomyelits im OPT am linken Unterkiefer (→) [M562]

Alveolitis sicca

Die Minimalstform einer akuten Osteomyelitis der Kiefer stellt die **Alveolitis sicca** dar (Syn. **trockene Alveole, Dry Socket, Dolor post extractionem**). Ihr geht zumeist eine langdauernde und die Alveole lokal mechanisch stark kompromittierende Zahnentfernung nach ebenfalls lang andauernder Zahnbehandlung (Wurzelkanalbehandlung, WSR etc.) voraus. Verstärkt wird die Problematik zumeist durch den Einsatz größerer Mengen gefäßverengender Vasokonstriktorzusätze im Lokalanästhetikum während der Zahnentfernung. Dadurch wird die Durchblutung der Alveole zusätzlich eingeschränkt.
Klinisch ist das Krankheitsbild von stärksten Schmerzen und einer stark protrahierten Abheilung der Alveole gekennzeichnet. Die Alveole sollte in regelmäßigen Abständen antiseptisch gespült, schmerzlindernde und antientzündliche / desinfizierende Streifen eingelegt und die Alveole selbst zurückhaltend angefrischt werden (zur Entfernung des toten Gewebes und zur Durchblutungsförderung).

Primär-chronische Osteomyelitis

Wenngleich die genaue Ätiologie unbekannt ist, wird ein bakterielles Entstehen bei geringer Keimzahl und Virulenz und gleichzeitig reduziertem Immunstatus vermutet. Es wird zwischen einer adulten und einer juvenilen Form unterschieden. Pathognomonisch für die **adulte Form** ist im Gegensatz zur akuten und sekundär-chronischen Osteomyelitis die **fehlende Eiter-, Fistel- oder Sequesterbildung.** Aufgrund diffuser Verdichtungen, die man in den Röntgenaufnahmen und intraoperativ darstellen kann, wird synonym auch der Begriff der **diffus-sklerosierenden chronischen Osteomyelitis** verwendet (→ Abb. 15.8). Typisch ist ein wechselnder Verlauf aus Phasen mit eingeschränkter Mundöffnung, Schmerz und Schwellung und Phasen ohne wesentliche Symptome. Die **juvenile Form** hingegen ist eher gekennzeichnet durch eine ausgeprägte Volumenzunahme des Unterkiefers, bedingt durch eine periostale Knochenapposition **(Periostitis ossificans),** kombiniert mit einem gemischt sklerotisch-lytischem Umbau der Spongiosa. Die Therapie orientiert sich an der für die sekundär-chronische Osteomyelitis (→ Tab. 15.1).

Differenzialdiagnose: ossifizierende Läsionen der Kiefer

Insbesondere radiologisch kann es zwischen der primär-chronischen Osteomyelitis und **fibroossären Krankheitsbildern** des Kieferbereichs zu Verwechslungsmöglichkeiten kommen:

- **Fibröse Dysplasie:** Fehlbildung des Knochens mit Bildung von geschwulstartigen Aussackungen. Man unterscheidet eine häufigere **monostotische** und eine seltenere **polyostotische Form (Morbus Jaffé-Lichtenstein).** Zugrunde liegt eine Mutation des **GNAS-Gens auf Chromosom 20** (kann nicht weitervererbt werden). Die monostotische Form verläuft meist asymptomatisch und ist häufig ein Zufallsbefund. Die polyostotische Form kann Bewegungseinschränkungen, Schmerzen und pathologische Frakturen hervorrufen. Radiomorphologisch typisch ist ein **milchglasartiger Aspekt.** Die Therapie ist zurückhaltend: kosmetische Resektion stark wuchernder Bezirke, Schmerztherapie, ggf. Gabe von Bisphosphonaten.
- **Cherubismus:** meist **symmetrische, bilaterale Auftreibung des Ober- und Unterkiefers,** die mit Abschluss der Pubertät zum Stillstand kommt und sich danach allmählich spontan zurückbildet. Mutation des **SH3BP2-Gens auf Chromosom 4,** die **autosomal-dominant** vererbt wird. Radiologisch kommt es zu **multiplen Osteolysen,** die allmählich auftreiben und Zähne sowie Orbitae verdrängen können (mit Retraktion der Unterlider und im schlimmsten Fall **typischem Gesichtsausdruck mit „Blick gen Himmel").**

Syndrom-assoziierte chronische Osteomyelitis

Die **CRMO,** eine sterile Osteomyelitis, zeigt in ca. 5 % ihrer Fälle eine Beteiligung des Unterkiefers, die dann wie eine primär-chronische Osteomyelitis imponiert. Während sie bei Kindern und Jugendlichen auftritt, findet man bei Erwachsenen das **SAPHO-Syndrom.** Ursächlich vermutet wird hier ein subklinischer Infekt und auch sie imponiert als primär-chronische Osteomyelitis im Kie-

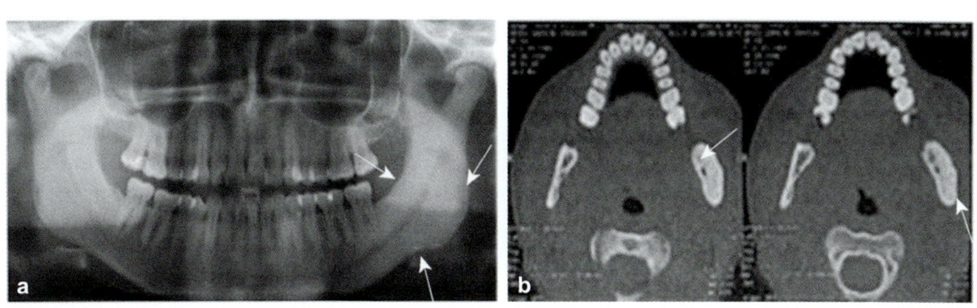

Abb. 15.8 Primär-chronische (diffus-sklerosierende) Osteomyelitis des linken Unterkiefers, ausgehend von Zahn 37 (←): OPT mit nur diskret erhöhter Radioopazität im linken Unterkiefer und Ummauerung des linken Canalis n. alveolaris inf. (**a**), korrespondierendes CT mit deutlich verdicktem und hyperdensem aufsteigendem Unterkieferast links (**b**) [M562]

ferbereich. Die Therapie beider Krankheitsbilder besteht in NSAIDS, Kortikosteroiden und immunmodulierenden Substanzen sowie im therapieresistenten Fall in der Gabe von Bisphosphonaten.

Odontogene Sinusitiden

Ätiologie

Dentogene / odontogene Sinusitiden nehmen neben den **rhinogenen Sinusitiden** die zweite große Gruppe der Sinusitiden ein (seltener: **posttraumatische, hämatogene und radiogene Sinusitiden**). Ursachen können sein:

- **Fortgeleitete parodontale / periapikale Infektionen, odontogene Infektionen des Oberkiefers mit Ausbreitungstendenz** (z. B. fortgeschrittene Abszesse der Fossa canina), **übergreifende Osteonekrosen / Osteomyelitiden des Oberkiefers**
- **Teilretinierte / verlagerte Zähne**: Bildung von follikulären Zysten (s. u.), was wiederum eine **Mukozelenbildung** fördert (→ Abb. 15.10)
- **Alveolitiden post extractionem**
- **Mund-Antrum-Verbindung (MAV)**: pathologische Verbindungen zwischen Mundhöhle und Kieferhöhle i. d. R. nach Entfernung von Zähnen (und unterbliebenem plastischem Weichteilverschluss / antibiotischer Therapie)
- **Fremdkörper:**
  - Überstopftes Wurzelfüllmaterial: dient ortsständigen Aspergillen als Nahrungsmittel und kann zu einer **fulminanten Aspergillose der betroffenen Kieferhöhle** führen
  - Verbliebene und dislozierte Zahnwurzeln bei frustranem Extraktionsversuch
  - Dislozierte zahnärztliche Implantate
- **(Dentogene) Zysten:** radikuläre Zysten und follikuläre Zysten (Verhältnis 10 : 1; → Kap. 13) können im Extremfall die gesamte Kieferhöhle ausfüllen. **Infizierte Zysten** bedingen direkt eine odontogene Sinusitis der Kieferhöhle (zumeist **purulente Sinusitis**; → Abb. 15.9). Nicht infizierte Zysten können bei starker Größenprogredienz das Ostium naturale verlegen. Belüftungs- und Drainagestörungen resultieren mit Entstehen einer sekundären Sinusitis (zumeist **polypöse Sinusitis**).

Klinik

Neben einer Nasenatmungsbehinderung und Ausfluss aus dem Nasenloch kommt es zu Schmerzen über der betroffenen Gesichtsregion. Weiterhin zeigen sich Druckschmerzen im Bereich der Nervenaustrittspunkte und ausstrahlende Schmerzen in die Zähne

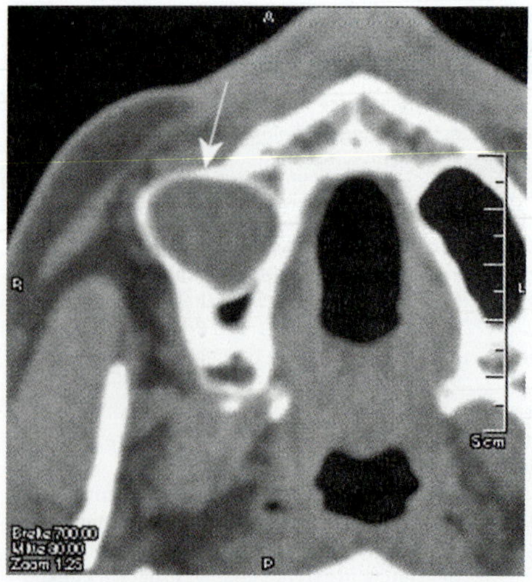

Abb. 15.9 Repräsentativer CT-Schnitt: verlegte rechte Kieferhöhle durch eine odontogene Zyste mit Ausdünnung der laterofazialen Kieferhöhlenwand (↓) [M564]

der betroffenen Kieferhälfte (häufig als primäre Zahnschmerzen verkannt). Es kann eine Hypästhesie / Dysästhesie im Ausbreitungsgebiet des **N. infraorbitalis** auftreten. Nicht selten ist eine Schmerzverstärkung beim Bücken **(Beugeschmerz).** Fieber und Abgeschlagenheit können dazukommen. Laborchemisch zeigen sich die BSG, der CRP-Wert und die Leukozyten erhöht.
Auch die odontogenen Sinusitiden lassen sich in akute und chronische Formen unterteilen. Die **akute Form** beginnt mit schleimiger, später putrider Sekretion. Bei starker Schleimhautschwellung der akuten Form kann das Ostium naturale verlegt werden: Ein **Kieferhöhlenempyem** resultiert. Die **chronische Form** verläuft i. d. R. klinisch blande.

In 3 % d. F. treten **ernste Komplikationen** der akuten (chronischen exazerbierten) Sinusitis auf. Hierzu gehören:
- Orbitaphlegmone und -abszesse
- **Sinus-cavernosus**-Thrombosen
- Osteomyelitiden
- Hirnabszesse und epidurale Abszesse
- Chronische Schmerzzustände

Diagnostik

Anamnese und klinische Untersuchung stehen an erster Stelle (s. a. Symptomatik). An zweiter Stelle stehen **Nativröntgenaufnahmen:**

- Die **NNH-Aufnahme** (Nasennebenhöhlenaufnahme) ist als Summationsaufnahme in der Lage, Flüssigkeitsansammlungen und Weichteilschwellungen zuverlässiger wiederzugeben als ein OPT. Dennoch wird sie in der HNO-Heilkunde nur noch **selten** als Suchaufnahme z.B. bei V. a. Sinusitis maxillaris verwendet, da sie bezüglich Diagnosefindung und -ausschluss häufig mehrdeutige/unklare Befunde liefert und daher eine ungünstige Kosten-Nutzen-Relation bezüglich Strahlenexposition und diagnostischem Mehrwert besteht.
- **OPT** (seltener Zahnfilm): kann den dentogenen Fokus bildmorphologisch zuverlässiger als eine NNH-Aufnahme darstellen.

Nativröntgenbefunde der Kieferhöhle (Auswahl)
- Gleichmäßige Transluzenz beider Kieferhöhlen im Seitenvergleich: physiologischer Befund
- Totale Verschattung einer (oder beider) Kieferhöhlen: Hinweis auf akute / chronische Kieferhöhlenentzündung mit starker Schleimhautschwellung, Kieferhöhlenempyem, ausgeprägte Mukozele, totaler Hämatosinus oder Zyste (mit Ausbreitung in die gesamte Kieferhöhle)
- Leichte Opazitäten können das Anfangsstadium einer akuten Sinusitis darstellen.
- Spiegelbildungen (mit lateralem und medialem Anstieg der Flüssigkeitssäule): seröse / blutige oder eitrige Flüssigkeitsansammlung
- Zur Kieferhöhle konvexe Schleimhautpolster: Polypen / Mukozelen (zu jeder Seite), dentogene Zysten (von basal ausgehend)
- Girlandenförmige Schleimhautkonfiguration, polypöse Opazitäten mehrerer Nebenhöhlen und der Nasenhaupthöhle: Hinweis für allergisches Geschehen

Cave: Falsch positive und negative Röntgenbefunde sind möglich!

DVT und **CT** (ggf. mit Kontrastmittel) kommen bei Verdacht auf Komplikationen oder zur präoperativen Planung zum Einsatz (→ Abb. 15.9).
Die **Endoskopie** (Syn. **Antroskopie**) ermöglicht die direkte **Inspektion** der Kieferhöhle und Beurteilung ihrer Schleimhaut bei unklarem Röntgenbefund und ggf. auch **Intervention** (z. B. Entfernung von Wurzelresten) sowie die Suche nach Fremdkörpern. Zugang für die Endoskopie erhält man:

- Transnasal (scharf über den unteren oder stumpf über den mittleren Nasengang)
- **Transoral** über die **Fossa canina** nach Anlegen eines kleinen Bohrlochs (bessere Übersicht), transpalatinal und in Ausnahmefällen über eine bestehende große Mund-Antrum-Verbindung

Die **Ultraschalluntersuchung** beruht auf dem Prinzip, dass bei pathologischer Flüssigkeitsansammlung in der Kieferhöhle der Schall nicht mehr total an der Grenze Knochen zu Luft der Kieferhöhle reflektiert wird, sondern ein zweites Echo an der Kieferhöhlenhinter-

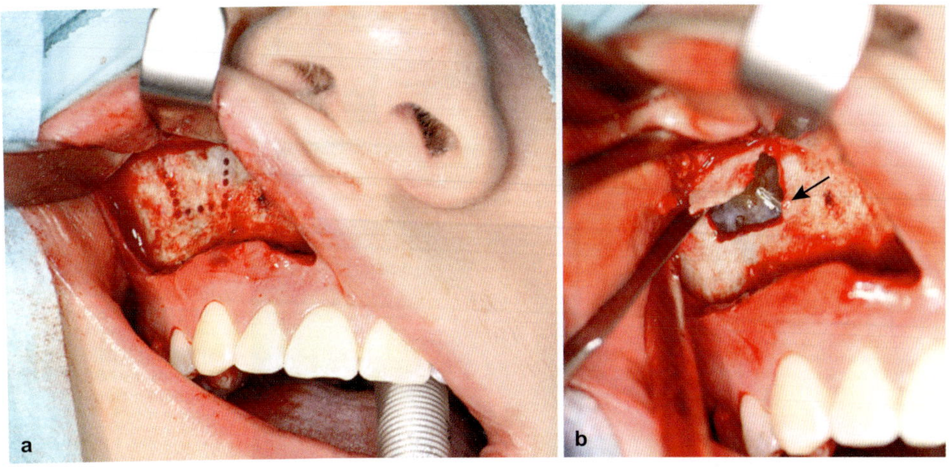

Abb. 15.10 Intraoperativer Situs bei einer osteoplastischen Kieferhöhlenoperation des rechten Sinus maxillaris. Der Knochendeckel ist mit einem kleinen Rosenbohrer markiert (**a**) und kranial gestielt nach oben geschlagen (**b**). Hierbei wird der Blick frei auf eine noch unbeschädigte Mukozele, die im Anschluss entfernt wurde (←). [M562]

wand entsteht **(A-Mode-Verfahren)** oder die pathologische Füllung der Kieferhöhle sichtbar wird **(B-Mode-Verfahren)** (→ Kap. 7). Die Ultraschalluntersuchung ist ein weiterführendes diagnostisches Verfahren, vor allem für Kinder und Schwangere zur Bestimmung von Sekretansammlungen (wegen der fehlenden Strahlenexposition), und eignet sich als Verlaufskontrolle von voroperierten Kieferhöhlen. **MRT-, Szintigrafie-** und **PET-CT-Untersuchungen** bleiben Sonderfällen vorbehalten (v. a. dem Tumorverdacht).

Therapie

Eine akute, stark vorentzündete Kieferhöhle sollte ausreichend konservativ vorbehandelt werden. Hierzu gehören Antibiose (Aminopenicillin mit β-Lactamase-Inhibitor) und Nasentropfen, um die Belüftung der Kieferhöhle gewährleisten zu können (über **das Ostium naturale**), Drainage und Spülung im akuten Stadium (z. B. über eine MAV oder das **Ostium naturale**).
Sollte keine akute Entzündung vorliegen oder die Entzündung ausreichend lange (7–10 Tage) vorbehandelt worden sein, muss die Ursache beseitigt werden:

- Zahnsanierung
- Verschluss der MAV (i. d. R. durch einen **Trapezlappen / Rehrmann-Lappen**)
- **Operative Entfernung der Fremdkörper / des Fremdmaterials:** Der operative Zugang gelingt transnasal und transoral. Kieferchirurgischer **Standardzugang** ist der **transorale:**
  - Nach subperiostaler Freilegung der Kieferhöhlenvorderwand (über einen paramarginalen Schnitt oder Zahnfleischrandschnitt) im Bereich der **Fossa canina** wird mindestens 2 mm kranial der Wurzeln ein knöchernes Kieferhöhlenfenster (im Idealfall nach kranial gestielt) präpariert und abgeklappt. Nach schonender Entfernung des Fremdmaterials (ggf. unter Zuhilfenahme eines Endoskops) möglichst unter weitestgehendem Erhalt der Schleimhaut **(Schneider-Membran)** wird dieser Knochendeckel zurückgesetzt (**osteoplastische Kieferhöhlenoperation;** → Abb. 15.10). Um die postoperative Belüftung und den Sekretabfluss zu gewährleisten sowie ein Hämatom weitestgehend zu vermeiden, wird scharf über den unteren Nasengang ein **Nasenfenster** angelegt und hierüber ein **geblockter Ballonkatheter** oder neuerdings ein **Drainageröhrchen** in die operierte Kieferhöhle eingelegt und über das Nasenloch ausgeführt (für 7–10 postoperative Tage).
  - Manchmal gelingt die transorale Entfernung von Fremdmaterial auch über eine vorhandene MAV (mit minimaler operativer Erweiterung des Zugangs und ggf. unter Zuhilfenahme eines Endoskops). Postoperativ erfolgt der Verschluss der MAV durch eine lokale Lappenplastik und ggf. mit Anlage einer der o. g. Drainagen über ein unteres Nasenfenster für 7–10 Tage.
- **Operative Behandlung dentogener Zysten der Kieferhöhle:** Der Zugang zu den Zysten gelingt i. d. R. über eine osteoplastische Kieferhöhlenoperation:
  - **Kleine bis mittelgroße Zysten** werden in toto exstirpiert **(Antrozystektomie)** und der ursächliche Zahn erfährt, wenn er erhaltungswürdig ist, eine Wurzelkanalbehandlung / WSR, ansonsten Entfernung des Zahnes.
  - Bei **größeren Zysten** wird der der Kieferhöhle zugewandte Zystenbalg entfernt, wodurch das Zystenlumen zur Nebenbucht der Kieferhöhle wird **(Zystantrorhinostomie).** Ungünstigerweise wird hierbei Zystenschleimhaut belassen (Risiko erneuter Entzündung und maligner Transformation). Ein Nasenfenster, auch zum Spülen der Kieferhöhle postoperativ, sollte hierbei angelegt werden. **Wichtig:** Fokussanierung: Wurzelkanalbehandlung / WSR, ansonsten Entfernung des Zahnes.

Zusammenfassung

- Obgleich paramandibuläre, massetericomandibuläre und retromaxilläre Abszesse zu den Logenabszessen gehören, werden diese (noch) von intraoral inzidiert.
- Selten treten die odontogenen Weichgewebsabszesse in Reinform auf, sondern meist eher als Mehrlogenabszesse.
- Eine Restitutio ad integrum einer chronischen Osteomyelitis ist nur in 70–95 % aller Fälle zu erwarten.
- Radikuläre odontogene Kieferhöhlenzysten und follikuläre Zysten treten im Verhältnis 10 : 1 auf.
- MAV (im nicht akut entzündlichen Stadium) werden i. d. R. durch einen Trapezlappen verschlossen.
- Kieferchirurgischer Standardeingriff an der Kieferhöhle ist die osteoplastische Kieferhöhlenoperation.
- Odontogene Kieferhöhlenzysten werden mittels Antrozystektomie (kleinere Zysten) oder Zystantrorhinostomie (größere Zysten) behandelt.

Definition

Unter einem **Notfall** versteht man ein plötzlich eingetretenes Ereignis, das eine unmittelbare Gefährdung für Leben und Gesundheit des Patienten darstellt. Unbehandelt droht eine Störung oder sogar der Ausfall vitaler Funktionen.
Vom Notfall abzugrenzen ist die Notfallsituation oder **Akutsituation.** Auch wenn hierbei nicht direkt vitale Funktionen bedroht sind, so besteht doch eine unmittelbare Gefährdung für die Gesundheit.
Die Differenzierung zwischen Notfall und Notfallsituation / Akutsituation erfolgt anhand der vorherrschenden Symptome.
Im Bereich der Mund-, Kiefer- und Gesichtschirurgie gibt es im Wesentlichen zwei Szenarien, die zu einer akuten vitalen Gefährdung führen können: die mechanische Atemwegsblockade und eine Hb-relevante Massenblutung. Demgegenüber gibt es verschiedene Akutsituationen, die ein sofortiges Handeln erfordern, um größeren Schaden für die Gesundheit des Patienten zu vermeiden bzw. zu vermindern. Zu diesen Akutsituationen gehören u. a. das retrobulbäre Hämatom und die akute Extrusion von Frontzähnen.
Da schwere Verletzungen im MKG-Gebiet zumeist in Kombination mit weiteren Verletzungen auftreten, besteht die Behandlung des Patienten in der koordinierten Kooperation mehrerer Ärzte und Fachdisziplinen: **Unfall- und Allgemeinchirurgie, Anästhesie, Augenheilkunde, Neurochirurgie und Hals-, Nasen- und Ohrenheilkunde.**

Notfälle

Verlegung der Atemwege

Ätiologie

Durch die enge Nachbarschaft des MKG-Bereichs zu den oberen Anteilen der Atemwege können bestimmte Verletzungen zur **respiratorischen Notfallsituation** führen, die durch Maßnahmen der Ersten Hilfe schwer oder nicht zu kompensieren sind (Kopf überstrecken oder **Esmarch-Handgriff**).
Zu den Notfällen zählen die Verlegung der Atemwege durch eine zunehmende Schwellung im Mundboden- und Halsbereich durch eine Blutung oder das Zurückfallen der Zunge bei bestehender Unterkiefertrümmerfraktur im ventralen Anteil, was bei Rückenlage des Patienten noch verstärkt wird. Besteht eine solche Trümmerfraktur, verlieren die **Mm. genioglossi, geniohyoidei** und die **Venter anteriores der Mm. digastrici** ihren ventralen Ansatz und kontrahieren gegen die Rachenhinterwand (→ Abb. 16.1).

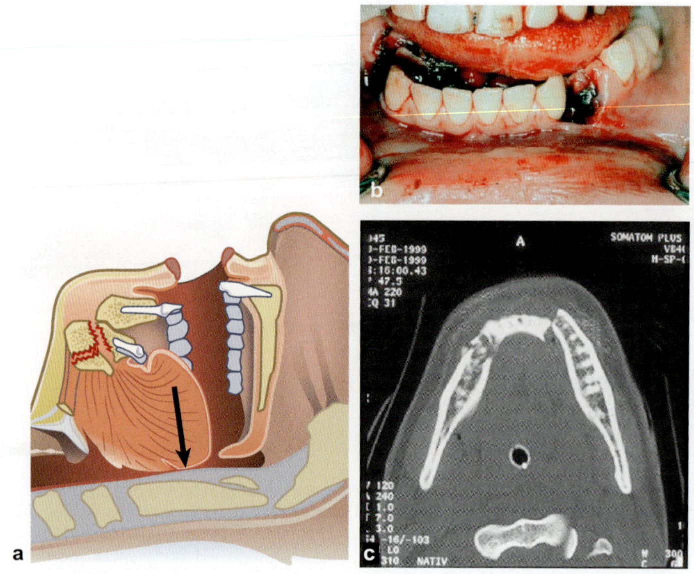

Abb. 16.1 Akute Verlegung der Atemwege bei doppelter Unterkieferfraktur:
a) Schematische Darstellung einer Unterkieferfraktur mit Distalverlagerung der Zunge und resultierender Ateminsuffizienz [L255]
b) Klinisches Bild einer doppelten Unterkieferfraktur [P132]
c) Axiales CT eines Patienten mit doppelter Unterkieferfraktur und Verlegung der Atemwege; die Sicherung der Oxygenierung erfolgt mittels Tubus. [P132]

Maßnahmen

Als erste Maßnahme sollte der Patient von der Rücken- in die Bauch- oder Seitenlage gebracht werden, sodass der Unterkiefer freischwebend positioniert ist. Durch diese Position kann das Gewebe der Zunge und des Mundbodens allein aufgrund des eigenen Gewichts den Abstand zur Rachenhinterwand passiv vergrößern. Sind mehrere Knochenfragmente ineinander verkeilt, kann diese Erstmaßnahme wirkungslos bleiben, sodass als Nächstes das mediane Fragment des Unterkiefers aktiv nach vorn gezogen werden muss. Um dies zu unterstützen, kann man die Zunge mit einer kräftigen Naht anschlingen und somit als Ganzes nach vorn ziehen. Hierbei besteht die Gefahr der Gefäßverletzung oder des Ausreißens des Fadens und somit einer weiteren Traumatisierung.
Die noch zuletzt mögliche Notfallmaßnahme bei mechanischer Blockade der oberen Atemwege ist die **Koniotomie (Eröffnen der Atemwege zwischen Schild- und Ringknorpel).** Bei der Koniotomie handelt es sich um einen ärztlichen Notfalleingriff als Mittel der ersten Wahl bei einer **Cannot-intubate-cannot-ventilate-Situation** (keine Beatmung über Maske und keine Intubation möglich). Die Koniotomie ist ein temporäres Verfahren zur vorübergehenden Beatmung / Oxygenierung des Patienten, um den Tod durch Sauerstoffmangel zu verhindern. Im Folgenden sollte nach Stabilisierung die Intubation oder eine reguläre, chirurgische Tracheotomie des Patienten erfolgen.
Im Krankenhaus angekommen, stehen die Stabilisierung und Ruhigstellung der Fragmente der exakten Reposition voran.
Die einfachste Möglichkeit zur Stabilisierung einer Fraktur im Bereich des Unterkiefers ist das Einbringen einer **Achterligatur.** Sie sollte mindestens zwei mesial und distal des Frakturspalts gelegene Zähne miteinbeziehen. Stabiler als die Achterligatur ist die **Drahtbogenschienung nach Schuchardt.**

Blutungen im Bereich der Weichgewebe

Ätiologie

Der zweite kieferchirurgische Notfall ergibt sich aus einer **Massenblutung,** deren Ursprung in den Weichgeweben liegen kann oder durch die Verletzung einer großen Arterie der Gesichtsweichteile hervorgerufen wird. Diese Blutungen können traumatologischen Ursprungs sein (also z. B. unfallbedingt) oder aber auch während oder nach operativen Eingriffen im Kopf-Hals-Bereich auftreten. Grundsätzlich können natürlich alle größeren Gefäße betroffen sein. So kann es z. B. bei tumorchirurgischen Eingriffen intra- oder auch postoperativ zu Verletzungen der großen Halsgefäße (A. carotis communis oder A. carotis interna oder externa; V. iugularis interna) kommen mit lebensgefährlichen Blutungen. Die Therapie besteht in einem mikrochirurgischen Verschluss der Gefäßperforation oder der Unterbindung des Gefäßes (**Cave:** Selbst die einseitige Unterbindung der A. carotis interna oder A. carotis communis kann zu einer kritischen zerebralen Minderversorgung führen!).
Verantwortlich für traumatologisch bedingte, äußerst bedrohliche Blutungen sind häufiger Blutungen aus der **A. maxillaris,** die bei Mittelgesichtsfrakturen **(LeFort II**

und III) auftreten können. Das Blut nimmt dann den Weg durch den Frakturspalt in die Kieferhöhle und von dort über die Nase in den Mund-Rachen-Raum.

> Unbehandelt führt eine solche Blutung innerhalb weniger Minuten zu einem **hypovolämen Kreislaufschock** und kann entweder zur Ausblutung oder zur Blutaspiration und konsekutiv in beiden Fällen zum Tode führen.

Maßnahmen

Um eine solche Blutung am Unfallort bis zum Eintreffen in der Klinik unter Kontrolle zu bringen, muss der Oberkiefer gegen die Schädelbasis nach dorsokranial komprimiert und die Nase tamponiert werden. Ist der Patient noch bei Bewusstsein, gelingt dies am ehesten durch eine Kompression des Unterkiefers gegen den Oberkiefer über eine straffe **Kopf-Kinn-Kappe** oder einen Verband. Verliert der Patient hierbei das Bewusstsein, besteht die Gefahr der Aspiration, da eine Mundöffnung nur erschwert oder gar nicht möglich ist. Die Alternative dazu ist die direkte Kompression des Oberkiefers gegen die Schädelbasis über einen Verband mit Holzspateln, die quer durch die Mundhöhle auf die obere Zahnreihe gelegt werden (→ Abb. 16.2).

Eine alleinige Nasentamponade in einer solchen Situation ist nicht nur wirkungslos, sondern auch kontraproduktiv, da die Nasentamponade den mobilen Oberkiefer nach kaudal mobilisiert und sich so der Bruchspalt erweitert und mehr Blut nachfließen kann. Als **Ultima Ratio** kann man versuchen, die **A. carotis externa** intermittierend gegen den Querfortsatz des 6. Halswirbels zu komprimieren und so die Blutung zu stoppen / reduzieren.

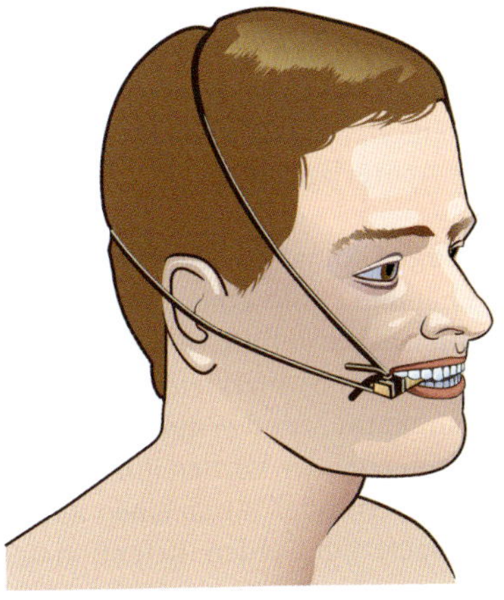

Abb. 16.2 Ersttherapie bei Blutung der A. maxillaris: kraniomaxilläre Aufhängung mit Holzspateln und Verbänden [L255]

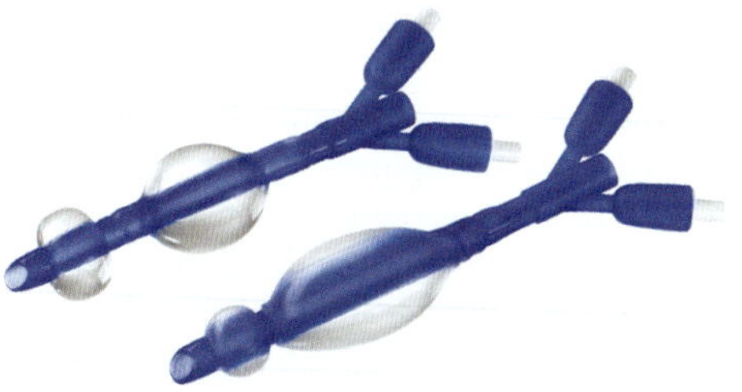

Abb. 16.3 Aufblasbare Nasopharynxtamponaden (© bess medizintechnik gmbh) [U154]

Liegt die Blutung hingegen bei wenig mobilem Oberkiefer im hinteren Nasenbereich oder der Kieferhöhle, kann durch eine **Bellocq-Tamponade** mittels Kompression die Blutung i. d. R. gestoppt werden.

Als Ersatz für die klassische Bellocq-Tamponade bieten sich allerdings mittlerweile industriell hergestellte, aufblasbare **Nasopharynxtamponaden** (→ Abb. 16.3) oder **kombinierte Nasopharynx-Nasentamponaden** an, die wesentlich einfacher zu applizieren sind.

Ist der Patient in der Klinik eingetroffen, werden zunächst die Atemwege gesichert, sodass eine suffiziente **Oxygenierung** möglich ist, danach werden bestehende Blutungen behandelt und dann der Kreislauf stabilisiert.

Die Versorgung einer nicht sistierenden Blutung aus der **A. maxillaris** kann im Krankenhaus durch eine interventionelle **Embolisation** erfolgen oder operativ durch Unterbindung des Gefäßasts direkt. Je näher die Unterbindung dabei an der Blutung angebracht werden kann, desto eher ist der Eingriff erfolgreich, da die Anzahl der **Kollateralkreisläufe** verringert wird.

Parallel bestehende Weichteilverletzungen sollten so früh wie möglich behandelt werden, um ein ästhetisch möglichst ansprechendes Ergebnis zu erzielen. Während in den übrigen traumatologischen Fächern ein Zeitfenster von 6 h angegeben wird, um Weichteilverletzungen zu versorgen, liegt dieses im Gesicht bei ca. 24 h aufgrund der guten Durchblutung.

Obligat bei jeder Weichteilverletzung ist die Prüfung des Impfschutzes **(Tetanus)** und bei stärker kontaminierten Wunden die antibiotische postoperative Abschirmung. Das grundsätzliche Prinzip in der Traumatologie und deren Behandlung gibt vor, dass zunächst Frakturen zu stabilisieren und zu schienen sind, im Anschluss sollten Zahnverletzungen behandelt werden, dann kann die Versorgung von intraoralen Wunden (Gingiva, Schleimhaut, Zunge) erfolgen und zuletzt die Versorgung von Weichteilverletzungen im extraoralen Gesichtsbereich.

> Die Behandlung in der Traumatologie des Gesichtsschädels geschieht immer von **innen nach außen.**

Akutsituationen

Retrobulbäres Hämatom

Nach Mittelgesichtstraumen (sehr selten auch nach operativen Eingriffen im Viscerocranium, → Kap. 19) kann es zu einer retrobulbären Blutung kommen, die bei weitgehend intakten knöchernen Strukturen in der Orbita letztendlich aufgrund der intraorbitalen Druckerhöhung zu einer **Kompression der A. ophthalmica,** der hinteren Ziliararterien und ggf. auch der Retinagefäße führt. Diese Durchblutungsstörung führt innerhalb weniger Stunden zu einem irreversiblen Visusverlust im betroffenen Auge, sodass sofortige Maßnahmen notwendig sind. **Klinisch** imponiert der Patient durch eine Protrusio bulbi mit meist hartem Bulbus sowie einer plötzlichen, schmerzhaften Visusminderung bzw. einem Visusverlust des betroffenen Auges.

Therapeutisch ist eine sofortige operative Entlastung des Hämatoms durch z. B. **laterale Kanthotomie, Schlitzung der Periorbita,** ggf. Ausräumung des Siebbeins etc. notwendig.

Frontzahntrauma mit Avulsion eines Zahnes

→ Kap. 10.

Zusammenfassung

- Die beiden wichtigsten Notfallsituationen in der MKG sind die mechanische Verlegung der Atemwege sowie die Massenblutung bei Tumorpatienten (Hals, Mundboden, Rachen).
- Die wichtigsten Akutsituationen der MKG, die ein sofortiges Handeln erfordern, um größeren Schaden für die Gesundheit des Patienten zu vermindern, sind das retrobulbäre Hämatom und die akute Extrusion von Frontzähnen.

Definition

Als Fraktur wird eine Unterbrechung der Knochenkontinuität durch direkte oder indirekte Gewalteinwirkung verstanden. Direkte Gewalteinwirkung führt meist zur Fraktur im Bereich des Aufpralls, während es bei der indirekten Gewalteinwirkung zu einer Weiterleitung der Energie kommt und der Knochen an einer anderen Stelle bricht.

- **Pathologische Fraktur:** Hierbei handelt es sich um eine Fraktur, bei der es trotz inadäquat niedriger Gewalteinwirkung zu einem Bruch kommt, weil der Knochen schon vorher geschwächt war (Zysten, Tumoren, Metastasen, Entzündungen [AR-ONJ, IORN], Atrophie des Alters / zahnlosen Kiefers, nach Weisheitszahnentfernungen).
- **Fissurale Fraktur:** Im Röntgenbild ist lediglich ein **Haarriss** zu sehen.
- **Infraktion:** Der Bruchspalt ist unvollständig und durchzieht nur eine Kortikalis.
- **Komplizierte Frakturen:** Die Knochenhartsubstanz wird durch eine Zerreißung des Weichteilmantels nicht mehr bedeckt. Alle Frakturen innerhalb der Zahnreihe sind damit komplizierte Frakturen, da der Knochen über den **Parodontalspalt** mit der Mundhöhle kommuniziert.

Ätiologie und Einteilung

Die meisten Frakturen haben ihren Ursprung in einem Aufpralltrauma (Rohheitsdelikt, Verkehrsunfall, Sturz) und kommen dann zustande, wenn die Kompensationsmechanismen nicht mehr ausreichen, die einwirkende Kraft zu absorbieren (Zurückweichen des passiven Kollisionsobjekts, Verformung der Weichteile und der Hartgewebe). Dabei hängt es von der Menge der aufzunehmenden Energie, der Dauer der Krafteinwirkung und der Größe der aufnehmenden Fläche ab, wie viel Energie toleriert wird.
Die Frakturen können in verschiedene Typen unterteilt werden **(Quer-, Schräg-, Längs-, Mehrfragment-, Trümmer- und Defektfrakturen)** und nach der Stellung der Fragmente **(disloziert oder nicht disloziert).**

Knochenbruchheilung

Voraussetzungen

Das Besondere an der Frakturheilung ist, dass Knochen in der Lage ist, ohne Narbe abzuheilen und eine **Restitutio ad integrum** zu erlangen. Die Grundbedingungen dafür sind:

- Ausreichende Durchblutung
- Ruhigstellung der Knochenfragmente
- Fester und breitflächiger Knochenkontakt der Fragmentenden

Dabei sind die erforderlichen **Behandlungsschritte:**

- **Manuelle oder apparative Reposition:** Einrichten der Fragmente in ihre anatomische Ursprungsposition
- **Retention:** Sicherung der Reposition und Vermeidung der Redislokation
- **Fixation:** Herstellen interfragmentärer Ruhe. Man unterscheidet innere (Drähte, Schrauben, Platten) und äußere (mandibulomaxilläre Fixation = MMF, Fixateur externe) Fixation.
- **Mobilisation im Verlauf:** Funktionsübungen ohne Belastung

Formen der Knochenbruchheilung

Man differenziert die **primäre** und die **sekundäre Knochenbruchheilung.** Die primäre Knochenbruchheilung wird über **Osteosyntheseverfahren** (Platten / Schrauben) erreicht, welche die interfragmentäre Ruhe gewährleisten sollen. Dabei unterscheidet man:

- **Funktionsstabile Osteosynthesen:** vollständige Belastung direkt nach der OP möglich
- **Übungsstabile Osteosynthesen:** Nach der OP ist nur eine Bewegung und **keine** Belastung möglich. Bei den übungsstabilen Osteosynthesen ist zu diskutieren, ob es sich nicht in Wirklichkeit um eine sekundäre Knochenbruchheilung handelt, da im Bereich der Fragmentenden durch die Miniplatten weiterhin eine geringe Bewegung im Mikrometerbereich möglich ist.

Phasen der Knochenbruchheilung

Im Röntgenbild läuft die primäre Knochenheilung ohne Kallusbildung und Resorption im Bruchspalt ab. Bei der sekundären Bruchheilung (Frakturspalt $\geq 200\ \mu m$) kommt es aufgrund der Instabilität im Bereich des Bruchspalts (Schienen, Gipsverbände, Drahtligaturen) und der mangelnden Reposition zur initialen Erweiterung des Bruchspalts und danach über den Umweg der Kallusbildung zur Ausheilung. Dabei werden vier Phasen unterschieden:

1. **Phase 1:** Am 1.–7. Tag bildet sich ein **Hämatom** im Bereich des Bruchspalts und es kommt in den Markräumen der Knochenenden zu einer **aktiven Hyperämie.**
2. **Phase 2:** Am 7.–14. Tag wird das Hämatom durch **Granulationsgewebe** ersetzt, welches die Bruchspaltenden demineralisiert. Osteoklasten resorbieren die Frakturenden (Bruchspalt erweitert sich) und das Granulationsgewebe wird in straffes, **kollagenreiches Bindegewebe** umgewandelt.

- **Phase 3:** Am 14.–21. Tag verdichtet sich das Gewebe im Bruchspalt und es beginnen die **desmale und die enchondrale Ossifikation.** Es bildet sich der Fixationskallus.
- **Phase 4:** Ab dem Beginn der 4. Woche erfolgt die zunehmende **Mineralisierung des Kallus** und der Geflechtknochen wandelt sich in **lamellären Knochen.**

Dauert die Bruchheilung länger als 3 Monate, liegt die Bildung einer **Pseudarthrose (bindegewebige Durchbauung ohne Verknöcherung)** vor. Die Bildung einer Pseudarthrose ist häufig durch lokale, vom Operateur zu beeinflussende Faktoren begünstigt. Dazu zählen die mangelhafte Reposition, Retention und Fixation der Fragmente, eine mögliche Weichteilinterposition und eine Bruchspaltinfektion durch einen Mangel an Hygiene oder eine zuvor bestehende bakterielle Kontamination. Je gelenkferner eine Pseudarthrose auftritt, desto ungünstiger ist es für den Heilungsprozess und zieht einen Folgeeingriff nach sich.

Frakturversorgung

Bei der Frakturversorgung unterscheidet man die **konservative** von der **operativen Frakturbehandlung.**

Konservative Verfahren

Drahtligaturenverband

Hierbei handelt es sich um die einfachste Variante eines Schienenverbands, die Drahtligatur.
Indikation ist die temporäre Versorgung von luxierten Zähnen, Alveolarfortsatz- und Unterkieferfrakturen.
Ihre **Vorteile** liegen in ihrer Verfügbarkeit und der Möglichkeit, sie in Lokalanästhesie anzulegen. Ihre **Nachteile** sind die mangelnde Stabilisierung der Fraktur und die Schädigung des Parodontiums. Daher sollte sie nur im Rahmen der Erstversorgung Anwendung finden.
Die einfachsten Varianten sind die **Ernst-Häkchen** oder die Bruchspaltversorgung mittels **Achterligaturen.**

Drahtbogen-Kunststoff-Schiene

Diese hat den Drahtschienenverband abgelöst und ist eine **definitive Behandlungsoption** bei einer Unterkieferfraktur. Sie kann direkt im Mund erstellt werden oder bei entsprechender Vorbereitungszeit auf einem Kiefermodell durch einen Zahntechniker angefertigt werden. Retention und Fixation werden bei dieser Schiene über eine MMF erreicht.

Kappenschiene

Das einfachste Beispiel einer Kappenschiene ist die **Kunststoffschiene,** die wie eine Verbandsplatte am Modell hergestellt werden kann. Aufgrund ihrer Elastizität eignet sie sich nur zur Behandlung von Zahnluxationen und Alveolarfortsatzfrakturen. Um einer Demineralisation während der Schienung vorzubeugen, sollten die Schienen vorher mit Fluorid bestrichen werden.

Operative Verfahren

Eine Reihe von Frakturen kann mit rein konservativen Verfahren nicht ausreichend behandelt werden, sodass operative Verfahren nötig sind, um die Frakturbehandlung sicher und erfolgversprechend durchzuführen. Besonders schwierig ist die Situation im unbezahnten oder teilbezahnten Kiefer oder bei Frakturen außerhalb der Zahnreihe, wo eine Stabilisierung über die Zähne nicht möglich ist. Dabei werden alle direkt am Knochen ansetzenden Verbindungen als **Osteosynthesen** bezeichnet. Das am häufigsten angewendete Verfahren zur Frakturversorgung ist die **Plattenosteosynthese** mit Titanplatten und -schrauben (resorbierbares Material hat derzeit noch keinen nennenswerten Stellenwert) (→ Abb. 17.1). Man unterscheidet:

Funktionsstabile Platte Ein Beispiel ist die **Rekonstruktionsplatte** im Unterkieferbereich, die jedoch aufgrund ihrer Stärke eher zur Defektüberbrückung genutzt wird und meist von extraoral eingebracht werden muss. Mindestens drei bikortikale Schrauben müssen jeweils im distalen und mesialen Fragment fixiert werden. Eine Alternative dazu bilden **Kompressionsosteosynthesen,** bei welchen die Platten im Sinne einer schiefen Ebene fungieren, sodass beim Eindrehen der Schraube eine Kompression der Bruchflächen erfolgt, die im Idealfall alle Biege- und Torsionsbewegungen ausschaltet und eine funktionsstabile Osteosynthese generiert. Somit sind die Grundbedingungen für eine primäre Bruchheilung gegeben. Einschränkend muss man erwähnen, dass die benutzten Schrauben **bikortikal** eingebracht werden müssen, was die Versorgung im Bereich der Zahnwurzeln und in der Nähe des Nervkanals ausschließt, um eine Schädigung dieser Strukturen zu vermeiden. Ein weiterer Nachteil ist, dass die Vaskularisation durch den ausgeübten Druck sinkt.

Übungsstabile Platten (aus Titan) Um das Weichteiltrauma beim Einbringen der Platten auf ein Minimum zu beschränken, haben sich die **übungsstabilen Miniplatten** durchgesetzt, die auf **Michelet und Champy** zurückgehen. Hierbei handelt es sich um eine dynamische Kompression, bei der die Platten auf der vestibulären Seite des Knochens eingebracht werden, wo die größten Zugspannungen auftreten. Die Stärke der Miniplatten beträgt in der Regel zwischen 1 und 1,5 mm.

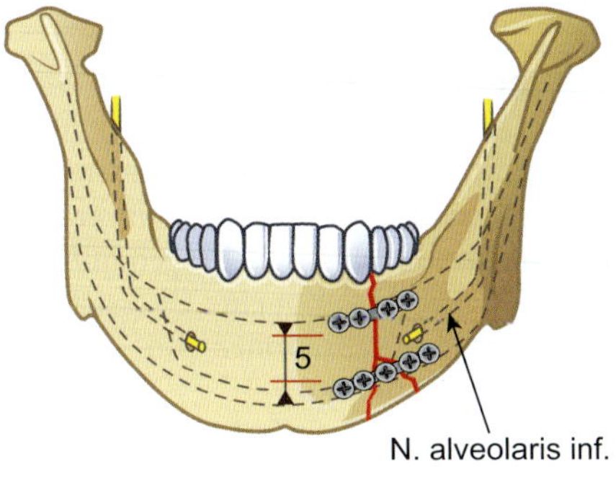

Abb. 17.1 Übersicht der Trajektorien im Unterkiefer. Mesial der Foramina mentalia müssen immer zwei Osteosyntheseplatten angebracht werden (oberhalb und unterhalb des Nervenaustrittspunkts), distal der Foramina genügt eine Platte. [L255]

> Nach den **Regeln von Champy** bedarf es zur Frakturversorgung mesial der **Foramina mentalia** aufgrund der Torsionskräfte zweier Platten, während distal der Foramina eine alveolarkammnahe Platte reicht, da die kaudal ansetzende Kaumuskulatur kompressionsfördernd wirkt. Im Bereich des Collums sind dann wieder zwei Platten zur Retention nötig.

Die Schrauben werden im Gegensatz zu den Kompressionsschrauben nur **monokortikal** eingebracht und können somit die Zahnwurzeln nicht verletzen. Die Platte muss mit jeweils mindestens zwei Schrauben pro Fragment befestigt werden. Der Patient darf nach operativer Versorgung mit Miniplatten in den ersten 4–6 Wochen keine funktionelle Belastung durchführen, ist jedoch in der Lage, den Unterkiefer zu bewegen und somit einer Einsteifung des Gelenks, wie es nach lang anhaltender MMF der Fall sein kann, vorzubeugen.

Einschränkungen erfährt diese Art der Versorgung bei Defekt- und Trümmerfrakturen sowie bei infizierten Frakturen und osteoporotisch veränderten oder atrophen Kiefern. Im hoch atrophen Kiefer sind diese jedoch kontraindiziert aufgrund der Möglichkeit der Verbiegung.

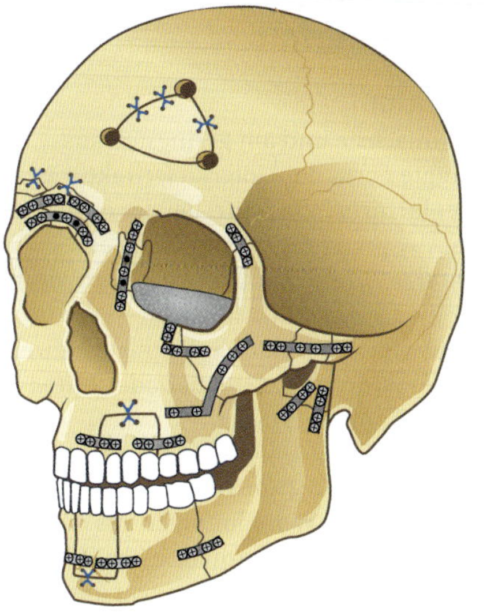

Abb. 17.2 Anwendungsbereiche der Miniplattenosteosynthese: Möglichkeiten der Mini- und Mikroplattenosteosynthese im Bereich des Viscero- und Neurocraniums sowie Rekonstruktion des Orbitabodens mit einer Titanplatte im Bereich des linken Auges. [L255]

Für die Versorgung des gesamten Mittelgesichts sind die Miniplatten ebenfalls einsetzbar. Eine Übersicht über die möglichen Anwendungsgebiete der Miniplatten gibt → Abb. 17.2.

Zur Fixation kleinster Knochenfragmente im Nasoethmoidalbereich und im Periorbitalbereich wurden **Mikroplatten** entwickelt.

Die Entfernung des Osteosynthesematerials ist nur sehr selten indiziert, da die aktuellen Plattensysteme aus biokompatiblem Titan bestehen und mit dem Knochen osseointegrieren. Mögliche Indikationen zur Metallentfernung (Erwachsene nach 6 Monaten, Kinder spätestens nach 3 Monaten) sind:

- Schrauben- und Plattenlockerungen
- Infektionen im Bereich der Osteosynthese (am häufigsten im KW-Bereich)
- Missempfindungen (Dysästhesien oder verändertes Kälteempfinden)
- Durchtastbare oder durchbrechende Platten an Stellen mit geringem Weichteilmantel
- Unmittelbarer Wunsch des Patienten nach Entfernung

Zusammenfassung

- Definitionen und Formen der primären und sekundären Bruchheilung: Osteosyntheseverfahren vs. Heilung über Kallusbildung.
- Die konservativen Verfahren der Frakturversorgung werden heute meist nur noch temporär angewendet, da durch die Einführung der Plattenosteosynthesen eine frühzeitige funktionelle Mobilisation möglich ist.

Alveolarfortsatzfraktur – ein Sonderfall

Definition

Die einfachste und am geringsten ausgeprägte Form der Unterkieferfraktur ist die **Alveolarfortsatzfraktur**, bei der es sich um eine Aussprengung / Verlagerung eines oder mehrerer Zähne mit Alveolarfortsatz nach lateral oder vestibulär handelt (→ Abb. 18.1). Alveolarfortsatzfrakturen können mit weiteren Frakturen (Unterkiefer oder Mittelgesicht) kombiniert sein.

Klinik und Diagnostik

Klinisch zeigen sich Blutungen aus der Gingiva und dem Knochen selber. Zähne in der Nachbarschaft müssen genau untersucht werden, um das Ausmaß korrekt einschätzen zu können. Die Diagnosestellung erfolgt mithilfe eines Röntgenbilds (bei größeren Defekten: OPT oder bei umschriebenen Bereichen der Zahnfilm), wobei bei positiver Frakturdarstellung im ersten Röntgenbild eine zweite Aufnahme / Ebene des Bruches erstellt werden muss. Befindet sich die Alveolarfortsatzfraktur im Oberkiefer, so muss zusätzlich an eine Eröffnung der Kieferhöhle (MAV) gedacht werden.

Therapie

Das Ziel der Behandlung sollte der Erhalt der Knochenfragmente und der Zähne sein. Auch stark geschädigte Zähne sollten belassen werden, um eine weitere Traumatisierung des Knochens zu vermeiden. Die Fixation der Zähne erfolgt über eine Titan-Trauma-Schiene (**TTS**) für 4–6 Wochen nach digitaler Reposition von Knochen und Zähnen in Lokalanästhesie. Entscheidend für den Erfolg der Behandlung ist neben der Ruhigstellung die Versorgung der Fragmente durch das Periost.
In der Nachsorge sind wöchentliche Sensibilitätskontrollen sinnvoll. Mögliche Komplikationen sind die Pulpanekrose des Zahnes, die progrediente Parodontopathie und in seltenen Fällen die Bildung eines **Knochensequesters**.

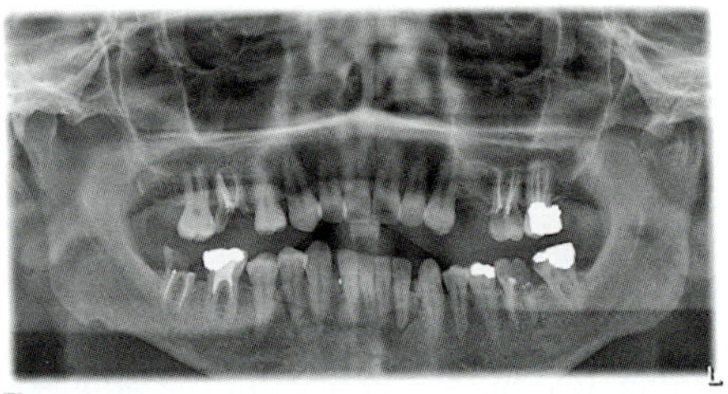

Abb. 18.1 OPT einer Alveolarfortsatzfraktur regio 32–45 und Collumfraktur links [P132]

Unterkieferfraktur

Pathogenese und Ätiologie

Da der Unterkiefer nur über Muskeln und Bänder aufgehängt ist und sich zudem in einer exponierten Lage befindet, ist er in ca. 70 % aller Gesichtsverletzungen mitbeteiligt. Die → Abb. 18.2 gibt eine Übersicht über typische Lokalisationen von Unterkieferfrakturen.
Ursache für Unterkieferfrakturen (Biegungsbrüche) sind hauptsächlich Rohheitsdelikte und Verkehrsunfälle, seltener Sport-, Arbeits- und Freizeitunfälle. Dabei treten die Frakturen oft an den physiologischen Schwachstellen auf:

- 15–20 % im Bereich des Eckzahnes
- 20–25 % im Kieferwinkelbereich bei retiniertem Zahn
- 25–30 % im Gelenkhalsbereich oder Gelenkkopf

Zudem gibt es in keinem anderen Knochen so viele **typische Mehrfachbrüche.** Mehrfachbrüche entstehen, wenn die Energie am Eintrittspunkt eine Fraktur hervorruft, diese aber nicht kompensieren kann und weitere Energie in periphere Knochenbereiche weitergeleitet wird, um dort ebenfalls zu einer Fraktur zu führen.
Typische **Bruchkombinationen** sind (→ Abb. 18.3 und → Abb. 18.4):

- Kinnregion und Gelenkfortsatz (ein- oder beidseitig)
- Kieferwinkel beidseits
- Prämolarenregion ipsilateral und Gelenkfortsatz kontralateral
- Eckzahnbereich ipsilateral und Kieferwinkel kontralateral
- Eckzahnbereich ipsilateral und Gelenkfortsatz kontralateral

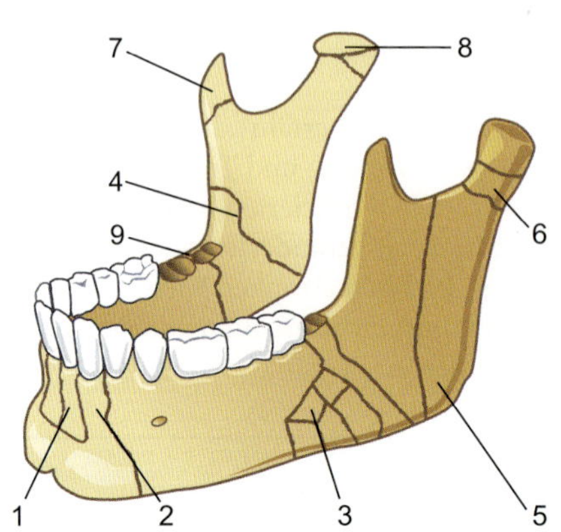

Abb. 18.2 Typische Lokalisationen von Unterkieferfrakturen: Alveolarfortsatz (**1**), innerhalb der Zahnreihe (paramedian, **2**), Trümmerfraktur (**3**), Kieferwinkel quer (**4**), Kieferwinkel längs (**5**), Collum in verschiedenen Höhen (**6**), Proc. coronoideus (**7**), Capitulum (**8**), außerhalb der Zahnreihe (**9**) [L255]

Klinik und Diagnostik

Die klinischen Symptome, mit denen sich der Patient vorstellt, sind meist wegweisend. Am ehesten berichten die Patienten über Schmerzen, eine zunehmende Schwellung und außerdem:

- Bei paramedianen Frakturen über ein Taubheitsgefühl der Unterlippe
- Bei dislozierten Frakturen über eine Okklusionsstörung
- Bei medianen und Gelenkfortsatzfrakturen über Druck- und Stauchungsschmerz im Bereich des Kinns
- Bei ein- oder beidseitigen Gelenkfortsatzfrakturen über die erschwerte oder unmögliche Mundöffnung bzw. die Abweichung **(Deviation)** des Kiefers

Im Folgenden muss in der klinischen Untersuchung gezielt nach den sicheren Frakturzeichen **(Dislokation, abnorme Beweglichkeit und Krepitation)** gesucht werden. Die Bestätigung der Diagnose bringt das Röntgenbild (bei Unterkieferfrakturen das OPT). Das wichtigste, wenngleich auch unspezifischste Symptom ist die **Okklusionsstörung,** die jedoch auch u. a. durch einen Gelenkerguss oder ein Zahntrauma verursacht sein kann. Ist auf der ersten Röntgenaufnahme eine Fraktur zu erkennen, muss diese zur Dokumentation des Verlaufs über eine zweite Ebene dargestellt werden. Ergänzungen zum OPT bieten der **Unterkiefer-Aufbiss (zur Diagnostik von Korpusfrakturen) oder die Clementschitsch-Aufnahme (zur Diagnostik im aufsteigenden Unterkieferast).** Ergänzend kann eine Schichtaufnahme mittels CT oder DVT erfolgen.

Therapie

Die Therapie richtet sich nach der Lage der Unterkieferfraktur. Unterschieden werden folgende Lokalisationen:

Unterkieferfraktur innerhalb der Zahnreihe

Frakturen innerhalb der Zahnreihe können über **Schienenverbände** versorgt und dann über eine **MMF** ruhiggestellt werden, sofern eine plausible Okklusion nach Reposition erreicht werden kann und der Patient mit der daraus resultierenden Einschränkung der Mundöffnung zurechtkommt.
Ist eine Fragmentreposition auf diese Art nicht möglich oder machen Weichteilverletzungen einen operativen Eingriff notwendig, so empfiehlt sich das **operative Vorgehen.** Die Therapie erfolgt dann mittels übungsstabiler Miniplatten und monokortikaler Schrauben, wie in → Kap. 17 bereits besprochen. Damit ist eine übungsstabile Situation geschaffen. Bei Patienten, die unter Krampfanfällen (Epilepsie) leiden,

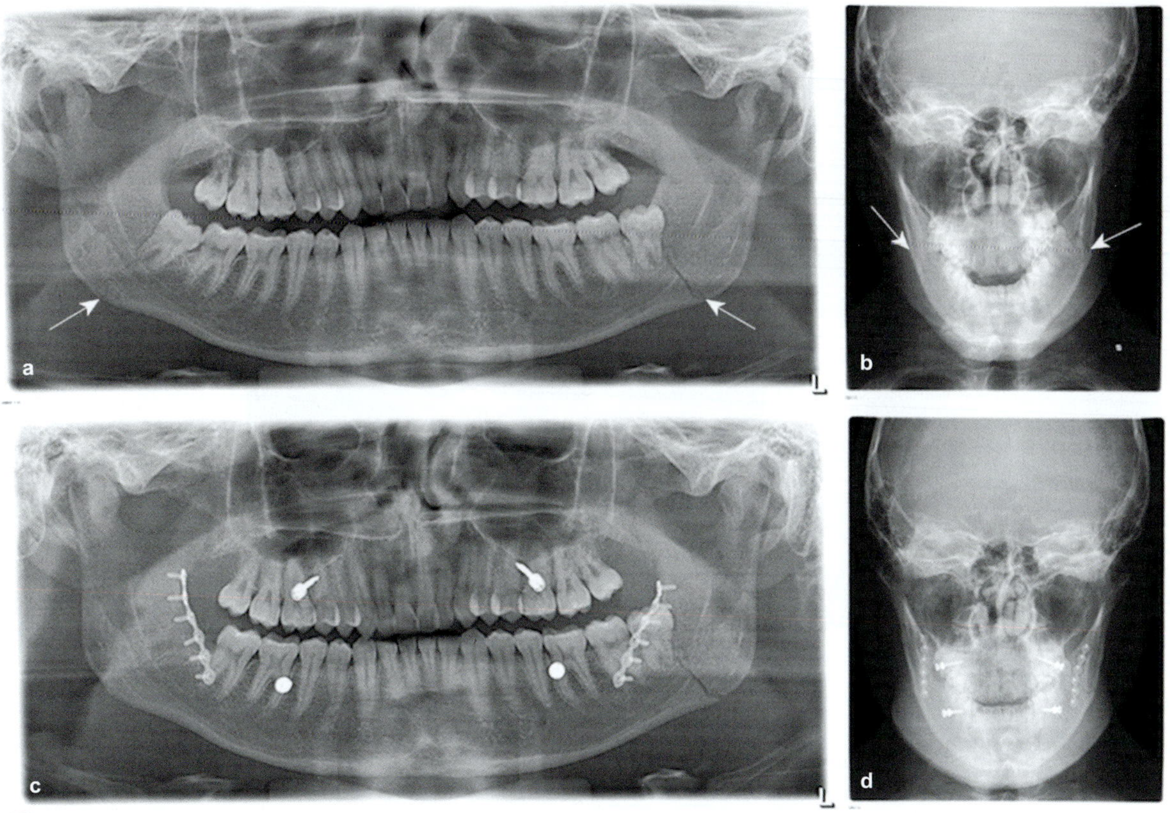

Abb. 18.3 Darstellung einer beidseitigen Kieferwinkelfraktur in zwei Ebenen [P132]
a) OPT einer beidseitigem Kieferwinkelfraktur
b) Clementschitsch einer beidseitigen Kieferwinkelfraktur
c) OPT postoperativ mit einer Platte auf der jeweiligen Linea obliqua und vier Schrauben zur MMF
d) Clementschitsch postoperativ zur Kontrolle der Reposition (zweite Ebene)

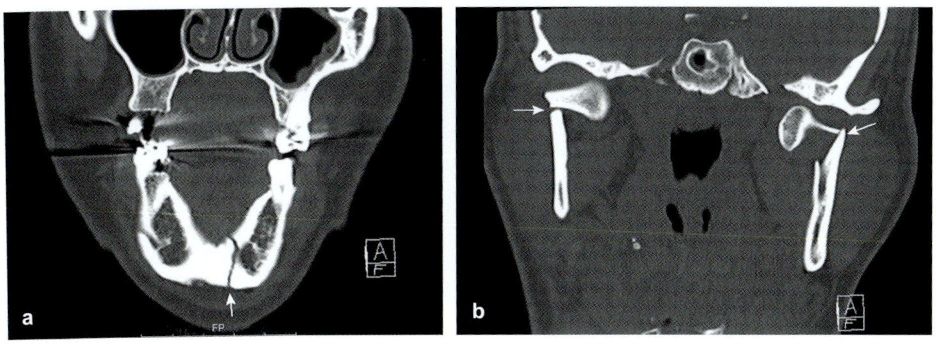

Abb. 18.4 CT in koronarer Schichtung bei dreifacher Unterkieferfraktur (Kiefergelenk beidseits und median) [P132]
a) Medianfraktur
b) Kiefergelenkfraktur beidseits mit Abknickung um 90° nach medial

bei Patienten mit **Incompliance** und bei verzögerter Bruchheilung muss eine funktionsstabile Osteosynthese erfolgen.

Unterkieferfraktur außerhalb der Zahnreihe

Bei Frakturen **außerhalb der Zahnreihe** (hauptsächlich im Kieferwinkelbereich) ist es entscheidend, ob sie sich innerhalb der **Masseter-Pterygoideus-Muskelschlinge** befinden oder davor.
Unterkieferfrakturen zwischen endständigem Zahn und der Schlinge sind äußerst dislokationsgefährdet und neigen zu Rezidiven, wenn sie nicht operativ behandelt werden. Es empfiehlt sich das Anbringen einer Miniplatte auf der **Linea obliqua.** Muss zusätzlich ein teilretinierter Weisheitszahn entfernt werden, da er sich im Bruchspalt befindet und Kontakt zur Mundhöhle hat, sollte eine zusätzliche Platte auf der basalen Außenfläche unterhalb des N. alveolaris inferior angebracht werden. Auf die Entfernung vollretinierter Zähne wird aus Stabilitätsgründen in der Regel verzichtet (außer der Zahn ist zusätzlich fraktioniert oder die Fraktur lässt sich dank des im Bruchspalt liegenden Zahnes schlecht reponieren).
Frakturen innerhalb der Muskelschlinge sind häufig nicht oder nur minimal disloziert und haben durch den breiten Ansatz des **M. masseter** kaum eine Tendenz zur Dislokation. In Fällen ohne Repositionsbedarf ist eine MMF ausreichend. Wenn jedoch reponiert werden muss, sollte operativ vorgegangen werden.
Weitere **Indikationen zur Zahnentfernung im Bruchspalt** bestehen außerdem bei ausgeprägten Parodontopathien, apikalen Ostitiden, Wurzelfrakturen und kariösen Zähnen. Wird der Zahn im Bruchspalt belassen, weil die eben genannten Situationen nicht vorliegen, muss obligat eine antibiotische Abschirmung erfolgen.
Im Bereich des aufsteigenden Unterkieferastes ist bei geringer Dislokation eine MMF möglich. Zugleich besteht bei operativem Vorgehen nicht nur die Möglichkeit einer Miniplattenosteosynthese, sondern auch die Option einer Kompressionsplatte mit bikortikaler Verschraubung (→ Abb. 18.5). Eine Schädigung des Nervs in diesem Gebiet ist unwahrscheinlich und die Traumatisierung von Wurzeln ist unmöglich, da sich in diesem Bereich keine befinden.
Frakturen des **Proc. coronoideus** müssen i. d. R. nicht versorgt werden, da er durch die Sehne des **M. temporalis** stabilisiert wird. Einer Intervention bedarf es nur bei starker Dislokation und damit einhergehender Mundöffnungseinschränkung.
Frakturen im nicht oder wenig bezahnten Kiefer stellen, wie erwähnt, eine Indikation zur **stabilen Osteosynthese** dar, da Schienenverbände sich als insuffizient erwiesen haben. Zur operativen Versorgung wird der Bruchspalt von intra- und / oder extraoral dargestellt. In diesen Fällen mit z. T. schon fortgeschrittener Atrophie des Alveolarkamms kann auf die Versorgung mit Miniplatten, Zugschraubenosteosynthesen oder im Extremfall Rekonstruktionsplatten zurückgegriffen werden.

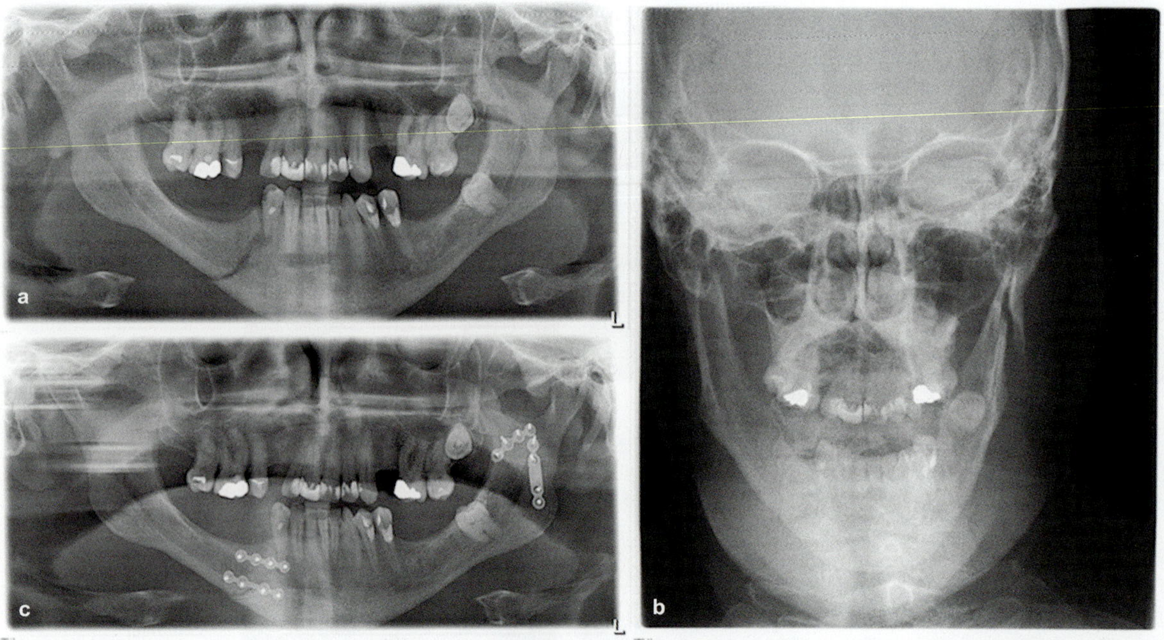

Abb. 18.5 Stark dislozierte doppelte Unterkieferfraktur (paramedian rechts und Kieferwinkel links) prä- und postoperativ [P132]
a) OPT eines atrophierten und zahnreduzierten Kiefers mit paramedianer Unterkieferfraktur rechts und hoher Kieferwinkelfraktur links
b) Clementschitsch zur Darstellung der Kieferwinkelfraktur in der 2. Ebene
c) Postoperatives Röntgenbild mit zwei Osteosyntheseplatten paramedian rechts und zwei Kompressionsplatten im Bereich des linken Kieferwinkels

Bei Mehrfachfrakturen ist eine MMF nicht ausreichend, sodass hier ebenfalls auf Miniplatten- und Zugschraubenosteosynthesen zurückgegriffen werden sollte. Kommt es bei einer Unterkieferfraktur zu einer starken Dislokation und damit zur Dehnung oder letztendlich zum Abriss des **N. alveolaris inferior,** so muss dieser mit mikrochirurgischen Nähten wieder vereinigt werden. Dabei unterscheidet man die epineurale und die perineurale Nahttechnik. Je länger der Abriss her ist, desto schwieriger wird die Refixierung, da sich dieser in den Nervkanal zurückzieht und dort erst herausmobilisiert werden muss. Unter Umständen ist das Einbringen eines **Nervinterponats** notwendig. Die gängigsten Nervinterponate entstammen dem N. suralis und dem N. auricularis magnus.

Zusammenfassung

- Typische Bruchstellen (Eckzahnregion, Kieferwinkel, Collum) und Bruchkombinationen (Kinn oder paramedian mit Kieferwinkel oder Collum).
- Sichere Frakturzeichen sind Dislokation, Krepitation und abnorme Beweglichkeit.
- Im Bereich distal der Foramina mentalia bis zum Collum mandibulae genügt eine Osteosyntheseplatte zur Stabilisierung einer Fraktur, mesial der Foramina werden immer zwei Osteosyntheseplatten auf der vestibulären Seite angebracht (eine oberhalb und eine unterhalb der Foramina). Diese Regel geht auf Champy zurück.

Das Mittelgesicht besteht ausschließlich aus dem Viscerocranium. Mit Ausnahme des Unterkiefers umfasst das Gesichtsskelett ein ausgedehntes Hohlraumsystem, bestehend aus Augenhöhlen und Nasen(neben-)höhlen (→ Abb. 19.1). Das Viscerocranium wird dabei von mehreren Stützpfeilern stabilisiert. Die vertikalen Pfeiler, welche die Kaulast aufnehmen und zur Schädelbasis weiterleiten, sind der Stirn-Nasen-Pfeiler **(nasomaxillärer Pfeiler)**, der Jochbeinpfeiler **(zygomatikomaxillärer Pfeiler)** und der Flügelgaumenpfeiler **(pterygomaxillärer Pfeiler)**. Die Frakturen lassen sich in die **zygomatikoorbitalen, nasomaxillären, nasoethmoidalen und dentoalveolären Komplexe** unterteilen, die sich an den gegebenen Schwachstellen orientieren. Eine andere Möglichkeit der Differenzierung ist die in zentrale und laterale Mittelgesichtsfrakturen.

LeFort-Frakturen

Klassifikation

Die Einteilung der kraniofazialen Absprengungen des Mittelgesichts erfolgt (ein- und/oder beidseitig) nach der **LeFort-Klassifizierung (I, II, III)**. Gemeinsam sind allen Frakturen der Reihe die Absprengung großer Knochenfragmente des Mittelgesichts inklusive verpflichtend einer Fraktur des Pterygoids, die Mitbeteiligung des zahntragenden Oberkiefers und das therapeutisch identische Vorgehen.

- **LeFort I:** Es handelt sich um die basale Absprengung des Oberkiefers vom Gesichtsschädel.
- **LeFort II:** Es kommt zu einer pyramidialen Absprengung des Oberkiefers.
- **LeFort III:** Es kommt zu einer hohen Absprengung des Mittelgesichts vom Neurocranium.

Die LeFort-I- und -II-Fraktur stellen zentrale Mittelgesichtsfrakturen dar, während es sich bei der LeFort-III-Fraktur um eine zentrolaterale Mittelgesichtsfraktur handelt. Eine Übersicht über die Frakturformen gibt → Abb. 19.2.

Entstehungsmechanismus

Bei der **LeFort-I-Fraktur** kommt es zur Abtrennung des Oberkiefers oberhalb der Zahnwurzeln und der Gaumenplatte von der Maxilla mit Abbruch des **Vomer.** Die Fraktur verläuft von der Apertura piriformis zum Tuber maxillae und in die Fossa pterygopalatina und dann von dort über die dorsale Kieferhöhlenwand zurück zur Apertur. Der Entstehungsmechanismus beruht meist auf einem stumpfen Trauma, das den Alveolarfortsatz des Oberkiefers in horizontaler Richtung von vorn oder seitlich trifft.
Bei der **LeFort-II-Fraktur** verläuft die Bruchlinie durchtrennend durch die Nasenwurzel (Sutura nasofrontalis), den anteriomedialen Anteil des Orbitabodens zum Infraorbitalrand und von da aus über die faziale Kieferhöhlenwand zur **Crista zygomaticoalveolaris** und zur Hinterwand der Kieferhöhle. Zusätzlich bricht die Nasenscheidewand. Auch diese Fraktur entsteht durch stumpfe horizontale Gewalteinwirkung auf das zentrale Mittelgesicht. Es kann zur Abflachung und Verlängerung des Mittelgesichts **(Dish-Face)** kommen.
Im Rahmen einer **LeFort-III-Fraktur** wird das gesamte **Viscerocranium** vom **Neurocranium** abgesprengt, die Jochbeine bleiben im Verbund mit der abgesprengten Maxilla. Zusätzlich frakturieren der Jochbogen und das Nasenseptum. Bei Mitbeteiligung der Lamina cribrosa kann es zu Liquoraustritt und bei Abriss der Fila olfactoria zur Anosmie kommen.

> Handelt es sich um eine echte LeFort-Fraktur, so ist auch zwingend das Pterygoid distal des Oberkiefers CT-morphologisch mitfrakturiert.

→ Abb. 19.3 zeigt ein CT in koronarer Schichtung mit einer LeFort-Fraktur I–III.

> Eine weitere Einteilungsmöglichkeit der Mittelgesichtsfrakturen ist in die vier **Typen nach Wassmund:**
> - Typ I: Abtrennung der Maxilla
> - Typ II: Abtrennung der Maxilla und der Nasenbeine und kaudalen Flügelfortsätze
> - Typ III: Abtrennung der Maxilla, der Jochbeine, des Nasenseptums und der Flügelfortsätze
> - Typ IV: Abtrennung des gesamten Gesichtsschädels vom Gehirnschädel

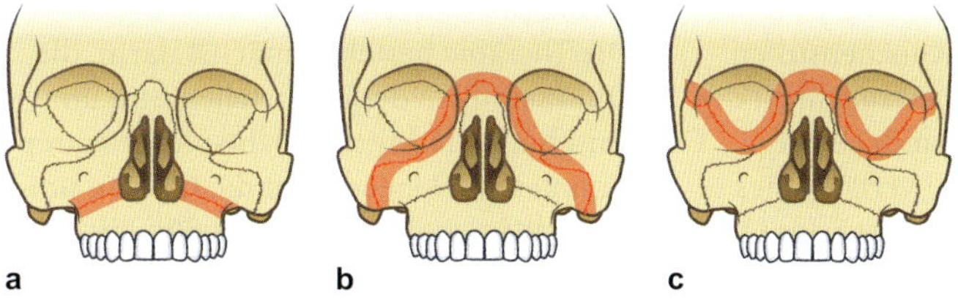

Abb. 19.2 Schematische Darstellung der Frakturverläufe nach LeFort: LeFort-I-Fraktur (**a**), LeFort-II-Fraktur (**b**), LeFort-III-Fraktur (**c**) [L255]

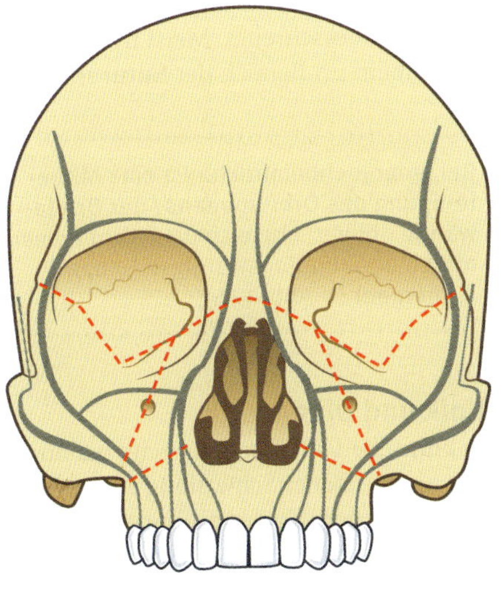

Abb. 19.1 Das Mittelgesicht: Dargestellt sind die Trajektorien des Mittelgesichts mit grauen und die Schwachstellen mit roten Linien. [L255]

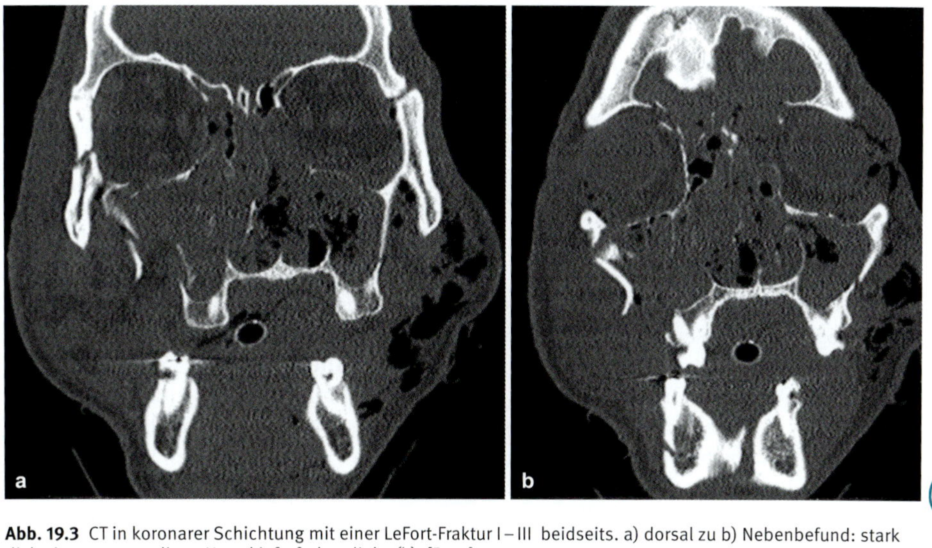

Abb. 19.3 CT in koronarer Schichtung mit einer LeFort-Fraktur I–III beidseits. a) dorsal zu b) Nebenbefund: stark dislozierte paramediane Unterkieferfraktur links (b). [P132]

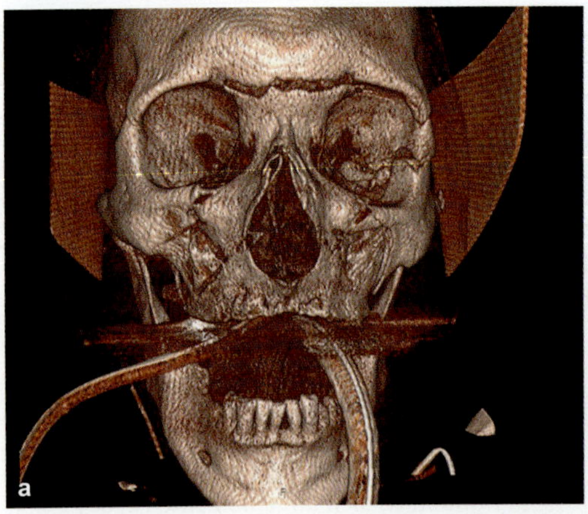

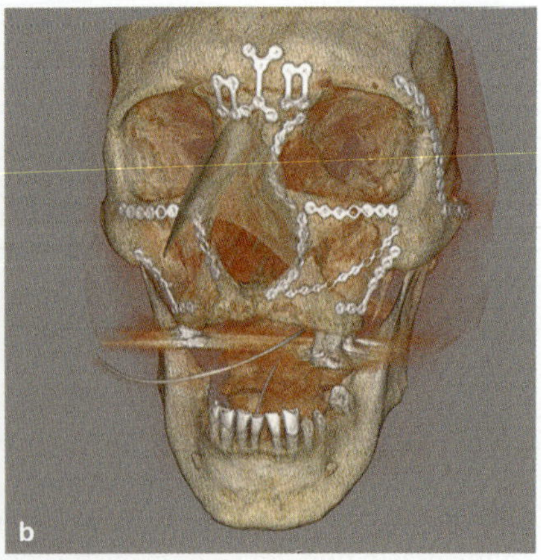

Abb. 19.4 Prä- und postoperative 3D-Rekonstruktion nach komplexem Mittelgesichtstrauma [P132]
a) Komplexes Mittelgesichtstrauma bei einem intubierten Patienten präoperativ
b) Komplexes Mittelgesichtstrauma bei einem intubierten Patienten postoperativ

Die Traumatologie des Gesichtsschädels reicht dabei von geringsten fissuralen Frakturen, die in bestimmten Bereichen nicht therapiert werden müssen, bis hin zu komplexen Mittelgesichtstraumen, wie auf → Abb. 19.4 prä- und postoperativ zu sehen ist.
Besonderes Augenmerk bei der **LeFort-II- und -III-Fraktur** gilt möglichen Begleitfrakturen der Stirnhöhlenvorderwand und der Schädelbasis. Aufgrund der engen Lagebeziehung von **Lamina cribrosa** und **Dura mater** kann diese reißen und es kann zum Austritt von **Liquor cerebrospinalis** kommen.

Diagnostik

Die Diagnostik einer komplexen Mittelgesichtsfraktur gelingt meist aufgrund der Klinik und der tastbaren Knochenstufen und Diastasen sowie der Beweglichkeit des Oberkiefers bei nicht vorhandener Verkeilung der Fragmente. Ein verlässliches Zeichen für eine En-bloc-Fraktur des Oberkiefers ist der gedämpfte Klopfschall **(Schachtelton)** aller Zähne.
Bei der **LeFort-I-Fraktur** ist die Diastase am besten im Bereich der **Crista zygomaticoalveolaris** zu tasten oder ein Druckschmerz ist auslösbar. Sensibilitätsstörungen können am Plexus alveolaris superior, am N. palatinus und am N. incisivus vorliegen.
Da es sich bei den LeFort-Frakturen um große Traumata mit einer massiven Gewalteinwirkung handelt, ist ein CT zum Ausschluss einer intrakraniellen / intrazerebralen Verletzung in den meisten Krankenhäusern obligat, sodass in der gleichen Sitzung das Mittelgesicht mit in die Diagnostik einbezogen wird. Somit entfällt das Umlagern für die Röntgenaufnahmen in den verschiedenen Ebenen. Speziell im Bereich des Orbitabodens und der Siebbeinzellen ist das CT zur Diagnostik unerlässlich. Besteht der Verdacht auf eine Eröffnung der Liquorräume, so ist auf durchsichtigen Ausfluss aus der Nase zu achten, der in Kombination mit einem **positiven Glukosetest** beweisend für eine Zerreißung der Dura und den Austritt von Liquor ist. Der Glukosegehalt von Liquor liegt zwischen 60 und 90 mg %, im Nasensekret bei 14–32 mg %. Das **Beta-Trace-Protein** ist ein immunologischer Marker, der bestimmt werden kann. Seine Sensitivität beträgt 97 % und seine Spezifität 99 %. In diesen Fällen sollten nach 36 h die Neurochirurgie oder die HNO hinzugezogen werden, sofern keine Besserung eintritt. Ebenso sollte bei LeFort-II- und -III-Frakturen aufgrund möglicher Orbitabeteiligung ein Augenarzt hinzugezogen werden.

Therapie

Die Therapie besteht zunächst darin, die **Okklusion** wiederherzustellen und im Anschluss die Mittelgesichtspfeiler zu repositionieren. Dabei erfolgt die OP von unten nach oben, wobei bei Mitbeteiligung des Unterkiefers dieser zuerst repositioniert werden muss. Die exakte Einstellung der Okklusion ist für den Patienten im Anschluss das Wichtigste, da diese am ehesten vom Patienten bemerkt wird. Zunächst müssen der Ober- und der Unterkiefer bei Mitbeteiligung osteosynthetisch versorgt werden, bevor sie mandibulomaxillär fixiert werden. Danach erfolgen die Reposition und Osteosynthese der übrigen knöchernen Strukturen.
Die konservative Therapie wurde wegen der erheblichen Einschränkungen für den Patienten verlassen. Mittel der Wahl ist die **operative Therapie** durch Versorgung mittels Miniplattenosteosynthese. Bei der Reposition werden die kaudal abgesprengten Fragmente an den kranialen fixiert. Das Einbringen von Schienenverbänden wird nur temporär in der OP genutzt, um bei der späteren Einstellung eine sichere Okklusion zu gewährleisten. Handelt es sich um eine **LeFort-III-Fraktur,** kann ein Bügelschnitt die Übersicht über das OP-Gebiet erleichtern. Hierbei wird der Haut-Galea-Lappen bis zum supraorbitalen Wulst vom Periost gelöst. Danach wird der Lappen beidseits über die Temporalisfaszie präpariert. Anschließend wird das Periost entlang der Kranznähte und entlang des M. temporalis durchtrennt und gelöst. Die Schläfenmuskeln werden ventral der Fossa temporalis gelöst, der N. supraorbitalis kann erhalten bleiben. Alternativen dazu sind Augenbrauenrandschnitte und Brillenschnitte. Liegen Wunden in diesem Bereich vor, können auch diese als Zugangsweg genutzt werden.

Isolierte Jochbein-Jochbogen-Frakturen

Epidemiologie und Pathogenese

Da es sich beim Jochbein-Jochbogen-Komplex um einen prominenten Knochen handelt, der bei drohender Gewalteinwirkung von frontal, durch ein seitliches Drehen des Kopfes noch mehr exponiert liegt, ist dieser bei ca. 25 % aller Mittelgesichtsfrakturen beteiligt. Jochbeinfrakturen sind somit die häufigsten Mittelgesichtsfrakturen. Man bezeichnet diese als **laterale Mittelgesichtsfrakturen.** Die häufigsten Ursachen sind in absteigender Reihenfolge Verkehrsunfälle, Rohheitsdelikte und Sportunfälle.
Während das Jochbein in der Lage ist, große Kräfte in vertikaler Richtung zu tolerieren (Kaudruck), ist es bei sagittaler und transversal auftretender Krafteinwirkung eher frakturgefährdet. Zum Bruch kommt es genau dann, wenn die einwirkende Energie die Kompensationsmöglichkeiten der Weichgewebe und des Knochens überschreitet. Meist frakturiert das Jochbein im Bereich der **Suturen.**

> Bei jeder Jochbeinfraktur ist eine **Mitbeteiligung des Orbitabodens / der Orbitawände** obligat, obgleich dies nicht immer mit einer operationswürdigen Situation einhergeht (→ Abb. 19.5).

Klinik und Diagnostik

Die klinische Untersuchung zeigt bei noch nicht eingetretener Schwellung eine Abflachung der Wangenprominenz durch Impression des Jochbeins. Knochenstufen lassen sich je nach Dislokationsgrad palpieren, während eine **Krepitation** oder die Feststellung einer abnormen Beweglich-

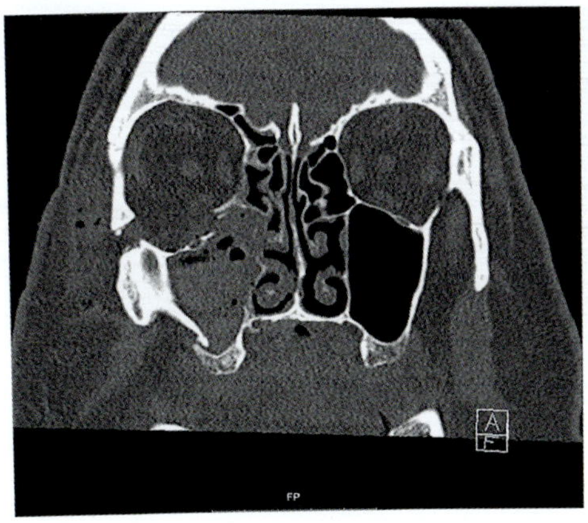

Abb. 19.5 Koronares CT bei dislozierter Jochbeinfraktur und Mitbeteiligung des rechten Orbitabodens [P132]

keit aufgrund der Verkeilung der Knochenfragmente ausbleiben kann. Besteht der Verdacht auf eine Jochbeinfraktur, so ist dem Patienten zur Vermeidung eines Luftemphysems umgehend ein Schnäuzverbot auszusprechen. Des Weiteren zeigen die Patienten häufig eine Schwellung im Bereich des Lids, ein **Monokelhämatom,** ein **Hyposphagma** und einseitiges Nasenbluten durch Einblutungen in die Kieferhöhle **(Epistaxis).**

- Lidhämatome liegen präseptal, Orbitahämatome postseptal.
- Tritt ein **Monokelhämatom** beidseitig auf, spricht man von einem **Brillenhämatom.**
- Unter einem **Hyposphagma** versteht man eine subkonjunktivale Blutung (Unterblutung der Bindehaut des Auges), die sich klinisch in einem „roten Auge" zeigt.

Durch einen Abfluss der Knochenblutung und der verletzten Kieferhöhlenschleimhaut in die Kieferhöhlen kann es bei Abfluss über das natürliche Ostium der Kieferhöhle zu Auflagerungen von Blut im Rachenbereich oder dem oben beschriebenen einseitigen Nasenbluten kommen. In den meisten Fällen treten Sensibilitätsstörungen im Bereich des **N. infraorbitalis** auf (Oberlippe, Nasenflügel, Lippenschleimhaut, Gingiva). In seltenen Fällen kommt es zu Störungen der Bulbusmotilität und in dessen Folge zu Doppelbildern **(Diplopie),** die zum einen durch eine Traumatisierung der Augenmuskeln (Einklemmung, Verletzung durch einsprießende Knochenfragmente, Verletzung eines motorischen Augenmuskelnervs) hervorgerufen sein kann oder sich durch ein Orbitahämatom und die daraus resultierende Schwellung ergibt. Liegt die Ursache für die Doppelbilder in einem Hämatom begründet, sollten sich diese nach Abschwellung bessern. Die am häufigsten betroffenen Muskeln sind der **M. rectus inferior** und der **M. obliquus inferior** durch ihre Lage im Bereich des Orbitabodens.

Bei Frakturen des Jochbeins kommt es nicht zu objektivierbaren **Okklusionsstörungen,** da das Os maxillare nicht mitbeteiligt ist. Sollten dennoch Okklusionsstörungen vorliegen, ist eine maxilläre bzw. LeFort-Komponente oder Unterkiefer-Alveolarfortsatzfraktur zusätzlich vorliegend. Nur dann muss in solchen Fällen vor einer Versorgung des Jochbeins die Okklusion eingestellt werden.
Durch die Mitbeteiligung des N. infraorbitalis und Sensibilitätsstörungen im Bereich der Zähne kann es sich für die Patienten so anfühlen, als läge eine Okklusionsstörung vor. Motorische Störungen (Beteiligung des N. facialis [VII]) treten sehr selten auf.

Besteht der Verdacht auf eine Jochbeinfraktur, muss diese durch zwei konventionelle Röntgenaufnahmen bewiesen werden. Ideal für die Darstellung der Jochbein-Jochbogen-Region sind die **Nasennebenhöhlenaufnahme (NNH)** und die **axiale Schädelaufnahme (Henkeltopf)** (→ Abb. 19.6).
Der Vorteil der NNH-Aufnahme liegt darin, dass die Schädelbasis ausgedreht ist. Als indirektes Frakturzeichen lässt sich bei entsprechender Fraktur ein **Hämatosinus** nachweisen. Ist ein Teil des Orbitainhalts in die Kieferhöhle prolabiert, bezeichnet man dies als **„hängenden Tropfen".** Da die Jochbeinfraktur regelhaft mit einer Orbitabodenfraktur vergesellschaftet ist, müssen die Untersuchungen durch eine CT ergänzt werden oder bei V. a. Orbitabodenbeteiligung sofort ein CT angefertigt werden.

Therapie und postoperatives Management

Ziel der Therapie ist es, die Einklemmung des **N. infraorbitalis** aufzuheben, die Gesichtssymmetrie wiederherzustellen und eine Einklemmung der Augenmuskeln zu beheben. Die Behandlung erfolgt immer operativ, da lediglich nicht dislozierte Frakturen nicht behandelt werden müssen. Die Operation sollte nur im Notfall (Einklemmung Augenmuskel, primäres retrobulbäres Hämatom) sofort stattfinden, während bei elektiven Eingriffen 4–5 Tage gewartet werden sollte, damit sich posttraumatisch bedingte Schwellungen zurückbilden können, um spätere Wunddehiszenzen und überschießende Narbenbildungen zu vermeiden.
Bei der perkutanen Frakturversorgung wird versucht, über einen **Hakenzug** das Jochbein zu mobilisieren und in die ursprüngliche Position zu bringen, in der es aufgrund der Verzahnung der Frakturenden auch ohne Osteosynthese stabilisiert werden kann. Demgegenüber steht die offene Jochbeinreposition bei stärker dislozierten Frakturen oder bei einer Mitbeteiligung des Orbitabodens. In diesen Fällen erfolgt die Schnittführung aus ästhetischen Gründen über einen transkonjunktivalen oder mediopalpebralen Zugang sowie einen intraoralen Zugang im Bereich des Oberkiefer-Vestibulums 5 mm oberhalb der mukogingivalen Grenze regio 16 / 26 bis 11 / 21.
Die Fixation gelingt mittels Miniplattenosteosynthese und Schrauben. Postoperativ empfehlen sich die Anfertigung eines Röntgenbildes zur Dokumentation der exakten Reposition sowie die antibiotische Abschirmung zur Vermeidung einer aufsteigenden Infektion von der Kieferhöhle in Richtung des Auges.
Die Reposition einer isolierten Jochbogenfraktur erfolgt von extraoral bukkal durch Hakenzug bis zum Einrasten der Fragmente, von temporal kommend mittels Elevatorium nach Gillies oder von transoral mittels Elevatorium. Eine osteosynthetische Versorgung ist nur bei Trümmerbrüchen nötig.

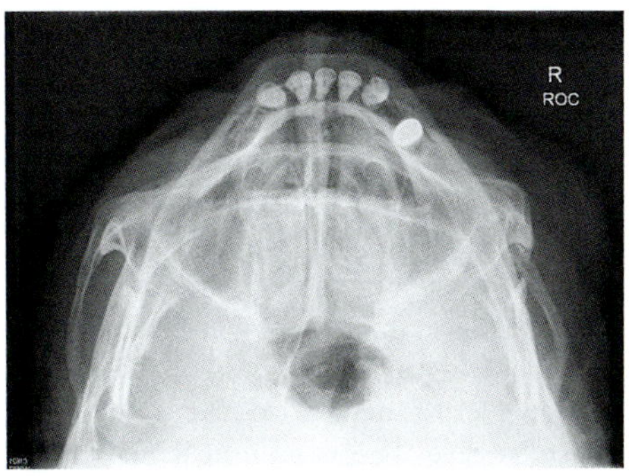

Abb. 19.6 Henkeltopfaufnahme mit Jochbogenfraktur rechts [P132]

Orbitawandfrakturen

Die Strukturen der knöchernen Orbita sind, wie bereits erwähnt, häufig bei komplexen Mittelgesichtsfrakturen und obligat bei Jochbeinfrakturen mitbeteiligt. Isolierte Frakturen der Orbita ohne Beteiligung des Orbitarandes sind jedoch auch möglich **(Blow-out-Frakturen).**
Mögliche **Blow-out-Frakturen** der Orbita sind Brüche des Orbitabodens, des Orbitadachs und / oder der medialen / lateralen Orbitawand. Die Theorie hinter der Entstehung einer isolierten Orbitabodenfraktur ist, dass die einwirkende Kraft nicht ausgereicht hat, das massive Jochbein oder den Orbitarand zu frakturieren,

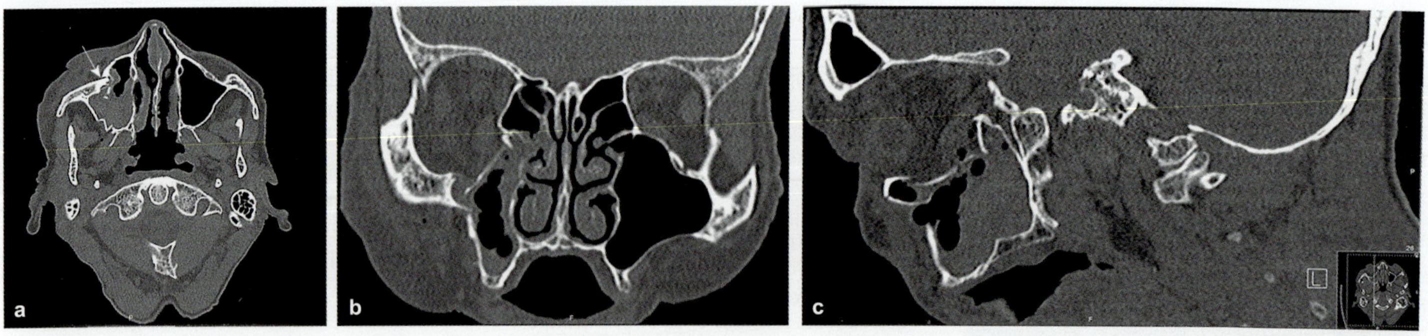

Abb. 19.7 CT-Darstellung einer Orbitabodenfraktur in drei Ebenen. a) Axiale Schichtaufnahme mit Impression des Orbitarandes rechts b) Koronare Schichtaufnahme mit breitflächiger Impression des Orbitabodens in die rechte Kieferhöhle c) Sagittale Schichtaufnahme mit langstreckiger Impression des Orbitabodens in die rechte Kieferhöhle [P132]

jedoch die Kompensationsgrenze für den Orbitaboden überschritten hat.

Klinik und Diagnostik

Das klinische Bild entspricht weitgehend dem einer Jochbeinfraktur. Bei Verlagerung von Orbitainhalt durch den Bruchspalt kommt es zum Bild eines **Enophthalmus** (Einsinken des Augapfels oder des umgebenden Fettgewebes und der Muskulatur in die Kieferhöhle) und durch das Einklemmen von Muskeln zu Augenbewegungsstörungen. Bei einem Prolaps von 1 cm^3 Orbitainhalt in die Kieferhöhle sinkt der Augapfel um 1 mm nach unten.
Besteht der Verdacht auf eine Orbitabodenfraktur, so sollte dem Patienten ein Schnäuzverbot ausgesprochen werden. Andernfalls würde er sich Luft über die Kieferhöhle oder die Siebbeinzellen in die Weichgewebe der Orbita pressen, was ein Orbitaemphysem zur Folge hätte. Ein solches Orbitaemphysem wiederum würde zu einer verzögerten Operation oder einer schlechteren Wundheilung führen.

> Das Diagnostikum der Wahl ist die **CT in koronarer Schichtung**, welche die Fraktur am besten darstellt (→ Abb. 19.7).

Die CT zeigt meist eine Verschattung der kaudal gelegenen Kieferhöhle durch erfolgte Einblutung, einen hängenden Tropfen bei einem Prolaps von Orbitainhalt in die Kieferhöhle und eine Unterbrechung der knöchernen Kontinuität. Bei Ausbleiben eines Hämatosinus ist eine Fraktur nahezu ausgeschlossen. Die CT bestätigt oder schließt weiterhin ein primäres retrobulbäres Hämatom aus, das bei Vorliegen und gleichzeitig Zeichen einer Raumforderung eine notfallmäßige Indikation zur OP darstellt.

Therapie und postoperatives Management

Der Zugang zum Orbitaboden geschieht meist transkonjunktival oder hoch mediopalpebral. Weitere Zugangswege

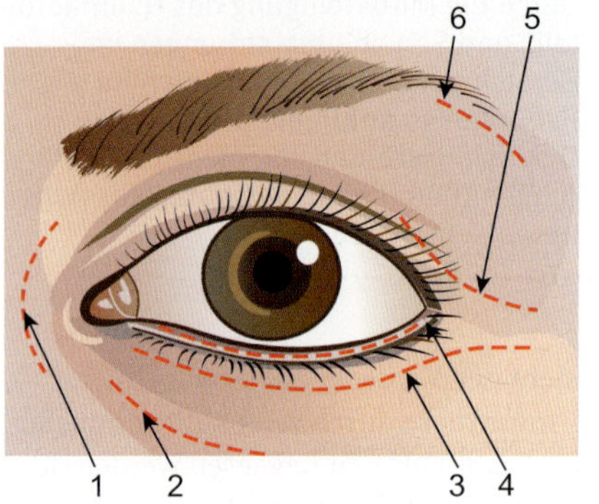

Abb. 19.8 Schnittverläufe und Zugangswege im Bereich des Auges: medialer Kanthusschnitt (**1**), mediopalpebraler Schnitt (**2**), subziliärer Schnitt (**3**), transkonjunktivaler Schnitt (**4**), Blepharoplasieschnitt (**5**), Augenbrauenrandschnitt (**6**) [L255]

können der → Abb. 19.8 entnommen werden.
Ist der Orbitaboden dargestellt, kann der prolabierte Orbitainhalt reponiert werden und die knöchernen Fragmente werden mit einem kleinen Haken aus der Kieferhöhle reponiert. Handelt es sich um eine kleinflächige Fraktur, reicht es oft schon aus, die Bruchstücke zu verkeilen. Bestehen nach Reposition weiterhin kleine Bruchlücken, so kann man diese mit einer **biodegradierbaren Folie oder Patch** abdecken und überbrücken. Bei größeren Defekten besteht die Möglichkeit, eine nicht resorbierbare Kunststoffscheibe aus Teflon einzulegen, die dem Boden mehr Stabilität gibt als die dünnere Folie, jedoch nicht resorbierbar ist. Beiden gemeinsam ist, dass sie mindestens drei intakte Randbereiche im Bereich der Orbita benötigen, um sicher aufzuliegen.
Besteht keine Möglichkeit, Folie, Patch oder die Teflonscheibe sicher und stabil zu platzieren, besteht die Möglichkeit, größere Trümmerareale mithilfe eines Ballonkatheters (eingebracht über ein unteres Nasenfenster) anzuheben. Der Defekt kann anschließend mit Patch oder Folie versorgt werden. Der Katheter wird nach ca. 1 Woche sukzessive abgelassen und schließlich entfernt. Fehlen anhebbare Fragmente, so kann der Defekt mittels eines präformierten, annähernd anatoformen Titangitters (Mesh) rekonstruiert werden. Seit wenigen Jahren gibt es zusätzlich die Möglichkeit, individuell geformte Titanimplantate im **CAD / CAM-Verfahren** herzustellen (→ Kap. 34). Ihr Vorteil ist die aktuell exakteste Möglichkeit, den Orbitaboden zu rekonstruieren (CAD / CAM-lasergesintert im Labor) (→ Abb. 34.1).
Die Anfertigung eines postoperativen Röntgenbildes ist nur bei der Eingliederung eines Titangitters oder Titanimplantats sinnvoll, da sowohl Folie als auch das Teflon nicht röntgendicht sind und sich der Orbitaboden auf einem Röntgenbild nicht darstellen lässt.

> Die größte postoperative Gefahr besteht in der Ausbildung eines (sekundären) retrobulbären Hämatoms mit Erblindungsgefahr, insbesondere bei antikoagulierten Patienten. Bei diesen Patienten kann deshalb eine vorübergehende Drainage erwogen werden.

Frakturen des nasomaxillären und naso-orbito-ethmoidalen (NOE) Komplexes

Pathogenese und Klinik der Nasenbeinfraktur

Nasenskelettfrakturen entstehen meist durch einen Schlag oder einen Sturz und können knöchern und / oder knorpelig frakturieren. Bei knorpeliger Beteiligung bricht v. a. das Septum. Bricht das Septum, kann dies ggf. zur **Sattelnase oder Schiefnase** führen. Bei stärkeren Gewalteinwirkungen frakturieren die knöchernen Anteile mit.
Die Patienten stellen sich posttraumatisch mit Schwellung, **Monokel- oder Brillenhämatom** und **Epistaxis** vor. Die Deformierung / Deviation der Nase kann dabei durch die bereits eingetretene Schwellung verschleiert werden. Palpatorisch lassen sich jedoch meist eine Mobilität der Nase, eine Stufenbildung und ggf. sogar eine Krepi-

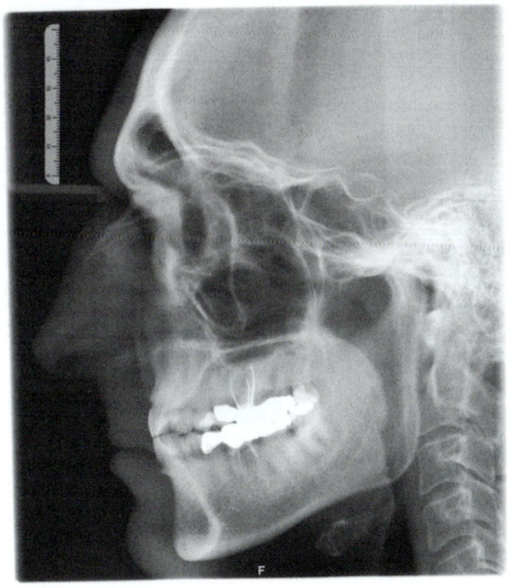

Abb. 19.9 Darstellung einer Nasenbeinfraktur im Fernröntgenbild [P132]

tation nachweisen. Unbedingt auszuschließen ist die Bildung eines **Septumhämatoms** mittels **Rhinoskopie.** Liegt ein solches **Septumhämatom** vor und wird dieses nicht rechtzeitig diagnostiziert und behandelt, kann es aufgrund eingeschränkter Durchblutung des knorpeligen Septums zu einer Nekrose des Septums und dessen Abbau kommen. Liegt ein Septumhämatom vor, wird dieses inzidiert, abgesaugt und transseptal fixierte Septumschienen werden für 1–2 Wochen eingebracht.

Diagnostik

Zur Röntgendiagnostik bei isoliertem V. a. Nasenbeinfraktur gehören die NNH-Aufnahme und eine Zielaufnahme der Nase im seitlichen Strahlengang bzw. ein Fernröntgen seitlich (→ Abb. 19.9).

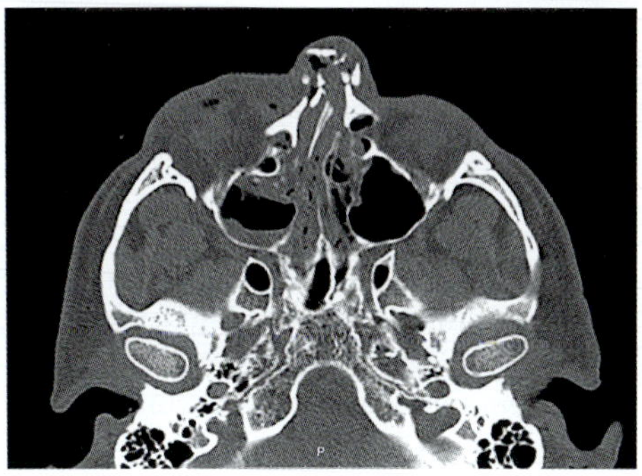

Abb. 19.10 Axiale CT einer Nasenbeintrümmerfraktur mit Mitbeteiligung des Nasenseptums [P132]

Erweitert werden kann die Diagnostik durch die CT-Diagnostik, die oftmals erst das ganze Ausmaß der Zertrümmerung darstellt (→ Abb. 19.10).
Die **Indikation** zur operativen Versorgung wird meist nach 3–4 Tagen gestellt, wenn die Schwellung abgeklungen ist und das Ausmaß besser zu beurteilen ist. Harte Indikationen zur operativen Versorgung sind eine neu aufgetretene Nasenatmungsbehinderung durch Verlagerung des Septums, ein sichtbarer Schiefstand, eine Sattelnase, ein Telekanthus oder der Wunsch des Patienten selbst.

Therapie

Die Therapie besteht in der Reposition in Lokalanästhesie oder Intubationsnarkose. Dabei wird der eingesunkene Nasenrücken mit einem **Elevatorium oder einer Walsham-Zange** angehoben und reponiert. Zur Stellung des Septums dient die Asch-Zange. Anschließend wird die Nase von endonasal für 2–3 Tage austamponiert, um ein erneutes Einsinken zu vermeiden. Musste das Septum reponiert werden, wird es für 10–14 Tage mit beidseitigen, gegeneinander fixierten Kunststoffschilden zusätzlich geschient. Zum äußeren Schutz kann ein präformierter Aluminiumsplint (**Denversplint®**) oder ein individueller thermoplastischer Kunststoffsplint oder ein an der Stirn abgestützter individueller Nasengips angelegt werden, die jeweils ca. 2 Wochen getragen werden sollten.

Klinik, Diagnostik und Therapie der NOE-Fraktur

Bei Frakturen in diesem Bereich (Siebbein, Tränenbein) sind besonders die Tränenwege und das Lig. palpebrale mediale betroffen. Bei Fragmentdislokation des Knochenteils, welches dem Lig. palpebrale mediale als Ansatzpunkt dient, kommt es zu einer Verbreiterung des interkanthalen Abstands (Augenabstand), der im Regelfall 32–34 mm beträgt. Ab einem Abstand über 40 mm ist das Vorliegen eines **Telekanthus** sicher. Die fehlende Fixation lässt sich durch Zug am Ober- und Unterlid nachweisen. Als Diagnostikum der Wahl bietet sich die CT oder das DVT an.
Die Reposition bei NOE-Frakturen erfolgt über einen koronaren Zugang, sodass das knöcherne Nasenskelett und die medialen Orbitawände dargestellt werden können. Nach Ablösung der Trochleae sind die Tränensäcke, die Fossa lacrimales und die Lidbandansätze einsehbar. Ist das Lidband noch an einem Knochenfragment fixiert, wird dieses reponiert und mit einer Mikroplatte fixiert. An einer solchen Platte kann auch ein abgerissenes Lidband fixiert werden. Die Nähte sind dabei nicht resorbierbar. Ist eine Fixierung auf der ipsilateralen Seite nicht möglich, kann diese auf der kontralateralen Seite erfolgen.

Zusammenfassung

- Oft treten die Frakturen nach LeFort nicht lehrbuchhaft auf, sondern sind ggf. nur einseitig zu finden oder mit weiteren Frakturen kombiniert.
- Bei den LeFort-I/-II-Frakturen handelt es sich um zentrale Mittelgesichtsfrakturen und bei der LeFort-III-Fraktur um eine zentrolaterale.
- Das retrobulbäre Hämatom oder die Immobilisation des Auges durch Einklemmung im Frakturspalt sind absolute Notfallindikationen für einen operativen Eingriff.
- Das diagnostische Mittel der Wahl ist die CT, weil diese mit nur einer Aufnahme alle Informationen liefert und Frakturverläufe besser erkannt werden können.
- Die Vorstellung des Patienten bei Verdacht auf Orbitabodenfraktur oder Trauma im Bereich der Orbita sollte zunächst über einen Augenarzt erfolgen, der ein retrobulbäres Hämatom, eine akute Visusminderung, eine Erhöhung des Augeninnendrucks oder eine Muskeleinklemmung ausschließen muss.
- Intraoperativ, bevor die Wunde verschlossen wird, sollte immer ein Duktilitäts- und Mobilitätstest an beiden Augen erfolgen (Seitenvergleich!).

Traumatologie des Kiefergelenks

Epidemiologie und Pathogenese

Obwohl sich das Kiefergelenk geschützt in der **Fossa temporalis** befindet, ist es häufig in den Frakturmechanismus miteinbezogen (ein Drittel aller Unterkieferfrakturen). Häufigste Ursache ist die direkte Gewalteinwirkung auf die Kinnregion (Sturz, Schlag, Aufpralltrauma).
Die Therapie der Kiefergelenkfrakturen gestaltet sich aufgrund der geschützten Lage schwierig, sodass eine vollständige Wiederherstellung nur in 60–70 % d. F. gelingt. Oftmals entwickeln die Patienten im Verlauf Arthrosen oder klagen über Schmerzen bei der Kiefergelenksbewegung oder bei Belastung (Kauen).
Am Kiefergelenk unterscheidet man die Kontusion, die Distorsion, die Luxation und die Fraktur:

Kontusion und Distorsion

Definition

Unter dem Begriff **Kontusion (= Prellung)** versteht man im Bereich des Kiefergelenks eine Kraft, die auf den Unterkiefer einwirkt, aber nicht in der Lage ist, diesen zu brechen. Die Zahnreihen sind dabei nicht geschlossen, wodurch sie keine Abstützung über den Oberkiefer / den Gesichtsschädel haben.

Klinik

Die Patienten berichten in der Folge über Schmerzen und Bewegungseinschränkungen des Unterkiefers und halten diesen in der Ruheschwebelage mit entsprechender Schonhaltung. Kommt es zur Ruptur kleinerer Gefäße und zu einem Einbluten in den Gelenkspalt **(Hämarthros),** kann der Unterkiefer zur gesunden Seite hin verdrängt werden / abweichen, was als **Bonnet-Stellung** bezeichnet wird. Gleichzeitig kann es zu einem ipsilateral offenen Biss kommen. In diesem Fall liegen sowohl eine **Kieferklemme** wie auch eine **Kiefersperre** vor und der Patient berichtet über einen Stauchungsschmerz bei Druck auf das Kinn.

Diagnostik

Der Frakturausschluss erfolgt über das Erstellen eines Röntgenbilds **(OPT, Clementschitsch),** auf dem bei einem **Hämarthros** der Gelenkspalt verbreitert erscheint.

Therapie und Nachsorge

Eine operative Intervention ist in den meisten Fällen nicht nötig. Meist reicht eine Ruhigstellung mittels Kopf-Kinn-Kappe. Da in mindestens einem Gelenkspalt ein Erguss vorliegt, ist die maximale Interkuspidation nicht möglich und sollte nicht erzwungen werden. Lediglich bei einem massiven und persistierenden Gelenkerguss kann eine Punktion notwendig werden.
Spezielles Augenmerk in der **Nachsorge** sollte bei Kindern erfolgen, da es infolge von traumatisch bedingten Knorpelnekrosen oder Kapselrissen zur Ausbildung von Ankylosen oder Wachstumsstörungen kommen kann. Wird die Gelenkkapsel, in der sich das Kiefergelenk befindet, überdehnt, ohne zu reißen, so bezeichnet man dies als **Distorsion.**

Luxation

Definition

Unter einer **Luxation** versteht man die ventrale Verlagerung (ein- oder beidseitig) des Gelenkkopfes und des **Discus articularis** vor das **Tuberculum articulare.** Die Luxation nach dorsal ist eher selten. Die häufigste Ursache ist eine zu starke Öffnung des Mundes (z. B. beim morgendlichen Gähnen).

Klinik

Im Falle der ventralen Luxation ist die Gelenkpfanne leer und druckschmerzhaft. Genau wie bei der **Kontusion / Distorsion** weicht der Unterkiefer zur gesunden Seite hin ab und es bestehen eine gleichzeitige **Kieferklemme und Kiefersperre.**

Diagnostik

Im Röntgenbild **(OPT oder KG-Spezialaufnahme)** steht der Gelenkkopf vor dem **Tuberculum articulare.**

Therapie und Nachsorge

Die Therapie besteht in der umgehenden Reposition des luxierten Kiefergelenks mittels **Handgriff nach Hippokrates** (→ Abb. 20.1). In bestimmten Fällen muss vorher ein Lokalanästhetikum appliziert werden, um einen möglichen Muskelspasmus auszuschalten oder zu reduzieren. Die Applikation erfolgt dabei in das Gelenk und den Gelenkspalt. Eine Alternative dazu ist die Injektion von **Botulinumtoxin (Botox),** die jedoch **2 Tage vor der Intervention** erfolgen sollte.
Bei Behandlungen in Lokalanästhesie sollten beide Daumen mit einer Kompresse geschützt werden, da es nach erfolgter Reposition zum reflektorischen Zusammenbiss kommen kann. Um eine erneute Luxation zu verhindern, sollte der Patient für 2 Wochen eine **mandibulomaxilläre Fixation (MMF)** erhalten oder eine Kopf-Kinn-Kappe tragen. **Nachsorge:** Komplikationen können Reluxationen und sich manifestierende habituelle Luxationen sein. Die Reposition ist dabei umso schwieriger, je länger die Luxation bereits besteht. Hinzu kommt, dass bei rezidivierenden Luxationen der Bandapparat zusätzlich schwächer wird und sich somit Luxationen häufen.

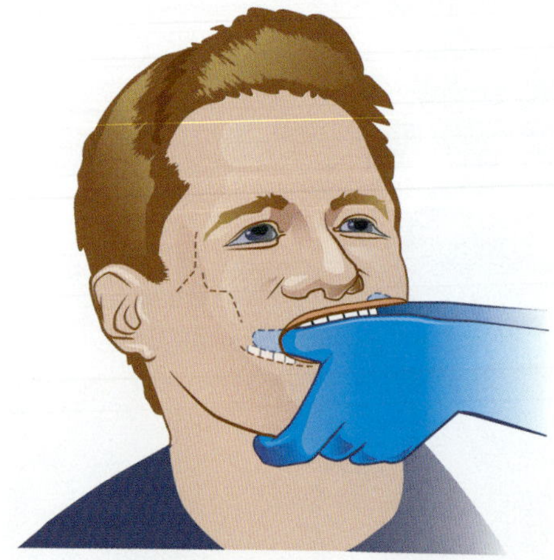

Abb. 20.1 Handgriff nach Hippokrates [L255]

Fraktur

Einteilung

Die Einteilung der Kiefergelenksfrakturen erfolgt nach **Lindahl** (→ Abb. 20.2) oder Spiessl und Schroll: Dabei unterscheidet man bei Frakturen die Höhe der Fraktur (Capitulum: 15 %, Collum: 25 % und Basis: 60 %), den Grad der Dislokation (nicht disloziert, disloziert mit Bruchflächenkontakt, disloziert ohne Bruchflächenkontakt) und den Grad der Luxation (nicht luxiert, subluxiert, luxiert).

Klinik

Die Patienten berichten über Schmerzen, die sich als Druckschmerz und Stauchungsschmerz (Druck unterhalb des Kinns nach kranial) verifizieren lassen. Zusätzlich kommt es ggf. zu einer Kieferklemme und zur weichen Schwellung im Bereich des Gelenkspalts. Bei einseitiger Fraktur weicht der Unterkiefer zur kranken Seite ab und es entsteht ein einseitig offener Biss auf der gesunden Seite (→ Abb. 20.3).

- Bei Luxationen und Kontusionen weicht der Unterkiefer aufgrund der Schwellung zur gesunden Seite hin ab, bei einer Fraktur zur kranken Seite.
- Sind beide Kiefergelenke frakturiert, kommt es zum frontal offenen Biss und einer Dorsalverlagerung des Unterkiefers mit Frühkontakt im Molarenbereich.

Diagnostik

Die definitive Bestätigung einer Fraktur wird durch ein Röntgenbild herbeigeführt

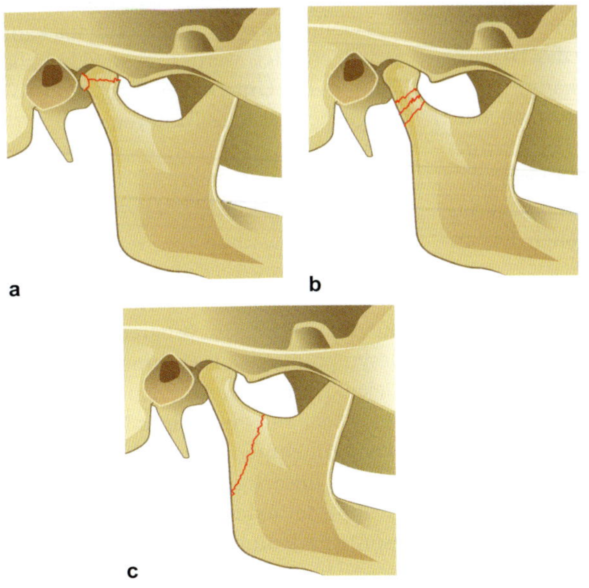

Abb. 20.2 Einteilung der Kiefergelenkfrakturen nach Lindahl [L255]
a) Capitulum-Fraktur (intrakapsulär gelegene Gelenkkopf-Fraktur
b) Hohe, mittelhohe und tiefe Collum-Fraktur
c) Gelenkbasisfraktur

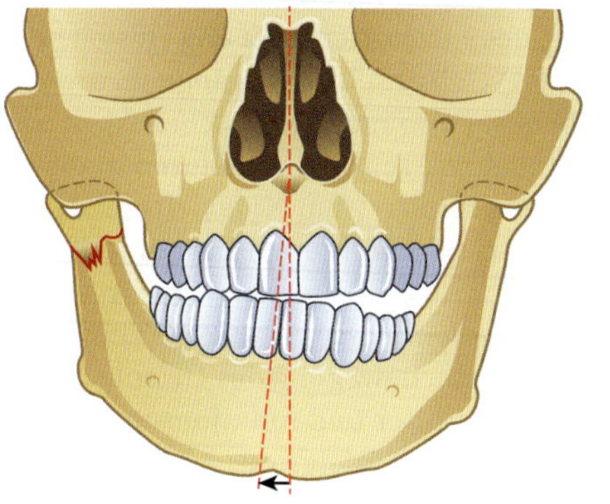

Abb. 20.3 Entstehung eines offenen Bisses bei Collum-Frakturen: offener Biss auf der kontralateralen Seite und Frühkontakt auf der ipsilateralen Seite der Fraktur bei dislozierter Collum-Fraktur rechts [L255]

und der Verlauf in der zweiten Ebene bestätigt (OPT, Clementschitsch).

Therapie und Nachsorge

Unterteilt wird die Therapie in die operative und die **konservative Frakturversorgung,** wobei die einwandfreie Gelenkfunktion vorrangig ist. Die konservative Therapie verfolgt die Reposition und die Ruhigstellung der Fragmente. In der initialen Phase empfiehlt sich die Ruhigstellung, bis das Hämatom oder der Gelenkerguss abgebaut sind. Erst danach kann eine maximale **Interkuspidation** angestrebt werden. Die maximale **Interkuspidation** kann durch das Einbringen von MMF-Schrauben (2–3 / Kiefer) oder eine **Schuchardt-Schienung** erreicht werden, die zunächst starr mit Draht, später mit zunehmend lockeren Gummis ligiert werden. Ab einer Abwinkelung von 45° der Kiefergelenke ist auch bei Jugendlichen eine konservative Therapie trotz besserer Adaptationsmöglichkeiten nicht mehr möglich, sodass operativ interveniert werden muss. Abweichend von der Frakturbehandlung auf anderen Gebieten muss die starre MMF im Verlauf gelockert werden, weil sonst das Risiko einer **Ankylose** steigt. Grob gilt: je höher die Fraktur, desto kürzer das Intervall der absolut starren Fixation. Die größten Vorteile der konservativen Methode gegenüber der operativen sind die definitive Schonung des **N. facialis** (Risiko einer temporären Schädigung: 25 %, dauerhafte Schädigung: 1–2 %) und die Vermeidung des Risikos einer Speichelfistel der **Gl. parotis.**
Die Indikationen zur operativen Therapie beim Erwachsenen sind: Verlust der Condylus-Diskus-Fossa-Relation, eine Abwinkelung von > 15°, ein Vertikalverlust ≥ 4 mm, die Interposition von Weichgewebe und eine konservativ nicht einstellbare Okklusion. Bei der **operativen Frakturversorgung** werden eine anatomiegerechte Reposition der Knochenfragmente und eine Revision der Gelenkbinnenstruktur angestrebt. Repositionen der Collum-Basis erfolgen am besten über einen präaurikulären, **retromandibulären oder submandibulären Zugang** (→ Abb. 21.1). Der präaurikuläre Zugang dient dem Zugang in die Gelenkpfanne zur Herstellung der internen Gelenkstrukturen, ermöglicht aber zugleich die Behandlung von Collum- und Capitulum-Frakturen (s. o.). Die übungsstabile Fixation erfolgt im Bereich der Gelenkbasis mittels zweier im Winkel nach unten offener Osteosyntheseplatten, wobei eine am Dorsalrand zu liegen kommen sollte oder bei Platzmangel / höher liegenden Frakturen durch neuartige Deltaplatten.

Traumatologie im Kindes- und Jugendalter

Eine Sonderstellung bei der Behandlung nehmen Frakturen im **Kindes- und Wachstumsalter** ein. Hier erfolgt die Behandlung hauptsächlich konservativ-kieferorthopädisch (z. B. **Aktivator nach Andresen und Häupl**), sofern eine plausible Okklusion schmerzfrei eingenommen werden kann. In diesen Fällen findet keine Ruhigstellung statt, sondern es kann sofort mit funktionellen Übungen begonnen werden. Die maximale Dauer einer MMF im Kindesalter beträgt 1–2 Wochen.
Bei Kindern profitiert der Behandler von der ausgeprägten Reparaturkraft und der Adaptation des Gelenks an neue Gegebenheiten. Gefürchtete Spätkomplikation ist die Bildung einer **Ankylose** oder einer Wachstumsstörung / -hemmung.

Zusammenfassung

- Liegt ein Erguss im Kiefergelenk vor, weicht dieser zur gesunden Seite ab; bei einer Collum-Fraktur weicht der Unterkiefer zur kranken Seite hin ab.
- **Kieferklemme = Mund geht unzureichend oder nicht auf („die Tür klemmt“)**
- **Kiefersperre = Mund lässt sich nicht schließen („die Tür ist SPERRangelweit auf“)**
- Der Handgriff nach Hippokrates dient der Reposition des luxierten Kiefergelenks.

Die Indikation für eine operative Behandlung des Kiefergelenks ist eng zu stellen, da das OP-Gebiet schwer zugänglich, die Übersicht also meist eingeschränkt ist und sich mehrere sensible Strukturen in diesem Gebiet befinden (u. a. **N. facialis [VII]**).
Die chirurgische Therapie ist am Kiefergelenk umso erfolgreicher, je mehr sich die klinische Symptomatik auf eine konkrete funktionelle Bewegung des Gelenks bezieht. Je diffuser und funktionsunabhängiger die Beschwerden sind, desto eingeschränkter ist das Ergebnis nach einer chirurgischen Intervention. Vor einer OP stehen daher eine ausführliche Anamnese und Befunderhebung sowie der Versuch einer konservativen Therapie für rund 12–18 Monate. Die OP ist die **Ultima Ratio.**
Erkrankungen, die dennoch eine chirurgische Intervention notwendig machen, sind:
- Tumoren
- Entwicklungsstörungen
- Form- und Lageveränderungen des Diskus
- Arthrosen / Ankylosen
- Diskusperforationen
- Hypermobilitätsstörungen

Operative Techniken

Man unterscheidet bei den Zugängen zum Kiefergelenk minimalinvasive Techniken, wie die Arthrozentese und die Arthroskopie, von der offen-chirurgisch durchgeführten Arthrotomie.

Arthrozentese

Bei der Arthrozentese handelt es sich um das am wenigsten invasive Verfahren, das in Lokalanästhesie durchgeführt werden kann. Hierbei wird der obere Gelenkspalt mit zwei Kanülen punktiert, von denen eine die Spülflüssigkeit (Ringer-Lösung) injizieren soll, während die zweite die Spülflüssigkeit wieder aufnimmt.
Indikationen zu dieser Therapie sind z. B. die akute Diskusverlagerung oder Entzündungen im Gelenkbereich.
Ziele der Therapie sind sowohl die vorsichtige Aufdehnung des Gelenkspalts als auch die **Lavage** im Bereich des Gelenks, um Entzündungszellen auszuspülen.

Arthroskopie

Bei der Arthroskopie wird zusätzlich zur Arthrozentese ein weiteres Instrument in den Gelenkspalt eingebracht, welches das **Arbeiten unter Sicht** ermöglicht. Das Spülverfahren ist identisch zu dem bei der Arthrozentese. Hinzu kommt jedoch, dass bei der Arthroskopie durch den eingeführten Taststab auch aktiv Adhäsionen im Gelenkspalt gelöst werden können sowie durch **Shaving** die Oberfläche des **Discus articularis** bearbeitet werden kann.
Die Arthroskopie ist zudem eine Möglichkeit, bildgebende Verfahren zu umgehen, da ihre Sensitivität die der CT- und MRT-Untersuchungen übertrifft. Sie dient der Behandlung von habituellen Condylusluxationen, Diskusverlagerungen und Arthrosen.

Arthrotomie

Die Arthrotomie beschreibt den **offenen Zugang zum Kiefergelenk,** wobei eine Reihe von etablierten Zugangswegen zur Verfügung steht (→ Abb. 21.1).
Die Wahl des Zugangs richtet sich nach der Indikation. Allen gemeinsam ist die Schonung des **Ramus frontalis des N. facialis.**
Am ästhetisch günstigsten hat sich der retroaurikuläre Zugang erwiesen, da die Narbe in einem nicht sichtbaren Bereich zu liegen kommt (**Cave:** Keloidgefahr hoch!). Nachteil dieses Zugangs ist der weitere Weg im Vergleich zum präaurikulären Zugang.

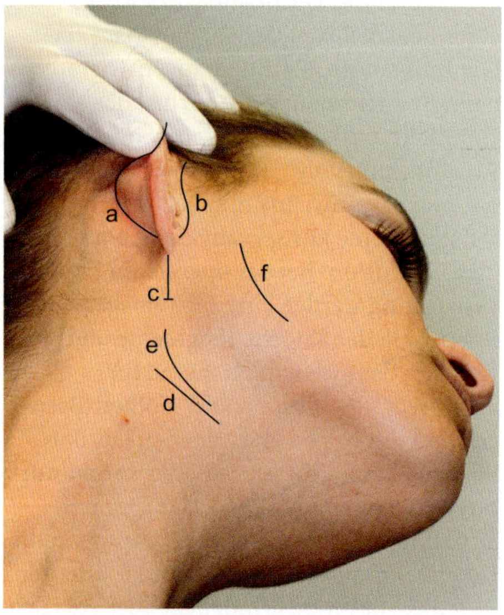

Abb. 21.1 Zugangswege zum Kiefergelenk und mögliche Schnittführungen: retroaurikulär nach Bockenheimer und Axhausen (**a**), präaurikulär nach Lindemann (**b**), retromandibulär (nach Ellis **c**), submandibulär (**d**), periangulär (**e**), intraoral (nach Steinhäuser, **f**) [P132]

Operative Indikationen am Kiefergelenk

Tumoren

Wie bei allen anderen Tumoren im Körper unterscheidet man auch im Gelenkbereich zwischen **gutartigen und bösartigen,** wobei die gutartigen seltener sind. Der häufigste gutartige Tumor ist das **Osteochondrom,** das ein appositionelles Wachstum im Bereich des Condylus zeigt. Der Condylus kann i. d. R. erhalten werden, es wird lediglich der Tumor vom Unterkiefer abgetrennt. Weitere mögliche gutartige Tumoren sind:
- Osteome
- Myxome
- Hämangiome
- Ameloblastome

Die Klinik ist unspezifisch und zeichnet sich durch eine langsam progrediente Beschwerdesymptomatik aus (Schmerzen und Gelenkgeräusche, Abweichen des Kiefers zu einer Seite mit **einseitiger Nonokklusion** sowie zunehmende Kieferklemme / -sperre). Bei den bösartigen Tumoren kommt der Gruppe der **osteogenen Metastasen** die größte Bedeutung zu.

> Die häufigsten ossär metastasierenden Tumore sind **Mamma-, Nieren- und Prostatakarzinome.**

Im Gegensatz zu den gutartigen Tumoren ist bei den bösartigen Tumoren der Erhalt des Gelenks und der umliegenden Strukturen meist nicht möglich. Bei bestehender Tumorfreiheit im Anschluss ist eine Rekonstruktion mit **autologem oder allogenem** Material anzustreben, um den Patientenkomfort zu steigern, indem die Kaufunktion wiederhergestellt wird. Bei der Gelenkrekonstruktion ist ein Zugang von präaurikulär und submandibulär obligat.

Entwicklungsstörungen

Ein Beispiel ist die **kondyläre Hyperplasie,** die gehäuft zwischen dem 5. und 25. Lebensjahr auftritt und zu einem einseitigen Wachstumsschub des Unterkiefers durch autonome Aktivierungen in der **Kambiumschicht** führt. Aufgrund des einseitig verstärkten Wachstums des Unterkiefers kann es zu einer **mandibulären Laterognathie** mit Mittellinienverlagerung und einseitig offenem Biss auf der betroffenen Seite kommen. Die Sicherung der Diagnose erfolgt über die Anamnese mit klinischer Untersuchung sowie über radiologische Verlaufskontrollen.
Eine operative Intervention (Dysgnathie-OP) ist nur nach Abschluss des Wachstums sinnvoll, da es sonst vermehrt zu Rezidiven kommen kann. Am sichersten lässt sich ein Abschluss des Wachstums durch eine **Skelettszintigrafie** nachweisen. Die Therapie der Wahl ist die hohe Kondylektomie, wobei die subchondrale Schicht und damit die Wachstumszone reseziert werden und im Anschluss der Condylus neu modelliert

wird. Befindet sich das Wachstum in der inaktiven Phase, so kann die entstandene Dysgnathie durch eine mono- oder bignathe Umstellungsosteotomie korrigiert werden (→ Kap. 30).

Form- und Lageveränderungen des Diskus

Als Ursachen für eine Diskusverlagerung kommen eine Hyperaktivität der Kaumuskulatur, Traumata, Hyperextensionen des Kiefergelenks und okklusale Interferenzen in Betracht. Dabei unterscheidet man die Verlagerung mit und ohne Reposition.
Bei der **Diskusverlagerung mit Reposition** wird der Bandapparat überdehnt, eine direkte Behandlungsindikation resultiert daraus aber nicht.
Bei der **Diskusverlagerung ohne Reposition** hingegen kommt es zu einer eingeschränkten Mundöffnung sowie einer Deviation des Unterkiefers zur betroffenen Seite, die mit Schmerzen einhergeht. Eine Indikation zur operativen Therapie besteht erst nach dem Ausschöpfen aller konservativen Maßnahmen und beginnt mit der Arthrozentese / Arthroskopie und endet bei der Arthrotomie.
Mithilfe der **Arthroskopie** können bei anteriorer Diskusverlagerung mit verlängertem, hinterem Aufhängungsband durch einen Thermokauter punktförmige Koagulationen erzeugt werden, die einen Schrumpfungsprozess auslösen und so zu einer Straffung des hinteren Gelenkbands führen. Eine Alternative ist die Durchtrennung des vorderen Aufhängungsbands. Bei Misslingen der arthroskopischen Reposition ist eine **offene Diskusrepositionsoperation** im Verlauf indiziert (Verkürzen der Aufhängungsbänder).

Ankylose

Unter dem Begriff versteht man die bindegewebige (fibröse) oder knöcherne (ossäre) Versteifung des Kiefergelenks, die meist in einem Trauma, einer Entzündung **(Arthritis, Otitis media, Mastoiditis)** oder einer Radiatio ihren Ursprung findet und auch in einer Mischform vorliegen kann. Klinisch zeigt sich eine Kieferklemme (relativ: ≤ 35 mm SKD, absolut ≤ 4 mm SKD), die mithilfe einer CT / DVT nachgewiesen werden kann. Sind Vor- und Seitwärtsbewegungen uneingeschränkt möglich, ist eine Ankylose sehr unwahrscheinlich. Im Zweifelsfall muss die Untersuchung in Narkose stattfinden.
Indikationen zur operativen Therapie sind bei stärkerer Ausprägung eine insuffiziente Mundhygiene und eine Vermeidung von Komplikationen (z. B. Aspiration → Intubation erschwert oder unmöglich). Konservative Dehnungsübungen sollten ausgeschöpft sein, haben aber auch nur einen begrenzten Effekt und sind für den Patienten schmerzhaft (Kieferspreizgeräte).
Die **operative Therapie** hat das Ziel, den ankylosierten Bereich zu reosteotomieren und somit eine **Neoarthrose** zu schaffen. Das Ergebnis der OP ist abhängig von der Compliance des Patienten und der Intensität der Mundöffnungsübungen (Spatelübungen, Terabyte), die über mindestens 1 Jahr durchgeführt werden sollten. Stellt sich das Kiefergelenk intraoperativ nach Lösen der Ankylose weiterhin als mangelhaft beweglich dar, kann man zusätzlich den **Proc. muscularis** durchtrennen. Ist im Rahmen der Operation eine vollständige Kondylektomie nötig, kann ein alloplastischer Gelenkersatz inseriert werden, um das Gelenk sofort zu rekonstruieren. Bei einer dauerhaften Rekonstruktion mit einem alloplastischen Gelenk muss auch die Gelenkpfanne ersetzt werden. Die MMF erfolgt in diesem Fall für 2–3 Wochen elastisch. Um eine Reankylose zu vermeiden, hat es sich bewährt, eine Interpositionsplastik (autologer / xenogener Knorpel, Fascia temporalis, Dura mater, Silaplastik) einzubringen. Dennoch besteht eine Rezidivwahrscheinlichkeit von 5–10 %.

Hypermobilitätsstörung

Unter dem Begriff werden Auslenkungen des **Condylus** und des **Discus articularis** zusammengefasst, die eine übermäßige Mobilität des Unterkiefers bedingen. Die Hypermobilitätsstörungen lassen sich in eine fixierte Luxation (Verschiebung des Condylus vor das **Tuberculum articulare**) und eine schmerzhafte Hypermobilität mit Reposition unterscheiden.
Die Reposition einer fixierten Luxation geschieht durch den **Handgriff nach Hippokrates.** Hierbei werden die Daumen des Behandlers auf die Unterkieferzahnreihe oder die Linea obliqua gelegt und der Unterkieferrand mit den anderen Fingern fixiert. Danach wird der Unterkiefer nach kaudal und ventral distrahiert, um den Condylus im Anschluss durch eine Dorsalbewegung zu reponieren. Gelingt dies nicht, kann versucht werden, die Muskulatur **(M. pterygoideus lateralis)** durch die Injektion von Lokalanästhetika oder **Botulinumtoxin A** zu entspannen oder die Reposition in Intubationsnarkose durchzuführen. Im Anschluss sollte der Unterkiefer in der Position durch einen Verband oder eine Kopf-Kinn-Kappe fixiert werden, die 2 Wochen getragen werden sollte. Zusätzlich können postoperativ eine Physiotherapie zur Detonisierung und Entspannungstraining durchgeführt werden.
Die operative Therapie kann zwei Ziele verfolgen:

- **Verriegelungsosteoplastik:** Erhöhen des **Tuberculum articulare** durch Auflagerungsosteoplastik mit Beckenkamm **(nach Rehrmann)** oder durch Osteotomie des Jochbogens **(nach Le Clerc)**
- Erleichterung der Spontanreposition durch modellierende Ostektomie im Bereich des Tuberculum articulare, wodurch eine Luxation des Condylus nicht verhindert werden kann, jedoch die Reposition erleichtert wird

Diskusperforation

Die Diskusperforation resultiert meist aus einer langjährigen Überlastung der Kiefergelenke und stellt in vielen Fällen eine präarthrotische Veränderung dar. Klinisch werden Schmerzen bei der Mundöffnung sowie ein Gelenkreiben nachgewiesen, radiologisch sichtbare Umbauvorgänge haben noch nicht stattgefunden. Eine Möglichkeit der visuellen Bestätigung der Erkrankung ist die **Arthrografie / Arthroskopie,** wobei die Arthroskopie in gleicher Sitzung eine Glättung des Diskus und des Perforationsrands ermöglicht. Ist die Glättung nicht ausreichend, kann versucht werden, ein Interponat in den Defekt einzubringen, das aus dem hinteren Aufhängungsband gewonnen wird. Bei großen und im Diskus selbst gelegenen Perforationen ist die Diskusentfernung indiziert.

Zusammenfassung

- Die Therapie erfolgt von wenig invasiv zu maximal invasiv (Arthrozentese, Arthroskopie, Arthrotomie, offene chirurgische Behandlung).
- Das gängigste Diagnostikum im Bereich des Kiefergelenks und der umgebenden Bandstrukturen ist das MRT.
- Die OP bei kondylärer Hyperplasie darf erst nach Ende des Wachstums erfolgen. Zur Absicherung sollte daher präoperativ ein Skelettszintigramm erstellt werden.

Während die Haut als äußere Bedeckung des menschlichen Körpers einen dreischichtigen Aufbau aus Epidermis, Dermis und Subkutis zeigt, ist die Mundschleimhaut ähnlich den restlichen Schleimhäuten organisiert. Sie gliedert sich in Mukosa, Lamina propria und Submukosa. Zuoberst befindet sich ein mehrschichtiges unverhorntes Plattenepithel, das reich an antimikrobiellen Peptiden ist.
Wie die restliche Haut des Körpers kann auch die Schleimhaut des Mund- und Rachenraums Veränderungen unterschiedlicher Genese zeigen. Häufig sind dabei Infektionen mit viralen, bakteriellen oder mykotischen Erregern. Zudem kann die Schleimhaut lokal wie auch systemisch auf unterschiedliche Medikamente, Chemotherapeutika oder Bestrahlungstherapien reagieren. Auch können sich chronische oder autoimmune Erkrankungen an der Schleimhaut manifestieren.
Somit ist die Inspektion der gesamten Mundschleimhaut zentral und die Diagnose häufig schon klinisch zu stellen.

Veränderungen der Mundschleimhaut und des Zahnfleischs müssen nicht zwingend eine lokale Ursache haben. Vielmehr können sie eine erste Manifestation einer **ernsten Allgemeinerkrankung** sein!

Aphthen

Aphthen sind oberflächliche Erosionen und treten häufig sporadisch auf. Ihre Ätiologie ist noch unbekannt, es werden aber familiäre Häufungen und bestimmte Auslöser wie kleine Traumata, Nahrungsmittelunverträglichkeiten und Stress beobachtet. Je nach Auftreten unterscheidet man eine **Minorform,** eine **Majorform** und eine **herpetiforme Aphthe** (→ Abb. 22.1). Während Erstere durch ihren Durchmesser unterteilt werden, erscheint bei der herpetiformen Klinik eine gruppierte Ansammlung kleiner runder Erosionen.
Alle Formen gehen mit einer starken Schmerzhaftigkeit einher, heilen aber von alleine ab. Eine **kausale Therapie** ist somit nicht nötig.

Virale Erkrankungen

Herpes-simplex-Virus

Zu unterscheiden sind zwei Serotypen: Herpes-simplex-Virus (HSV)-Typ 1 **(oraler Typ),** der vor allem die Mundschleimhaut, aber auch Lippen und die Haut von Gesicht und Hals befallen kann, und HSV-Typ 2 **(genitaler Typ),** der zu Infektionen im Genitalbereich führt.
Je nach Alter und Immunabwehr können Infektionen mit dem HSV zu unterschiedlichen Krankheitsbildern führen. Erstinfektionen verlaufen häufig inapparent, können aber gerade bei Säuglingen eine **fulminante Herpessepsis** verursachen.

Klinik

Bei Kindern und Jugendlichen kann es gehäuft zu einer **Gingivostomatitis herpetica** kommen. Diese zeigt sich durch multiple schmerzhafte Bläschen und Ulzerationen vorwiegend im vorderen Abschnitt der Mundhöhle (→ Abb. 22.2). Damit einhergehend bestehen oft ein allgemeines Krankheitsgefühl und Fieber.
Bei Erwachsenen verläuft eine Primärinfektion häufig symptomlos. Erst durch innere oder äußere Reize (z. B. Stress oder Sonneneinstrahlung) kann es zur Reaktivierung des Virus kommen, der in den Ganglien der Nerven persistiert. Klinisch zeigt sich meist ein **Herpes labialis** mit kleinen gruppierten Bläschen an der Lippe oder im Mund. Diesen geht häufig ein Jucken oder Brennen in der betroffenen Region voraus. Sowohl die Gingivostomatitis herpetica wie auch der Herpes labialis heilen nach etwa einer Woche spontan aus.

Therapie

Die Abheilung kann durch lokale Anwendung von virostatischen Salben (z. B. Aciclovir) beschleunigt werden. Bei fulminantem Verlauf oder immunsupprimierten Patienten können die Virostatika auch systemisch verabreicht werden.

Varizella-Zoster-Virus

Klinik

Bei einer Erstinfektion mit dem Varizella-Zoster-Virus (VZV) kommt es zum klinischen Bild der Windpocken. Diese kommen gehäuft im Kindesalter vor und heilen i. d. R. innerhalb von einer Woche spontan aus. Das Virus persistiert im Körper und kann im höheren Alter oder bei Immunschwäche reaktiviert werden. Dann entsteht ein **Herpes Zoster** (auch Gürtelrose genannt). Es kommt zum Auftreten von kleinen Bläschen auf einem erythematösen Grund (→ Abb. 22.3). Diese folgen typischerweise dem Innervationsgebiet sensibler Nerven. So kann bei Befall des N. trigeminus die Gesichts- wie auch die intraorale Schleimhaut betroffen sein.

Therapie

Bei Patienten über 50 Jahren, einer Lokalisation im Kopf-Hals-Bereich, Immunsuppression oder anderen Risikofaktoren sollte die antivirale Therapie mittels Aciclovir, Valaciclovir, Famciclovir oder Brivudin oral oder bei einem komplizierten Verlauf mittels Aciclovir intravenös erfolgen. Nach Abheilung kann es zu persistierenden Schmerzen in der betroffenen Region kommen **(Post-Zoster-Neuralgie).**

Humane Papillomaviren

Bei den Humanen Papillomaviren (HPV) handelt es sich um eine große Gruppe von

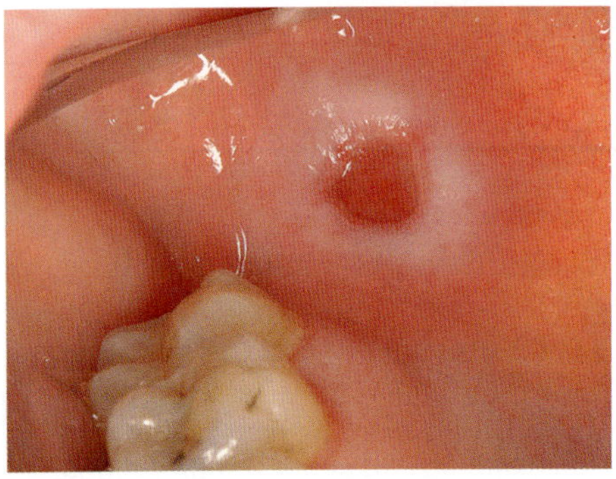

Abb. 22.1 Aphthen [P133]

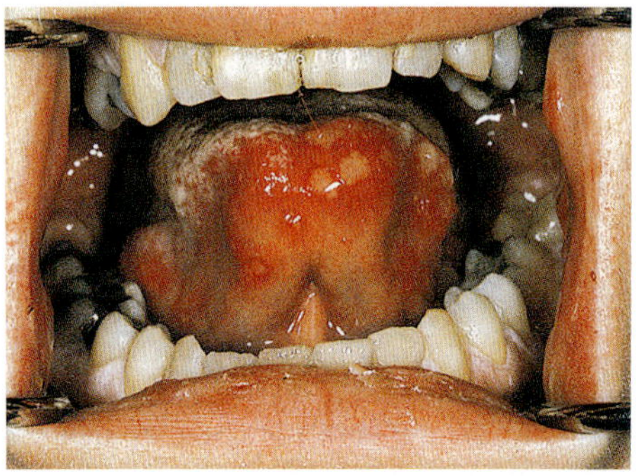

Abb. 22.2 Gingivostomatitis herpetica [P134]

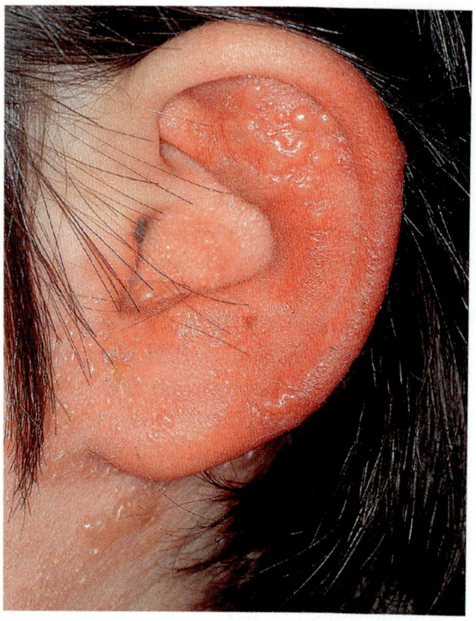

Abb. 22.3 Zoster oticus [E422]

DNA-Viren, welche die Epithelzellen von Haut und Schleimhaut befallen. Dort führen sie zu gutartigen Wucherungen (Warzen), die im Anogenitalbereich auch maligne entarten können. Dies ist für die orale Schleimhaut nicht sicher nachgewiesen. Jedoch wurde insbesondere bei Oropharynxkarzinomen und einem kleinen Teil der Mundhöhlenkarzinome (ca. 5 %) eine deutliche Assoziation mit dem HPV-Typ 16 festgestellt. Eine Infektion mit diesem Virustypen führt zu einer gesteigerten Expression des Proteins p16. In der klinischen Histopathologie hat sich dieses Protein zu einem wichtigen prognostischen Marker entwickelt. P16-positive Tumoren sprechen hierbei deutlich besser auf eine Bestrahlung an als p16-negative Tumoren.
Die Serotypen 2 und 4 führen zu der **Verruca vulgaris,** einer exophytisch wachsenden Läsion. Durch die Serotypen 6 und 11 werden **Condylomata acuminata** ausgelöst. Dabei handelt es sich um flache, breitbasige Wucherungen.

Therapie

In letzteren beiden Fällen ist die einzige Therapie die operative Abtragung mittels Skalpell oder Laser. Rezidive sind jedoch häufig.

Coxsackie-Virus

Klinik

Im Bereich der Mundschleimhaut können Coxsackie-Viren sowohl zu einer Herpangina wie auch zur Hand-Fuß-Mund-Krankheit führen. Beide betreffen vorranging Kinder im ersten Lebensjahrzehnt. Bei der **Herpangina** kommt es vor allem im Bereich des hinteren Gaumens und der Tonsillarregion zu Ulzerationen und Bläschen. Diese sind durch einen dunkelroten Hof umgeben und heilen innerhalb 1 Woche aus. Während dieser Zeit zeigen sich häufig allgemeine Abgeschlagenheit und Fieber.

Bei der **Hand-Fuß-Mund-Krankheit** ist das Krankheitsgefühl von einem Ausschlag der Mundschleimhaut wie auch der Haut der Handinnenflächen und Fußsohlen begleitet. Das orale Enanthem findet sich eher im vorderen Bereich der Mundhöhle und der Zunge. Es zeigen sich schmerzhafte Bläschen und Aphthen. Der distale Extremitätenbefall tritt zeitgleich auf und kann mit Schmerzen und Juckreiz einhergehen.

Therapie

Beide Erkrankungen heilen spontan aus und werden lediglich symptomatisch therapiert.

Bakterielle Erkrankungen

Infektionen mit bakteriellen Erregern werden der breiten bakteriellen Besiedlung des Mundraums entsprechend als Mischinfektionen bezeichnet. Diese sind häufig odontogenen Ursprungs und sowohl mit mangelnder Mundhygiene wie auch einer systemischen Immunschwäche assoziiert. Es kommt zur Weichteilinfektion mit der Gefahr der Abszedierung (→ Kap. 15).

Mykosen

Der wichtigste Vertreter der oralen Mykosen ist die **Candidiasis** (auch Soor genannt). Sie wird vor allem durch *Candida albicans* ausgelöst. Dabei handelt es sich um einen humanpathogenen Hefepilz, der sich bei lokaler oder systemischer Immunschwäche ausbreiten kann.

Klinik

Klinisch imponieren weiße Beläge auf einer erythematösen Schleimhaut (→ Abb. 22.4). Diese sind im Vergleich zu Leukoplakien abstreifbar. Je nach Verlauf wird von einer akuten und chronischen Form gesprochen.

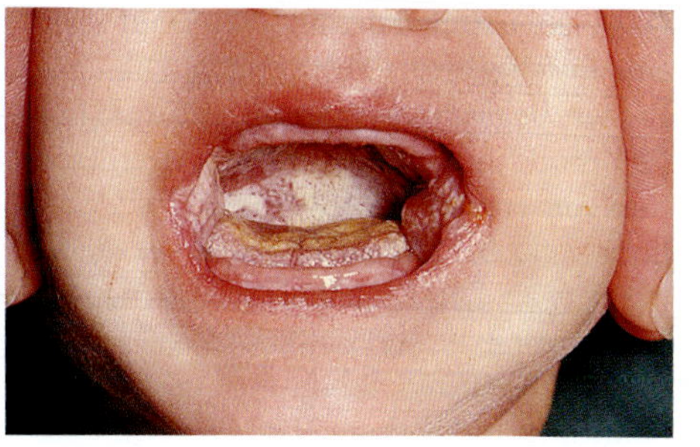

Abb. 22.4 Mundsoor [T409]

Im Vordergrund der Behandlung steht meist das Grundleiden, das zu der Immunschwäche führt (z. B. eine HIV-Infektion, Diabetes mellitus, Einnahme von Glukokortikoiden).

Therapie

Je nach Befall und Abwehrlage werden Antimykotika lokal oder systemisch verabreicht.

Nicht-infektiöse Mukositis

Als nicht-infektiöse Mukositiden werden Entzündungen der Mundschleimhaut bezeichnet, die nicht durch einen Erreger, sondern durch Reizung des Gewebes auftreten. Diese werden häufig durch Chemotherapeutika und Radiotherapien verursacht. Beide Therapieschemata wirken in der onkologischen Therapie hemmend auf die schnelle Zellteilung des entarteten Gewebes. Als häufige Nebenwirkung sind deswegen besonders regenerationsfähige Gewebe wie die Mundschleimhaut betroffen. Klinisch kann es zu Rötungen, Ulzerationen und Blutungen kommen. Diese heilen i. d. R. nach Absetzen der Noxe ab.

Zusammenfassung

- Die meisten viralen Erkrankungen heilen von alleine aus. Eine unterstützende Gabe von Virostatika ist meist nur bei einer gleichzeitigen Immunsuppression nötig.
- Je nach Alter bei Primärinfektion können unterschiedliche klinische Verläufe einer viralen Infektion entstehen.
- Viele Viren persistieren in den körpereigenen Zellen. Bei Stress kann es zu einer Reaktivierung kommen.

Das Plattenepithel der äußeren Haut zeigt eine durchgehende Verhornung. Dieser Prozess beginnt im Stratum spinosum der Epidermis und schließt im äußersten Stratum corneum ab. Dort verlieren die Zellen ihren Zellkern und flachen zu einer dichten Barriere ab. Diese dient als natürlicher Schutz vor externen Einflüssen wie schädlichen Substanzen, Strahlung, mechanischer Belastung und pathogenen Erregern.
Im Gegensatz dazu ist die Schleimhaut des Mundes je nach Lokalisation an seine unterschiedlichen Anforderungen adaptiert. Man unterscheidet eine auskleidende, eine mastikatorische und eine spezialisierte Schleimhaut. Die **auskleidende Mundschleimhaut** bedeckt den Mundvorhof, den weichen Gaumen, die Zungenunterseite sowie den Mundboden. Sie ist stets unverhornt. Der harte Gaumen und der Alveolarkamm werden von der **mastikatorischen Schleimhaut** bedeckt. Im Bereich des Alveolarkamms wird sie auch **Gingiva** genannt und nochmals in eine freie und eine befestigte Unterform (attached Gingiva) eingeteilt. Aufgrund der mechanischen Belastung während des Kauvorgangs ist sie ortho- oder parakeratinisiert (Zellkern noch vorhanden). Als dritte Form der Mundschleimhaut kommt auf dem Zungenrücken die **spezialisierte Schleimhaut** vor. Sie ist ebenfalls orthokeratinisiert und enthält zudem Papillen zur Geschmackswahrnehmung.

Die **Mundschleimhaut** weist je nach Belastung ein unterschiedliches Verhornungsmuster auf. Dank ihrer hohen Regenerationsfähigkeit passt sie sich schnell an einwirkende Reize an. Verhornungsanomalien sind dementsprechend häufig!

Verhornungsanomalien

Die Verhornungsanomalien stellen eine heterogene Gruppe an Mundschleimhautveränderungen dar, die alle auf einer Störung der Keratinisierung beruhen. Diese kann sowohl eine **Hyperkeratose** wie auch den **Verlust der Hornschicht** bedeuten. Durch das feuchte Milieu der Mundhöhle imponiert eine Hyperkeratose klinisch meist als weißlicher, nicht abwischbarer Belag.

Leukokeratosis nicotinica palati

Ätiologie und Klinik

Durch langjährigen Tabakkonsum (v.a. Pfeifen- und Zigarrenkonsum) kommt es zur chronischen Reizung der Schleimhaut

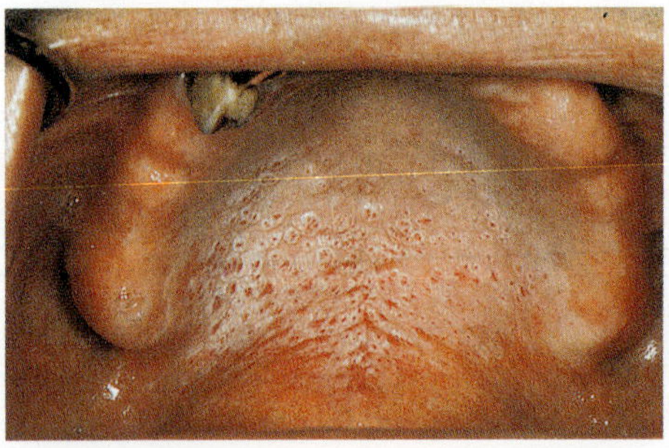

Abb. 23.1 Leukokeratosis nicotinica palati [P134]

des harten und weichen Gaumens. Klinisch imponiert eine grob gefelderte, weißliche Schleimhaut mit roten punktförmigen Knötchen (→ Abb. 23.1). Als histopathologisches Korrelat zeigen sich eine Hyperkeratose und Akanthose (eine Verschiebung zu unreifen Zellen des Stratum spinosum hin). Zudem kommt es zur entzündlichen Reaktion der Ausführungsgänge kleiner Speicheldrüsen. Beides wird als Reaktion auf die toxischen Substanzen des Tabaks verstanden. Die Veränderung zeigt sich unter striktem Tabakverzicht schnell regredient. Da eine maligne Entartung möglich ist, sollten regelmäßige klinische Kontrollen erfolgen.

Therapie

Eine chirurgische Intervention ist nur bei vorliegender Dysplasie nötig.

Traumatische Hyperkeratose

Ätiologie und Klinik

Auch bei der traumatischen Hyperkeratose liegt eine **Reaktion auf einen chronischen Reizzustand** vor. Diese häufige Veränderung kann durch Prothesenirritation, scharfe Zahnkanten oder Angewohnheiten wie dem Wangenbeißen und -saugen bedingt sein. Es kommt zu einer Hyperkeratose, die als weißlicher, nicht abwischbarer Schleimhautbelag an der belasteten Stelle imponiert.

Therapie

Die konservative Therapie besteht in der Ausschaltung des chronischen Reizes.

Veränderungen des Zungenrückens

Lingua geographica

Ätiologie und Klinik

Diese harmlose Normvariante wird auch als **Landkartenzunge** bezeichnet. Den Namen verdankt sie ihrem klinischen Bild der rötlichen Felderung des Zungenrückens, der von weißlichen Randsäumen durchzogen wird (→ Abb. 23.2). Zugrunde liegt eine vermehrte Epithelabschilferung und

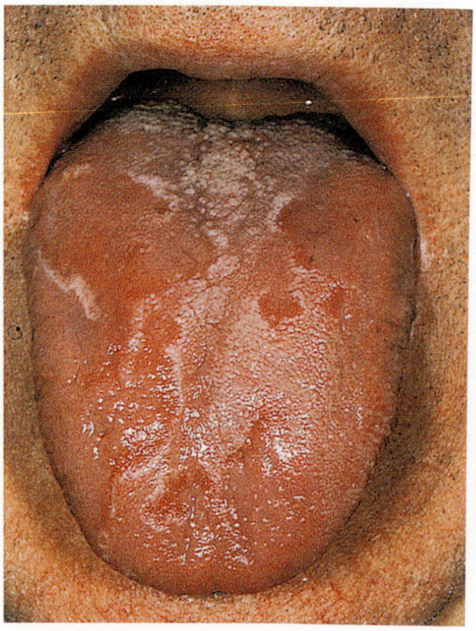

Abb. 23.2 Lingua geographica [P134]

damit Hypokeratinisierung im Bereich der **Papillae filiformes.** Diese sind im Bereich der Zunge für deren sensiblen Tastsinn verantwortlich.

Therapie

Eine Therapie ist nicht nötig. Es kann zu einer Spontanremission kommen.

Lingua plicata

Bei der Lingua plicata, auch **Faltenzunge** genannt, handelt es sich um eine Normvariante. Diese kommt bei etwa 10 % der Bevölkerung vor. Oft ist eine familiäre Häufung zu beobachten. Der Zungenrücken ist durch eine verstärkte Längs- und Querfaltenbildung geprägt.
Da kein Krankheitswert besteht, ist auch keine Therapie nötig.

Lingua pilosa

Ätiologie und Klinik

Auch als **Haarzunge** bezeichnet, imponieren bei der Lingua pilosa dunkelbraune Beläge auf dem mittleren bis dorsalen Bereich des Zungenrückens. Es kann sich sogar eine Schwarzfärbung entwickeln, welche dann als schwarze Haarzunge oder **Lingua nigra** bezeichnet wird. Diese Verfärbungen beruhen auf einer Hyperplasie und Hyperkeratose der **Papillae filiformes.** Durch Anhaftung von Bakterien, Nahrungsmitteln und Tabakbestandteilen kommt es zur typischen Färbung. Die genaue Ätiologie der Veränderung ist noch unbekannt, es sind aber häufiger Männer betroffen. Eine Triggerung durch hochkonzentrierte Mundspüllösung (Chlorhexidin), Tee oder Antibiotika (Linezolid, Erythromycin, Doxycyclin) wird beobachtet. Weiterhin kann eine Einnahme von Glukokortikoiden, Psychopharmaka (z. B. Olanzapin) oder Antimykotika der Grund sein. Auch wird eine Haarzunge bei Immunsuppression (z. B. HIV-Infektion) beobachtet.

Therapie

Therapeutisch können die Beläge mit einer Bürste vorsichtig entfernt werden.

Glossitis rhombica mediana

Die Zunge entwickelt sich embryologisch durch das Verschmelzen eines Gewebewulstes (**Tuberculum impar**) zwischen den ersten beiden Kiemenbögen mit den lateralen Zungenwülsten. Bei einer unvollständigen Rückbildung des Tuberculum impar kann median im mittleren bis hinteren Zungendrittel eine rautenförmige Oberflächenveränderung zurückbleiben. Je nach Ausprägung kann diese als erhaben, eingesunken oder durch weißliche Auflagerungen auffallen. An sich ist dieser Befund harmlos, kann aber zu chronischen Entzündungen führen. Diese sollten regelmäßig kontrolliert und bei Beschwerden therapiert werden.

Präkanzerosen

Als Präkanzerosen werden Gewebeveränderungen bezeichnet, die sich zu einem malignen Tumor entwickeln können. Je nach Entartungsrisiko unterscheidet man **fakultative** (Entartungsrisiko unter 30 %) von **obligaten** (Entartungsrisiko über 30 %) **Präkanzerosen.**

Leukoplakie

Ätiologie, Klinik und Diagnostik

Bei der Leukoplakie handelt es sich um eine **fakultative Präkanzerose.** Die Diagnose wird klinisch gestellt, wenn eine **weißliche** Schleimhautveränderung vorliegt, die nicht abwischbar ist und keiner anderen Genese zugeordnet werden kann (→ Abb. 23.3). Je nach Oberflächenbeschaffenheit wird eine homogene von einer inhomogenen Leukoplakie unterschieden. Letztere geht mit einem höheren Entartungsrisiko einher. Weitere Risikofaktoren für eine Dysplasie sind Entzündungen, Ulzerationen und die Lokalisation an Mundboden oder dem lateralen Zungenrand. In diesen Fällen sollte eine Probebiopsie erfolgen. Die histologische Untersuchung zeigt eine Hyperkeratose als Reaktion auf einen chronischen Reizzustand. Zudem können bereits vorhandene Epitheldysplasien festgestellt werden. Diese werden in gering-, mittel- oder hochgradig eingeteilt.
Bei einer homogenen Leukoplakie kann zunächst unter regelmäßigen Kontrollen konservativ vorgegangen werden. Eventuell eruierbare Risikofaktoren (z. B. Nikotinkonsum) sollten vermieden werden. Bildet sich die Veränderung nicht zurück, oder liegt eine inhomogene Leukoplakie vor, sollte eine Exzision erfolgen.

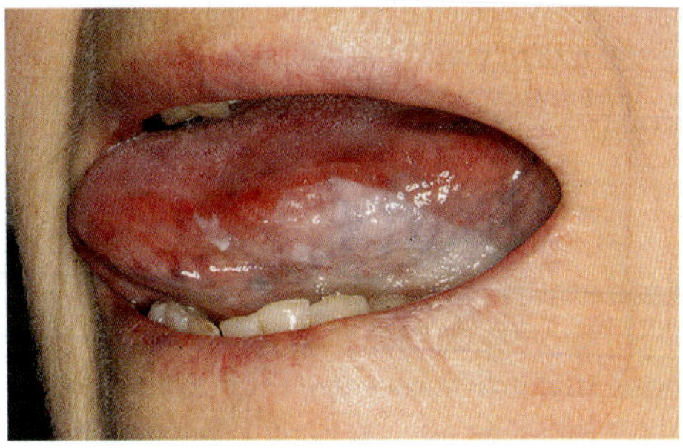

Abb. 23.3 Leukoplakie [P133]

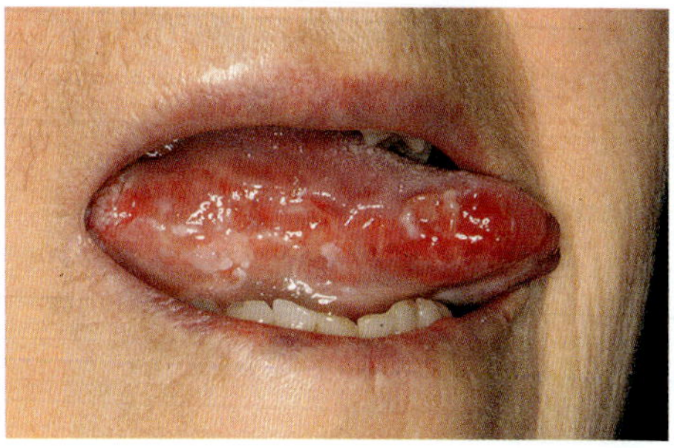

Abb. 23.4 Erythroplakie [P133]

Erythroplakie

Ätiologie, Klinik und Diagnostik

Analog zur Leukoplakie wird die Erythroplakie als **rötlicher** Fleck der Mundschleimhaut definiert, der nicht abwischbar ist und keiner anderen Erkrankung zugeordnet werden kann (→ Abb. 23.4). Die Erythroplakie kommt insgesamt seltener als die Leukoplakie vor, ist aber mit einem erhöhten Risiko der malignen Entartung verbunden. Deshalb wird sie den **obligaten Präkanzerosen** zugeordnet. Sie kommt häufiger bei Männern vor und ist oft mit einem langjährigen Nikotinkonsum verbunden. In der histopathologischen Untersuchung zeigt sich eine Ausdünnung oder ein Fehlen der Keratinschicht. Oftmals ist das gesamte Epithel abgeflacht. Dadurch ergeben sich eine vermehrte Irritation und leichtere Verletzbarkeit des Epithels. Es kann bei Kontakt bluten und Schmerzen oder Brennen verursachen.

Therapie

Aufgrund des erhöhten Entartungsrisikos wird immer eine chirurgische Exzision im Gesunden empfohlen. Danach sollten regelmäßige Nachkontrollen erfolgen.

Zusammenfassung

- Verhornungsanomalien sind häufig Reaktionen auf einen chronischen Reiz. Die Therapie sollte dessen Ausschaltung erzielen.
- Präkanzerosen sind Gewebeveränderungen, die zu einer malignen Entartung führen können. Je nach Risiko werden fakultative und obligate Präkanzerosen unterschieden.

Plattenepithelkarzinom der Mundhöhle

Definition
Das Plattenepithelkarzinom ist ein maligner Tumor, der von der Epithelzellschicht der Schleimhaut des Mundes ausgeht.

Ätiologie
Zu den **Risikofaktoren,** die eine maligne Entartung der Mundschleimhaut begünstigen, zählen Tabakkonsum (Hauptursache), Alkoholkonsum (allein nicht tumorinitiierend), mangelnde Mundhygiene, chronische Entzündungszustände, HPV-Besiedelung (5% aller Mundhöhlenkarzinome) sowie der übermäßige Konsum von Fleisch und angebratenen Speisen. Eine familiäre Häufung wird beobachtet.
Weiterhin kann ein sog. **Lichen ruber planus** der Mundschleimhaut, eine „Flechten"-artige Verhornungserscheinung vorrangig im Bereich der Wangenschleimhaut, die Vorstufe einer malignen Entartung bilden.

Bei einem **gleichzeitigen Alkohol- und Tabakabusus** ist das Erkrankungsrisiko bis zu 30-fach erhöht!

Epidemiologie
Das Plattenepithelkarzinom ist der häufigste maligne Tumor der Mundhöhle. Mit einer Inzidenz von ca. 10.000 Neuerkrankungen pro Jahr verursacht er 2 % aller Malignome in Deutschland. Während Männer häufiger betroffen sind, wird aktuell auch eine zunehmende Inzidenz unter Frauen beobachtet. Der Altersgipfel liegt bei Männern zwischen 55 und 65 Jahren, während Frauen am häufigsten zwischen 50 und 75 Jahren erkranken.

Klassifikation
Mithilfe der TNM-Klassifikation können maligne Tumorerkrankungen anhand ihrer Ausbreitung eingeteilt werden. Dabei kodiert der Buchstabe T (Tumor) die Größe und Ausdehnung des Primärtumors. **N** (Nodus) beschreibt den Status der regionären Lymphknoten und **M** (Metastasen) das eventuelle Vorhandensein von Fernmetastasen. Die TNM-Klassifikation erlaubt statistische Prognosen und unterstützt klinisch häufig die Therapieentscheidung. Sie ist in → Tab. 24.1 für das Mundhöhlenkarzinom dargestellt. Basierend auf der TNM-Klassifikation werden die Tumorstadien nach UICC-Kriterien eingeteilt (→ Tab. 24.2).

Tab. 24.1 TNM-Klassifikation der Karzinome des Lippenrots und der Mundhöhle (inkl. kleine Speicheldrüsen) [G924]

Primärtumor		Regionäre Lymphknoten		Fernmetastasen	
TX	Nicht beurteilbar	**NX**	Nicht beurteilbar	**MX**	Nicht beurteilbar
T0	Kein Anhalt	**N0**	Kein Anhalt	**M0**	Kein Anhalt
Tis	Carcinoma in situ	**N1**	Solitär, ipsilateral, < 3 cm, ohne extranodale Ausbreitung	**M1**	Vorhanden
T1	≤ 2 cm und ≤ 5 mm Invasionstiefe	**N2a**	Solitär, ipsilateral, 3–6 cm, ohne extranodale Ausbreitung		
T2	≤ 2 cm und Invasionstiefe 5–10 mm **oder** 2–4 cm und Invasionstiefe ≤ 10 mm	**N2b**	Multipel, ipsilateral, < 6 cm, ohne extranodale Ausbreitung		
T3	> 4 cm oder Invasionstiefe > 10 mm	**N2c**	Bilateral oder kontralateral, < 6 cm, ohne extranodale Ausbreitung		
T4a (Lippe)	Infiltration Haut (Kinn / Nase) / kortikaler Knochen, N. alveolaris inferior, Mundhöhlenboden	**N3a**	> 6 cm ohne extranodale Ausbreitung		
T4a (Mundhöhle)	Infiltration kortikaler Knochen, äußere Muskulatur, Zunge, Kieferhöhle, Gesichtshaut	**N3b**	Extranodale Ausbreitung (Invasion Weichteile / Haut / klin. Nervenbeteiligung)		
T4b	Infiltration Spatium masticatorium / Proc. pterygoideus / Schädelbasis oder Ummauerung A. carotis interna				

Klinik
Ein Plattenepithelkarzinom kann prinzipiell überall in der Mundhöhle vorkommen. Der anteriore und seitliche Mundboden, die Retromolarenregion, der Gaumenbogen und der seitliche Zungenrand sind jedoch am häufigsten betroffen. Es zeigt sich eine anfänglich oft **schmerzlose Schleimhautläsion,** die sowohl endo- wie auch exophytisch wachsen kann (→ Abb. 24.1). Die Oberfläche ist häufig zerklüftet, kann durch Fibrin belegt sein und bei Kontakt leicht bluten. Je nach Wachstum und Infiltration kann es zu Zahnlockerungen, Nervenläsionen und pathologischen Frakturen kommen. Zudem können Allgemeinsymptome einer Tumorerkrankung auftreten. Dazu zählen Fieber, Nachtschweiß, Gewichtsverlust (zusammengefasst als **B-Symptomatik** bezeichnet), Leistungsabfall und Appetitlosigkeit.
Die Metastasierung erfolgt vorrangig lokal lymphogen in die Lymphknoten des Halses. Es können in fortgeschrittenen Stadien jedoch auch hämatogene Fernmetastasen in Lunge, Leber und Knochen vorkommen.

Diagnostik
Bei jeder zahnärztlichen Untersuchung sollte die Schleimhaut des gesamten Mundraums inspiziert werden. Dabei gilt jede Schleimhautläsion, die länger als **2 Wochen**

Tab. 24.2 Tumorstadien, vereinfacht nach UICC-Kriterien [G924]

Stadium	
0	Tis, N0, M0
I	T1, N0, M0
II	T2, N0, M0
III	Ab T3 oder N1, solange M0 vorliegt
IV	Ab T4 oder N2 oder M1

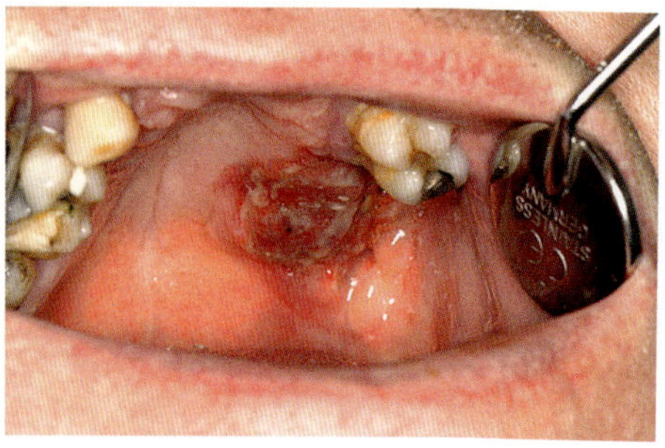

Abb. 24.1 Plattenepithelkarzinom der Mundhöhle am Gaumen [M562]

besteht, als tumorverdächtig und bedarf einer Abklärung. Diese erfolgt über eine Biopsie aus dem Randbereich des Tumors. Daraufhin wird ein Staging zur Klärung der lokalen Tumorausbreitung und einer eventuellen Metastasierung durchgeführt. Dazu gehören ein OPT als zahnärztliche Grunddiagnostik und zur Erhebung des Zahnstatus. Durch ein CT oder MRT von Kopf und Hals lässt sich die Ausdehnung des Primärtumors beurteilen. Zudem wird nach dem Vorliegen von synchronen Zweittumoren geschaut. Während bei zu erwartenden Metallartefakten im Mundraum ein MRT besser geeignet ist, lässt sich die Corticalis der angrenzenden Knochen besser im CT beurteilen. Im Zweifelsfall erfolgt beides. Da Tumoren im Kopf-Hals-Bereich häufig und früh zervikal lymphogen metastasieren, ist das Staging zur Bestimmung des klinischen N-Stadiums sehr wichtig. Auch hier eignet sich eine Bildgebung mittels CT oder MRT. Des Weiteren ist die Sonografie der Halsweichteile eine geeignete Methode zur Darstellung der zervikalen Lymphknoten (→ Abb. 7.4).

Folgende Dignitätskriterien sprechen für eine **Lymphknotenmetastasierung** in der Sonografie:
eine abgerundete Form, das Fehlen eines Hilus, eine diffuse bzw. nicht-hiläre Durchblutung, ein inhomogenes Binnenmuster, eine unscharfe Begrenzung sowie eine Infiltration benachbarter Strukturen.

Vor allem bei lokal fortgeschrittenem klinischem Tumorbefund werden ein Thorax-CT, ein Abdomen-CT und eine Panendoskopie zum Ausschluss von Fernmetastasen und Zweitkarzinomen durchgeführt. Nach erfolgter enoraler Inspektion und einem Staging kann so ein klinisches TNM-Stadium festgelegt werden.

Der Tumor sollte **nicht unmittelbar vor** einem geplanten **CT oder MRT** biopsiert werden, da es dadurch zur Verfälschung der Kontrastmittelanreicherung kommen kann.

Differenzialdiagnose

Differenzialdiagnostisch sind andere Raumforderungen maligner und benigner Dignität zu erwägen. Dazu zählen vorrangig mesenchymale Tumoren. Zudem geht das adenoidzystische Karzinom im Gegensatz zu anderen Speicheldrüsentumoren häufig von den kleinen Speicheldrüsen der Gaumenschleimhaut aus. Dort breitet es sich perineural und perivaskulär aus (→ Kap. 26).

Therapie

Die Therapie wird interdisziplinär in einem Tumorboard beschlossen. Dabei wird basierend auf der Ausdehnung und Lage des Primärtumors, dem Allgemeinzustand und den Wünschen des Patienten und dem zu erwartenden Erfolg ein Behandlungskonzept festgelegt. Als kurativer Ansatz kommt eine **chirurgische Therapie,** ggf. ergänzt durch eine adjuvante (postoperative) **Strahlentherapie,** ggf. in Kombination mit einer Chemotherapie, infrage. Bei klinisch sehr umschriebenem Befund und insbesondere bei HPV-positiven Tumoren kann auch eine **primäre Radiochemotherapie** in kurativer Absicht durchgeführt werden. Eine alleinige **Chemotherapie** kann palliativ eingesetzt werden.

Chirurgische Therapie

In den meisten Fällen wird eine **primäre Resektion** des Tumors durchgeführt. Dabei sollte ein klinischer Sicherheitsabstand von 10 mm vom makroskopisch tastbaren Befund eingehalten werden. Dieser wird durch eine histologische Schnellschnittuntersuchung intraoperativ bestätigt. Ein mikroskopischer Abstand über 5 mm vom Tumor gilt dabei als sicher. Neben der Resektion des Haupttumors erfolgt zumeist eine Neck Dissection.
Gerade bei großen Tumoren entstehen voluminöse Defekte der Weichgewebe. Sobald der Tumor die benachbarte Corticalis von Unter- oder Oberkiefer arrodiert, muss der betroffene Abschnitt reseziert werden. Besonders im Unterkiefer kann dies zur vollständigen Durchtrennung des Knochens führen **(Kontinuitätsresektion).** Davon zu unterscheiden ist die sog. Kastenresektion, bei der lediglich der dem Tumor zugewandte Knochenabschnitt reseziert wird. Die Rekonstruktion von Gewebe ist besonders für die Wiederherstellung der Kau-, Schluck-, Sprachfunktion und der Ästhetik wichtig. Das genaue Verfahren wird dabei individuell festgelegt. Aufgrund der häufig großen Defekte eignen sich nur in seltenen Fällen lokale Rekonstruktionstechniken. Die Patienten profitieren oft von einem freien Gewebetransfer (→ Kap. 36).

Neck Dissection

Bei der Neck Dissection handelt es sich um die chirurgische Ausräumung der zervikalen Lymphknoten. Diese ist ein wichtiger Bestandteil der onkologischen Therapie, da Tumoren im Kopf-Hals-Bereich häufig und früh lymphogen metastasieren. Patienten mit Mundhöhlenkarzinomen weisen in bis zu 50 % der Fälle am Operationstag eine Lymphknotenmetastasierung auf. In 20–40 % kann diese auch bei präoperativ unauffälligem Staging vorliegen (cN0-Hals). In diesen Fällen spricht man auch von okkulten Metastasen. Aufgrund dieser Zahlen wird im Rahmen der chirurgischen Therapie immer eine elektive Neck Dissection empfohlen. Bei Mittellinien-nahen Karzinomen sowie Tumoren des Mundbodens und des Zungengrundes sollte diese bilateral erfolgen. Die Neck Dissection orientiert sich in ihrem Ausmaß an den Halslymphknotenstationen, wie sie nach Robbins eingeteilt werden. (→ Kap. 1, → Abb. 1.6)
Es werden folgende Formen der Neck Dissection unterschieden:
Radikale Neck Dissection Die Lymphknoten der Level I – V sowie der M. sternocleidomastoideus, die V. jugularis interna und der N. accessorius werden ausgeräumt. Sie ist heutzutage aufgrund der hohen Morbidität nahezu obsolet.
Modifizierte radikale Neck Dissection Die Level I – V werden unter Schonung mindestens einer nicht-lymphatischen Struktur (M. sternocleidomastoideus, V. jugularis interna, N. accessorius) entfernt. Sie wird durchgeführt, wenn die Lymphknotenmetastase extranodale Strukturen infiltriert.
Funktionelle Neck Dissection Die Level I – V werden unter Schonung aller nicht-lymphatischen Strukturen ausgeräumt. Sie wird bei positivem Lymphknotenbefall im Staging (cN +) durchgeführt.
Selektive Neck Dissection Wie der Name schon vermuten lässt, werden hierbei nur gezielt einzelne Level ausgeräumt. Dabei werden mindestens zwei, jedoch weniger als fünf Level entfernt. Sie ist Mittel der Wahl bei einem cN0-Hals im Staging. Beim Mundhöhlenkarzinom sind dies meistens die Level I – III (supraomohyoidal). Beim Zungenkarzinom wird die Neck Dissection auf die Level I – IV ausgedehnt. Bei mittelliniennahen Tumoren wird oftmals zudem eine selektive Neck Dissection der Gegenseite durchgeführt.
Erweiterte Neck Dissection Hier können zusätzliche Lymphknotengruppen oder nicht-lymphatische Strukturen entfernt werden.

Radiotherapie

Eine Radiotherapie kann sowohl alleine wie auch als kombinierte Radiochemotherapie eingesetzt werden. Bei nicht operablen oder besonders kleinen, nicht metastasierten Tumoren kommt sie als **kurativer Ansatz** in Betracht. Des Weiteren wird sie selten noch neoadjuvant angewandt, um eine Verkleinerung des Tumors zu erzielen und somit seine Resektabilität zu verbessern. Bei

Tumoren im Stadium T3 und T4, bei knappen oder positiven Resektionsrändern, bei histologischer Perineuralscheideninfiltration oder positivem Lymphknotenbefall wird sie **adjuvant** an eine Operation angeschlossen.
Da eine Bestrahlung die lokale Immunabwehr des benachbarten Knochens herabsetzt und den Patienten anfälliger für odontogene Infektionen macht, muss vor einer Bestrahlung eine **zahnärztliche Untersuchung** erfolgen. Eventuelle Herde sollten saniert und eine Fluoridierungsschiene (Strahlenschutzschiene) angepasst werden. Durch orale Gabe von Pilocarpin wird die Speichelproduktion angeregt, was einer Kariesbildung zusätzlich vorbeugt.

Chemotherapie

Eine meist platinhaltige Chemotherapie wird im kurativen Ansatz nur ergänzend eingesetzt. In der palliativen Situation kann sie auch ausnahmsweise alleinig gegeben werden.

Immuntherapie

Mittlerweile gibt es neue immunonkologische Therapieansätze. **Cetuximab** ist ein monoklonaler Antikörper gegen den epidermalen Wachstumsfaktor EGFR, der bei rezidiviertem oder metastasiertem Plattenepithelkarzinom des Kopf-Hals-Bereichs zusätzlich zu einer platinbasierten Chemotherapie gegeben werden kann. Weiterhin werden in Studien gerade Checkpoint-Inhibitoren untersucht. Diese greifen als Antikörper in Signalwege ein und ermöglichen ein Wiedererkennen der Tumorzellen durch das körpereigene Immunsystem. Die PD-1-Checkpoint-Inhibitoren **Nivolumab** und **Pembrolizumab** werden so bei Patienten mit einem Progress oder Rezidiv nach platinbasierter Chemotherapie eingesetzt.

Prognose

Die Prognose ist vor allem vom Stadium, der Ausbreitung und dem Grading des Primärtumors abhängig. Aktuell besteht eine allgemeine 5-Jahres-Überlebensrate von 52,4 %. Das Risiko eines metachronen **Zweitkarzinoms** ist mit 15 % relativ hoch. Da diese in über zwei Drittel der Fälle innerhalb der ersten 2 Jahre auftreten, empfiehlt sich anfänglich eine besonders dichte Nachsorge. Im 1. und 2. Jahr nach der primären Behandlung wird mindestens alle 3 Monate eine klinische Untersuchung der Mundhöhle und der Halslymphknoten durchgeführt. Im 3. – 5. Jahr erfolgt diese alle 6 Monate.

Exkurs: Tracheotomie

Definition

Bei der Tracheotomie wird operativ ein Zugang zur Luftröhre geschaffen, um so die Atemwege des Patienten zu sichern. Dies kann notfallmäßig bei bestehender oder drohender Verlegung der Atemwege auf Glottisebene oder supraglottisch indiziert sein. Gründe hierfür können z. B. aspirierte Fremdkörper, verlegende Tumoren, Blutungen oder Schwellungen sein. Bei großen Tumoroperationen im Kopf-Hals-Bereich wird häufig elektiv eine temporäre Tracheotomie durchgeführt, um einer Atemwegsverlegung aufgrund einer Nachblutung oder postoperativen Schwellung vorzubeugen. Eine weitere Indikation für eine Tracheotomie kann eine Aspirationsneigung (z. B. nach Apoplex) sein. Wenn der Schluckakt des Patienten gestört ist, kann Speichel in die Luftröhre gelangen und so in die Lunge aspiriert werden. Da dies zu Lungenentzündungen führen kann, ist hier oftmals eine Tracheotomie mit Einlage einer geblockten Kanüle empfohlen. Weiterhin kann eine Tracheotomie die Atmung der Patienten erleichtern oder sogar unterstützen (z. B. bei Muskeldystrophien oder COPD). Oftmals werden auch Patienten, die auf einer Intensivstation langzeitbeatmet werden müssen oder bei denen das Weaning (Beatmungsentwöhnung) erschwert ist, tracheotomiert.

Operationstechniken

Die Tracheotomie kann konventionell chirurgisch oder als perkutane Dilatationstracheotomie erfolgen. Beide Techniken werden als gleichwertig betrachtet, auch wenn die chirurgische Tracheotomie bei komplizierten Fällen (Adipositas, Voroperationen am Hals oder Schilddrüsenpathologien) vorzuziehen ist.
Bei der **chirurgischen Tracheotomie** wird zunächst die Trachealvorderwand freipräpariert. Danach wird diese eröffnet und ein kleiner Lappen ausgeschnitten, der nach vorne geklappt und mit der Haut vernäht wird. In das so entstandene Fenster kann dann die Trachealkanüle eingelegt werden (→ Abb. 24.2). Bei der **perkutanen Dilatationstracheotomie** wird die Trachea unter bronchoskopischer Sicht punktiert. Über einen Führungsdraht kann die Punktionsstelle nun schrittweise aufgedehnt werden, bis die Trachealkanüle eingeführt werden kann.
Von der Tracheotomie ist die **Koniotomie** als Notfalleingriff bei akuter Erstickungsgefahr abzugrenzen. Hierbei wird das meist gut tastbare Lig. conicum zwischen Schild- und Ringknorpel durchtrennt und so eine Beatmungskanüle in die Luftröhre eingeführt (→ Kap. 16).

Hauttumoren

Malignes Melanom

Definition

Beim Malignen Melanom handelt es sich um einen bösartigen Tumor, der von den Melanozyten der Haut ausgeht. Diese liegen im Stratum basale der Epithelschicht vor

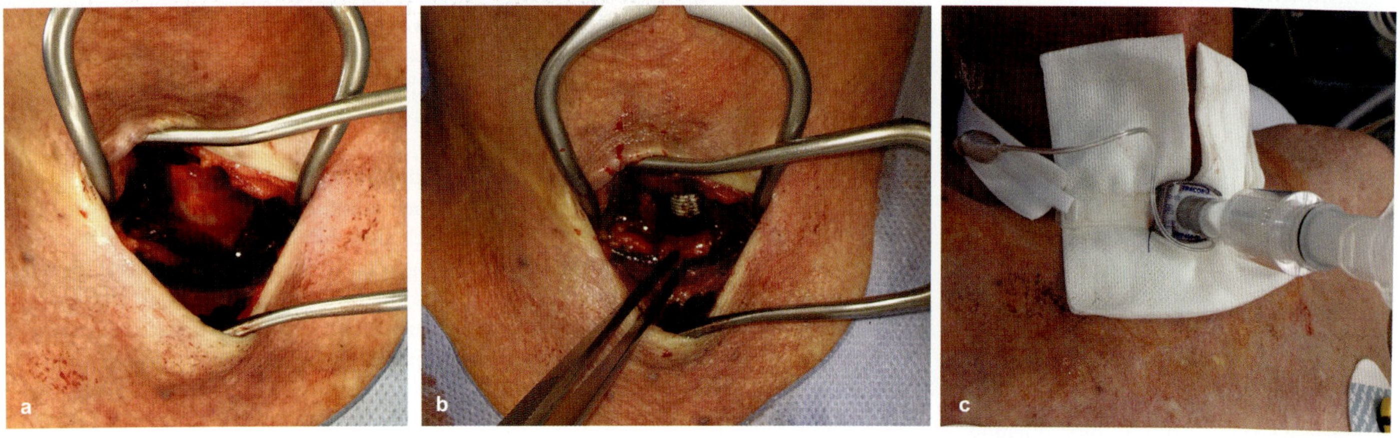

Abb. 24.2 Chirurgische Tracheotomie: Präparation bis auf die Trachea (**a**), Fensterung (**b**), Einlage einer Trachealkanüle (**c**) [P133]

und produzieren dort das schützende Hautpigment.

Ätiologie

Der wichtigste Risikofaktor bei der Entstehung des Melanoms ist die UV-Einstrahlung. Menschen mit einem **hellen Hauttyp** sind besonders gefährdet. Es wird angenommen, dass vor allem schwere Sonnenbrände im Kindesalter das Risiko für eine Melanomentstehung signifikant erhöhen. Etwa zwei Drittel der Melanome entstehen aus einem Nävuszellnävus (gewöhnlicher „Leberfleck"). Dadurch steigt das Risiko bei Patienten, die besonders viele Nävi haben.

Epidemiologie

Innerhalb der kaukasischen Bevölkerung liegt aktuell eine Inzidenz von 21 : 100.000 pro Jahr vor. Die Tendenz ist steigend.

Klassifikation

Die **Tumordicke nach Breslow** (metrisch in Millimetern angegeben) ist der wichtigste prognostische Faktor und bildet somit die Grundlage der TNM-Klassifikation. Weiterhin werden das Vorliegen von Ulzerationen sowie die Mitoserate miteinbezogen. Im Gegensatz dazu ist die Eindringtiefe nach Clark in den Hintergrund getreten.

→ Tab. 24.3 zeigt die T-Klassifikation des Primärtumors (AJCC 2009).

Tab. 24.3 T-Klassifikation des Primärtumors

T-Klassifikation	Tumordicke	Prognostische Faktoren
Tis		Melanoma in situ keine Tumorinvasion
Tx	Keine Angabe	Stadium nicht bestimmbar
T1	≤ 1,0 mm	a: ohne Ulzeration, Mitosen < 1 / mm² b: mit Ulzeration oder Mitoseraten 1/mm² ≥ 1
T2	1,01–2,0 mm	a: ohne Ulzeration b: mit Ulzeration
T3	2,01–4,0 mm	a: ohne Ulzeration b: mit Ulzeration
T4	> 4 mm	a: ohne Ulzeration b: mit Ulzeration

Es werden fünf wichtige **Subtypen** des Malignen Melanoms unterschieden:

Lentigo-maligna-Melanom Es entsteht aus einer Lentigo maligna, einer flächigen intraepithelialen Neoplasie, wenn die Tumorzellen die Basalmembran des Epithels durchbrechen. Aus der ursprünglich flachen Läsion wird ein zunehmend knotiger, erhabener Befund.

Superfiziell-spreitendes Melanom Es ist typischerweise langsam wachsend und zeigt eine oberflächliche, unregelmäßig begrenzte Läsion (→ Abb. 24.3a).

Noduläres Melanom Im Gegensatz zum superfiziell-spreitenden Melanom wächst das noduläre Melanom vorrangig vertikal und infiltriert schnell die tieferen Schichten der Haut. Dies begünstigt eine frühe Metastasierung.

Akrolentiginöses Melanom Es tritt palmar, plantar und unterhalb des Nagels auf. Dabei handelt es sich um den häufigsten Melanomtyp in der dunkelhäutigen Bevölkerung.

Amelanotisches Melanom Hier produzieren die entarteten Melanozyten kein Hautpigment. Es imponiert dadurch untypischerweise als helle, rötliche Läsion, was eine frühzeitige Diagnosestellung erschwert. Es ist wichtig zu bedenken, dass Melanome nicht nur auf der Körperoberfläche, sondern auch auf der Schleimhaut (z. B. intraoral oder in den Nasennebenhöhlen) vorkommen können.

Klinik

Jede progrediente Veränderung eines Nävus sollte dermatologisch abgeklärt werden. Klinisch bietet dabei die **ABCDE-Regel** eine erste Einschätzung über die Dignität des Befunds. Treffen zwei oder mehr Kriterien zu, empfiehlt sich die Entfernung und histologische Aufarbeitung.

ABCDE-Regel
- A = Asymmetrie
- B = Begrenzung ist unregelmäßig
- C = Colour (inhomogene Pigmentierung)
- D = Durchmesser über 5 mm
- E = Erhabenheit

Diagnostik und Differenzialdiagnosen

Am Anfang der Diagnostik steht die **Inspektion** des gesamten Integuments. Dabei dürfen die angrenzenden und einsehbaren Schleimhäute nicht vergessen werden. Fallen dabei verdächtige Läsionen auf, werden diese mithilfe eines Dermatoskops vergrößert. In frühen Stadien wird eine Sonografie der Lymphabflussgebiete empfohlen. Eine weitere Bildgebung zur Abklärung eventueller Fernmetastasen wird nur individuell in fortgeschrittenen Tumorstadien unternommen.

Differenzialdiagnostisch ist das Maligne Melanom von gutartigen Nävi abzugrenzen.

Therapie und Prognose

Besteht der Verdacht auf ein Malignes Melanom, wird dieses primär mit einem Sicherheitsabstand von 1–2 cm (je nach Tumordicke nach Breslow) exzidiert. Dabei werden die Haut und das Subkutangewebe bis auf die Faszie entfernt. Ab einer Tumordicke von 1 mm wird zudem der **Wächterlymphknoten** szintigrafisch aufgespürt, entnommen und histologisch aufgearbeitet (auch Sentinel-Node-Biopsie, s. u.). Dieser Lymphknoten stellt die erste Station des Lymphabflusses aus dem Tumorgebiet dar. Ist er tumorfrei, kann mit hoher Wahrscheinlichkeit angenommen werden, dass auch die nachfolgenden Lymphknoten frei sind.

Nur bei großen Läsionen, deren Entfernung benachbarte Strukturen gefährden würde, ist eine vorherige Biopsieentnahme zur Planung des weiteren Vorgehens vertretbar. Bei inoperablen Befunden kann eine Radiotherapie zur lokalen Tumorkontrolle eingesetzt werden.

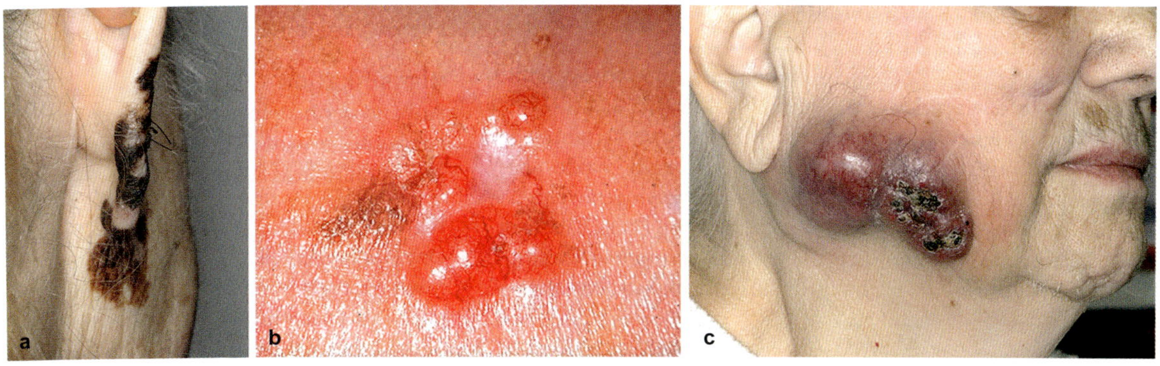

Abb. 24.3 Hauttumoren: Melanom (**a**), Basalzellkarzinom (**b**), Plattenepithelkarzinom der Haut (**c**) [a: P133, b: R299, c: M562]

Die **10-Jahres-Überlebensrate** beträgt allgemein 75–80 %. Als prognostische Faktoren zählen die oben genannte Tumordicke nach Breslow und die Tiefenausbreitung nach Clark.

Komplikationen

Das Maligne Melanom metastasiert vorrangig lymphogen und lokal. Eine hämatogene Streuung wird nur in fortgeschrittenen Stadien beobachtet.

Prophylaxe

Die Vermeidung einer häufigen und intensiven Sonneneinstrahlung stellt die wichtigste Schutzmaßnahme dar. Patienten ab dem 35. Lebensjahr wird alle 2 Jahre ein **Hautkrebsscreening** empfohlen.

Tab. 24.4 Einteilung nach Risikostufen bei Basalzellkarzinomen (adaptiert nach NCCN Clinical Practice Guidelines in Oncology: Basal Cell Skin Cancer, J Natl Compr Canc Netw 2016; 14: 574–597)

	Niedriges Rezidivrisiko	Hohes Rezidivrisiko Sobald eines der folgenden Kriterien erfüllt ist:
Horizontaler Tumordurchmesser und Lokalisation*	H-Zone < 6 mm M-Zone < 10 mm L-Zone < 20 mm	H-Zone > 6 mm M-Zone > 10 mm L-Zone > 20 mm
Begrenzung	Gut definiert	Schlecht definiert
Lokalrezidiv	Nein	Ja
(Histologischer) Subtyp	Superfiziell, nodulär, adenoid, trabekulär, infundibulozystisch, zystisch, fibroepithelial (Pinkus-Tumor)	Sklerodermiform, infiltrativ, metatypisch, mikronodulär
Tumor auf vorbestrahlter Haut	Nein	Ja
Perineurales Wachstum	Nein	Ja

* H-Zone = zentrales Gesicht (Augenlider, Augenbrauen, periorbital, Nase, Oberlippe), Kieferwinkel, periaurikulär, Ohren, Schläfe, Genitale, Hände, Füße. M-Zone = Wangen, Stirn, Kinn, Unterlippe, Kapilitium, Hals, prätibial. L-Zone = Rumpf, Extremitäten.

Basalzellkarzinom

Definition

Das Basalzellkarzinom (früher auch als Basaliom bezeichnet) ist ein maligner Tumor, der aus den **Basalzellen** hervorgeht. Diese sind in der Epidermis und der Wurzelscheide der Haarfollikel lokalisiert. Früher wurde er als semimaligne bezeichnet, da er zwar ein infiltratives und lokal destruktives Wachstum zeigt, aber nur in extrem seltenen Fällen Fernmetastasen bildet.

Ätiologie

Basaliome entstehen nach **langjähriger UV-Einstrahlung** vor allem in lichtexponierten Bereichen wie dem Gesicht. Auch hier prädisponiert ein heller Hauttyp die Entartung. Des Weiteren zählen unterschiedliche Noxen (wie z. B. Arsen) als Risikofaktoren. Ein gehäuftes Auftreten kann zudem mit erblich bedingten Hauterkrankungen wie der Xeroderma pigmentosum oder dem Gorlin-Goltz-Syndrom assoziiert sein.

Epidemiologie und Klassifikation

Mit einer Inzidenz von 200 : 100.000 pro Jahr ist das Basalzellkarzinom der **häufigste maligne Hauttumor** in Deutschland. Das durchschnittliche Erkrankungsalter beträgt 71 (Frauen) bzw. 73 (Männer) Jahre.
Wie alle malignen Tumoren kann auch das Basalzellkarzinom anhand der TNM-Klassifikation eingeteilt werden. Aufgrund des atypischen Verhaltens ohne Metastasierung nimmt diese jedoch klinisch keinen großen Stellenwert ein. Zur Therapieplanung eignet sich viel mehr die Einteilung in Basalzellkarzinome mit einem niedrigen und einem hohen Rezidivrisiko (→ Tab. 24.4).
Das breite klinische Spektrum der Basalzellkarzinome führt zu einer Unterteilung in acht Unterformen.

Klinik und Komplikationen

Der häufigste Vertreter ist das **noduläre Basalzellkarzinom.** Dieses imponiert als rötliche Papel. Diese zeigt ein progredientes Wachstum. Im Verlauf bildet sich ein perlschnurartiger Randsaum. Es können Erosionen und Ulzerationen auftreten (→ Abb. 24.3b).
Da eine Metastasierung extrem selten ist, ergeben sich nur durch lokale Destruktion wichtiger angrenzender Strukturen Komplikationen.

Diagnostik

Die Diagnose wird i. d. R. klinisch gestellt und histologisch gesichert. Auch wenn 80 % der Tumoren im Kopf-Hals-Bereich entstehen, sollte eine Inspektion der gesamten Hautoberfläche erfolgen. Verdächtige Läsionen werden durch eine Dermatoskopie genauer beurteilt.

Therapie und Prognose

Als Primärtherapie sollte das Basalzellkarzinom mit tumorfreien Resektionsrändern **ausgeschnitten** werden. Bei Basalzellkarzinomen mit einem niedrigen Rezidivrisiko reicht ein Sicherheitsabstand von 3–5 mm. Bei einem hohen Rezidivrisiko sollte, wenn möglich, eine randschnittkontrollierte Exzision erfolgen. Falls dies nicht möglich ist, muss der Sicherheitsabstand > 5 mm betragen. Bei inoperablen Befunden können eine Radiotherapie, Kryotherapie, unterschiedliche Laserverfahren, lokal medikamentöse oder systemische medikamentöse Verfahren (Vismodegib oder Sonidegib – beides sog. Hedgehog-Inhibitoren) erwogen werden.
Die **Prognose** ist sehr gut. Da es häufig zu Rezidiven und Zweitkarzinomen kommt, sollten regelmäßig Nachkontrollen stattfinden.

Prophylaxe

Die beste Prophylaxe stellt die Vermeidung von chronischer Sonnenexposition dar. Zudem sollte eine regelmäßige Inspektion der Haut erfolgen, um eine Entartung früh zu diagnostizieren.

Plattenepithelkarzinom der Haut

Definition und Ätiologie

Ebenso wie das Plattenepithelkarzinom der oralen Schleimhaut kann ein solcher maligner Tumor auch vom Plattenepithel der Haut ausgehen.
Auch beim Plattenepithelkarzinom stellt eine chronische Sonnenexposition den wichtigsten Risikofaktor dar. Vielen Fällen geht eine **aktinische Keratose** als fakultative Präkanzerose voraus. Diese Läsion entsteht vor allem in lichtexponierten Arealen und bei einem hellen Hauttyp als Zeichen einer chronischen Schädigung durch die Einwirkung von UV-Strahlen. Andere chronische Reize wie z. B. Entzündungen, Narben und Verbrennungen können ebenso zu einer malignen Entartung führen.

Epidemiologie

Nach dem Basalzellkarzinom ist das Plattenepithelkarzinom der zweithäufigste maligne Tumor der Haut. Er tritt i. d. R. um das 70. Lebensjahr auf und zeigt bei Primärdiagnose nur in etwa 5 % d. F. eine Metastasierung. Diese ist fast immer lokal lymphogen.

Klassifikation

Anhand der histologischen Differenzierungsmuster wird das Plattenepithelkarzinom in fünf Subtypen unterteilt.

Klinik

Das Plattenepithelkarzinom imponiert als rasch wachsende, meist rötliche Läsion. Je nach Subtyp können Krusten, Ulzerationen oder Verhornungen auftreten (→ Abb. 24.3c).

Diagnostik
Die Diagnose ist i. d. R. **klinisch** zu stellen. Eine histologische Sicherung erfolgt je nach Größe und Lage des Tumors durch eine Inzisionsbiospie oder eine totale Exzision. Ab einer Tumordicke von 2 mm wird eine sonografische Untersuchung der Lymphabflussgebiete durchgeführt. Nur bei fortgeschrittenen Tumoren oder dem Verdacht auf eine Fernmetastasierung erfolgt individuell eine weitere Bildgebung.

Therapie und Prognose
Therapie der Wahl ist die vollständige **chirurgische Exzision.** Je nach Tumortyp und Stadium kann eine Neck Dissection erwogen werden. Auch bei diesem Tumor kann bei Inoperabilität eine Radiotherapie durchgeführt werden.
Die 5-Jahres-Überlebensrate liegt bei nicht metastasierten Tumoren zwischen 60 und 80 %.

Merkelzellkarzinom

Definition
Das Merkelzellkarzinom ist ein neuroendokrines Karzinom der Haut. Die Tumorzellen ähneln dabei den Merkelzellen der Haut, auch wenn weiterhin unklar ist, ob diese die Ausgangszellen für die maligne Entartung darstellen.

Ätiologie und Epidemiologie
Mit einer Inzidenz von 0,13 / 100.000 Neuerkrankungen pro Jahr in Europa ist das Merkelzellkarzinom ein sehr seltener Hauttumor. Er tritt bevorzugt im höheren Lebensalter auf. Männer sind dabei häufiger als Frauen betroffen. Die Tumoren befinden sich typischerweise im Kopf-Hals-Bereich und an den Extremitäten. Es wird angenommen, dass eine erhöhte UV-Exposition einen wichtigen Risikofaktor darstellt. Ein weiterer Risikofaktor ist eine Immunsuppression.

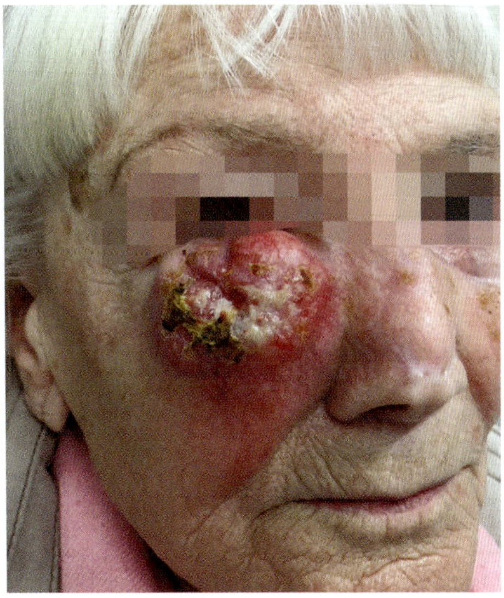

Abb. 24.4 Merkelzellkarzinom [M562]

Klinik
Klinisch imponiert das Merkelzellkarzinom als glatter, runder Tumor mit einer rötlich-lividen Färbung (→ Abb. 24.4).
Der Tumor ist meist schmerzlos und wird in vier Stadien eingeteilt (→ Tab. 24.5).

Diagnostik
Die Diagnosestellung erfolgt meist erst nach Exzision des Hautbefunds und seiner histopathologischen Aufarbeitung. Aufgrund der hohen Metastasierungsrate sind eine Sonografie des Lymphabflussgebiets sowie eine Bildgebung mittels CT zum Ausschluss von Fernmetastasen wichtig.

> Bei 10 % der Patienten bestehen bei Erstdiagnose bereits Fernmetastasen in Lymphknoten, Lunge, Leber, ZNS, Knochen und entfernten Hautpartien.

Tab. 24.5 Stadieneinteilung nach der AJCC-Klassifizierung, 2017

Stadium	Beschreibung
I	Primärtumorgröße ≤ 2 cm
II	Primärtumorgröße > 2 cm
III	Positiver Lymphknotenbefall
IV	Fernmetastasen

Da zudem häufig okkulte Lymphknotenmetastasen auftreten, wird eine Sentinel-Node-Biopsie empfohlen.

Sentinel-Node-Biopsie
Bei der Sentinel-Node-Biopsie wird der Primärtumor intraoperativ mit einem Radionuklid angefärbt. Dieses wird über den Lymphabflussweg des Tumors drainiert und reichert in den ersten Lymphknoten besonders an. Diese können intraoperativ über eine γ-Sonde aufgespürt und gezielt entfernt werden.

Therapie und Prognose
Der Primärtumor sollte chirurgisch exzidiert werden. Aufgrund einer hohen Rezidivrate muss hierbei ein ausreichender Sicherheitsabstand berücksichtigt werden. Im Stadium I beträgt dieser 1 cm, ab Stadium II 2 cm. Postoperativ schließt sich immer eine adjuvante Bestrahlung an. Sollte in der Sentinel-Node-Biopsie eine Lymphknotenmetastase gefunden werden, kann eine Neck Dissection angeschlossen werden. Bei solitären Fernmetastasen kann abhängig von der chirurgischen Resektabilität eine operative Entfernung erfolgen. Bei multiplen Fernmetastasen ist eine systemische Therapie angezeigt. Letztere kann als Immun- oder Chemotherapie erfolgen.
Die Prognose ist aufgrund der frühen Metastasierung und hohen Rezidivrate schlecht.

Zusammenfassung
- Jede Schleimhautläsion, die länger als 2 Wochen besteht, ist verdächtig und muss abgeklärt werden.
- Die funktionelle Neck Dissection wird bei einem cN + -Hals durchgeführt, die selektive Neck Dissection bei einem cN0-Hals.
- Die meisten Rezidive und Zweitkarzinome nach Mundhöhlenkarzinomen treten innerhalb von 2 Jahren nach Primärtherapie auf. Deshalb muss eine Tumornachsorge gerade anfänglich sehr regelmäßig erfolgen.
- Eine chronische Sonnenexposition ist der wichtigste Risikofaktor für die Entwicklung eines Hauttumors.
- Das Basalzellkarzinom wächst lokal infiltrativ, metastasiert jedoch nicht.
- Das Merkelzellkarzinom zeigt eine hohe Rezidivrate, deswegen erfolgt postoperativ immer eine adjuvante Bestrahlung.

→ 25 Odontogene Tumoren

Definition

Bei den odontogenen Tumoren handelt es sich um eine Gruppe von benignen und malignen Neubildungen, die aus dem Zahn und seinem Halteapparat entstehen.

Odontogenese (Zahnentwicklung)

Während die genaue Ätiologie ungeklärt ist, hilft das Wissen über die Zahnentwicklung dabei, das breite Spektrum der odontogenen Tumoren zu verstehen. Sowohl die Milch- wie auch die bleibenden Zähne entwickeln sich aus dem Ektoderm der Mundhöhle und dem Ektomesenchym der Neuralleistenzellen. Letzteres induziert die Zahnentwicklung, indem es das angrenzende Ektoderm zur Bildung einer oralen Verdickung, der Zahnleiste, anregt. Aus der Zahnleiste entwickelt sich die Zahnknospe. Diese differenziert sich über drei Stadien (Knospen-, Kappen- und Glockenstadium) während der 8.–17. Schwangerschaftswoche in ein äußeres und ein inneres Schmelzepithel. Dazwischen liegt die Schmelzpulpa. Aus dem **inneren Schmelzepithel** gehen die **Ameloblasten** hervor, die für die Bildung des Zahnschmelzes zuständig sind. Das umgebende Mesenchym bildet sich zu einer Zahnpapille und einem Zahnsäckchen aus. Die **Zahnpapille** entwickelt sich zur Zahnpulpa und bildet die **Odontoblasten.** Diese produzieren das Dentin. Aus dem **Zahnsäckchen** entstehen der Alveolarknochen, die Wurzelhaut und der Wurzelzement (→ Abb. 25.1).

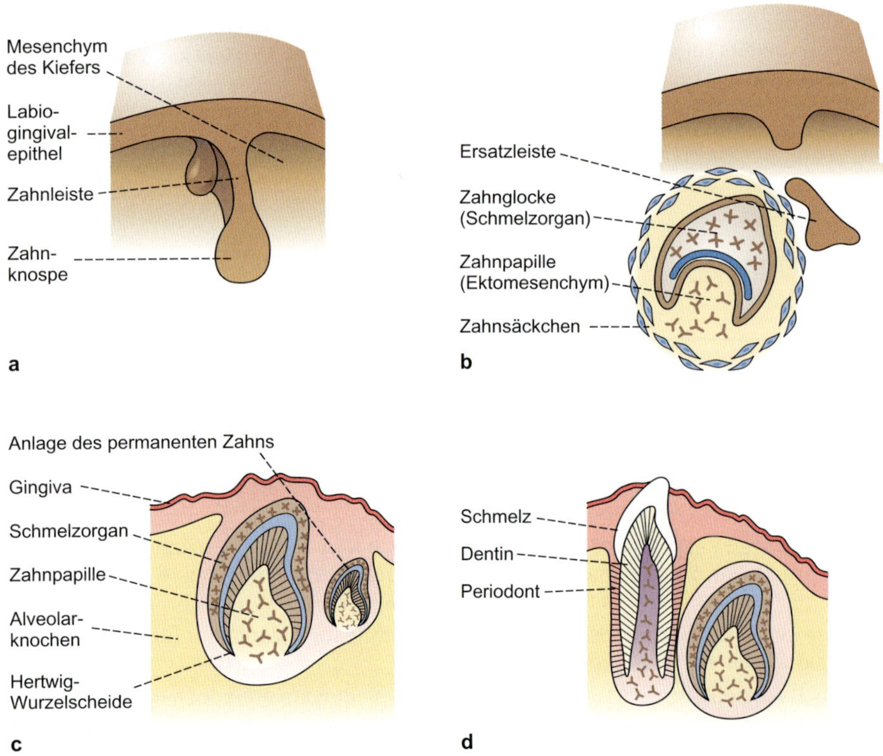

Abb. 25.1 Zahnentwicklung, schematisch [R235]

Epidemiologie

Odontogene Tumoren sind insgesamt selten. Es zeigen sich regionale Unterschiede in ihrem Auftreten. Während in Nordamerika das Odontom der häufigste odontogene Tumor ist, kommt in Europa, Afrika und Asien das Ameloblastom häufiger vor.

Klassifikation

Analog zu der oben beschriebenen Zahnentwicklung werden die odontogenen Tumoren nach der WHO in Tumoren epithelialen, ektomesenchymalen und gemischt epithelial-ektomesenchymalen Ursprungs eingeteilt (→ Tab. 25.1).

Klinik

Das Leitsymptom ist eine neu aufgetretene, progredient zunehmende Schwellung. Je nach Größe kann es zu Schmerzen und Verschiebung oder Lockerung benachbarter Zähne kommen. Bei malignen Tumoren können je nach Lokalisation angrenzende Strukturen arrodiert werden.

Diagnostik

An eine klinische Untersuchung des Intra- und Extraoralraums schließt sich eine Bildgebung mittels OPT an. Je nach Tumorentität können sich lokale Osteolysen, Verdichtungen oder Kalzifizierungen zeigen (→ Abb. 25.2). Präoperativ kann ergänzend eine CT oder DVT durchgeführt werden. Die Sicherung der Diagnose folgt durch eine histologische Aufarbeitung nach Exzisions- oder Probebiopsie.

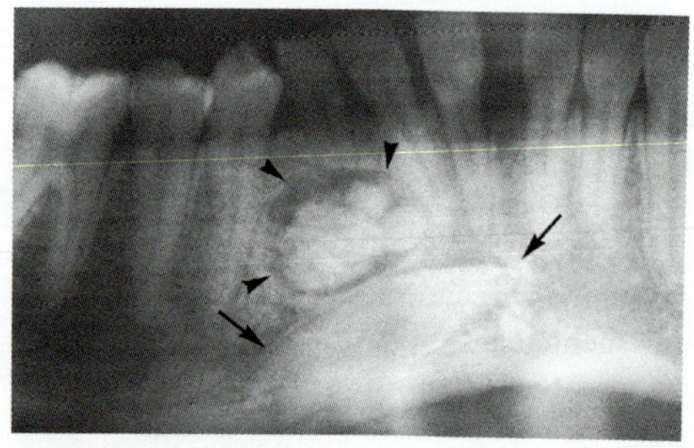

Abb. 25.2 Wolkige Verschattung eines komplexen Odontoms (›), retinierter und verlagerter Zahn (→) [R235]

Differenzialdiagnosen

Differenzialdiagnostisch kommen Tumoren des umgebenden Knochens oder Bindegewebes in Betracht. Zudem können gingivale und nicht-neoplastische Veränderungen ähnliche Symptome hervorrufen.

Tab. 25.1 Odontogene und maxillofaziale Knochentumoren (nach der 4. Auflage der WHO-Klassifikation 2017) [W798]

Odontogene Karzinome	Ameloblastisches Karzinom
	Primär intraossäres Karzinom
	Sklerosierendes odontogenes Karzinom
	Klarzelliges odontogenes Karzinom
	Geisterzelliges odontogenes Karzinom
Odontogene Karzinosarkome	
Odontogene Sarkome	
Gutartige epitheliale odontogene Tumoren	Ameloblastom • Unizystischer Typ • Extraossärer/peripherer Typ • Metastasierender Typ
	Plattenepithelialer odontogener Tumor
	Kalzifizierender epithelialer odontogener Tumor
	Adenomatoider odontogener Tumor
Gutartige gemischt epithelial-mesenchymale odontogene Tumoren	Ameloblastisches Fibrom
	Primordialer odontogener Tumor
	Odontom
	Dentinogener Geisterzelltumor
Gutartige mesenchymale odontogene Tumoren	Odontogenes Fibrom
	Odontogenes Myxom/Myxofibrom
	Zementoblastom
	Zementoossifizierendes Fibrom

Therapie und Prognose

Die chirurgische Therapie richtet sich nach Tumortyp, Dignität und Lokalisation. Ziel ist die **vollständige Entfernung** mittels Enukleation, Kürettage, Resektion oder einer Kombination aus diesen Verfahren. Die **Prognose** ist abhängig vom histologischen Typ des Tumors. Sie ist im Falle einer malignen Neubildung eher schlecht.

Ameloblastom

Epidemiologie, Pathogenese und Diagnostik

Das Ameloblastom ist mit einem Anteil von 18 % der **häufigste odontogene Tumor** in Europa. Er tritt vermehrt um das 40. Lebensjahr auf und betrifft Frauen und Männer gleichermaßen. Am häufigsten ist er in der Prämolaren- und Molarenregion des Unterkiefers lokalisiert. Dort wächst er lokal invasiv. Da er keine Metastasen bildet, wird er den benignen Tumoren epithelialen Ursprungs zugeordnet. Eine maligne Transformation zu einem metastasierenden Ameloblastom oder einem ameloblastischen Karzinom ist jedoch möglich. Histologisch wird das Ameloblastom in vier Typen unterteilt:

- **Solider / multizystischer** Typ
- **Desmoplastischer** Typ
- **Peripherer / extraossärer** Typ
- **Unizystischer** Typ (Subtypen: follikulär / nicht follikulär / intramural)

Je nach Typ zeigen sich in der Bildgebung einzelne oder multiple Osteolysen, die mit einem retinierten Zahn und / oder einer Resorption angrenzender Zahnwurzeln kombiniert sein können.

Therapie und Prognose

Die beiden letzteren Unterformen (mit Ausnahme des intramuralen Subtypen) können durch eine Enukleation entfernt werden. Bei Vorliegen eines soliden, desmoplastischen oder unizystisch-intramuralen Ameloblastoms sollte aufgrund des aggressiven Wachstums eine radikale Resektion mit einem Sicherheitsabstand von mindestens 1–1,5 cm erfolgen. Trotz dieses Vorgehens zeigen sich bis zu 20 % Rezidive. Da diese auch noch bis zu 10 Jahre nach Primärtumor auftreten können, ist eine lange Nachbetreuung nötig. Das seltenere Auftreten im Oberkiefer ist mit einer schlechteren Prognose verbunden, da die dortige dünnere Corticalis eine raschere Ausbreitung begünstigt.

Odontom

Pathogenese

Während das Ameloblastom in Europa häufiger ist, wird in Nordamerika das Odontom mit der größten Inzidenz beobachtet. Da sich dieser Tumor aus einer fehlerhaften Entwicklung während eines späten Stadiums der Odontogenese ergibt, handelt es sich dabei eigentlich um eine **hamartomähnliche Läsion.** Trotzdem wird er zu den benignen Tumoren gemischt epithelial-ektomesenchymalen Ursprungs gezählt. Entdeckt wird er meist bis zum 20. Lebensjahr, da er häufig ein Eruptionshindernis für einen retinierten Zahn darstellt. Man unterscheidet zwei unterschiedliche Formen:

- Häufigeres **zusammengesetztes Odontom / Verbundodontom**
- **Komplexes Odontom**

Letzteres bildet alle für einen Zahn typischen Hartsubstanzen (Schmelz, Dentin und Zement). Diese sind nicht organisiert und imponieren radiologisch als unscharf begrenzte Masse mit einer inhomogenen Strahlendichte. Es tritt vermehrt in der posterioren Region des Unterkiefers auf (→ Abb. 25.2). Dahingegen ist das zusammengesetzte Odontom besser organisiert. Die gebildeten Zahnhartsubstanzen formen **Odontoide,** die als kleine zahnähnliche Gebilde imponieren. Diese Form kommt häufiger im anterioren Oberkiefer vor.

Therapie und Prognose

Da das Wachstum beider Formen selbstlimitierend ist und keine Rezidive bekannt sind, sollte eine Therapie unter Schonung benachbarter Strukturen als Enukleation durchgeführt werden. Bei fehlenden Symptomen, wenn das Odontom zufällig röntgenologisch entdeckt wird, kann auch ein beobachtendes Abwarten gerechtfertigt sein.

Zementoblastom

Pathogenese und Diagnostik

Das Zementoblastom ist eine benigne Neubildung, die aus dem parodontalen Halteapparat hervorgeht und deshalb den ektomesenchymalen Tumoren zugeordnet wird. Es betrifft häufig Männer um das 20. – 30. Lebensjahr und kommt vorwiegend in der Prämolaren- und Molarenregion des Unterkiefers vor. Das Zementoblastom entsteht immer in Beziehung zu einer Zahnwurzel. Dort wächst es im Parodontalspalt und lagert zementartiges Gewebe ab. Der zugehörige Zahn ist meist vital, wodurch sich dieser Tumor durch Schmerzen präsentiert. Im OPT zeigt sich eine röntgendichte Läsion, die von einem schmalen osteolytischen Randsaum umgeben ist.

Therapie

Aufgrund einer hohen Rezidivneigung muss der betroffene Zahn samt dem umgebenden Knochen entfernt werden.

Zusammenfassung

- Die Zähne und ihr Halteapparat entwickeln sich aus epithelialen und ektomesenchymalen Anteilen. Dementsprechend erfolgt die Einteilung der odontogenen Tumoren in epitheliale, ektomesenchymale und gemischt epithelial-ektomesenchymale Tumoren.
- Während in Europa das Ameloblastom der häufigste Vertreter ist, kommt in Nordamerika das Odontom öfter vor.
- Aufgrund der Rezidivgefahr müssen die meisten Tumoren vollständig entfernt werden.

Diagnostik

Anamnese und klinische Untersuchung

An erster Stelle stehen auch hier Anamnese und klinische Untersuchung. Bereits die Anamnese bringt Hinweise auf die Form der Speicheldrüsenerkrankung:

- Alter:
  - Säugling mit Schwellungen der Ohrspeicheldrüse: häufig **Hämangiome** und **kongenitale Fehlentwicklung des Speichelgangsystems**
  - Schulkind: **virusbedingte Entzündungen**
  - Klimakterium der Frau: **Autoimmunerkrankungen der Speicheldrüsen (Syndrome)**
  - Alter > 50 Jahre: (benigne und maligne) **Tumoren**
- Geschlecht:
  - **Frauen:** häufiger Sjögren-Syndrom und adenoidzystische Karzinome
  - **Männer:** häufiger Speichelsteine
- Symptome:
  - Schmerzen: **akute Sialadenitiden, akute Exazerbationen von chronisch-entzündlichen Prozessen, schnell wachsende Tumoren**
  - Schwellungen: **rezidivierend postprandial** bei Speichelsteinen und chronischen Entzündungen, **progredient** (Tumoren; → Abb. 26.1)

Bezüglich der klinischen Untersuchung stehen **Inspektion und Palpation** im Vordergrund:

- Zeichen einer akuten Entzündung vorhanden: Schwellung, Rötung, Überwärmung
- Verschieblichkeit einer Raumforderung: maligne (eher nicht verschieblich), benigne (verschieblich)
- Inspektion der Ausführungsgänge der großen Speicheldrüsen: Rötung, Eiteraustritt, fehlender Speichelfluss trotz manueller Kompression, herausschauender Steinkopf?

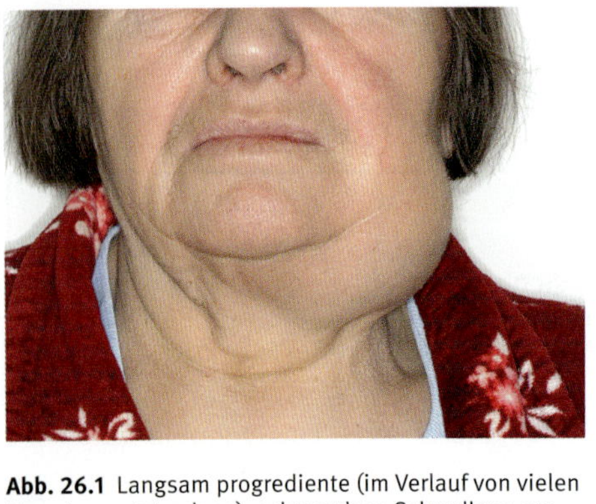

Abb. 26.1 Langsam progrediente (im Verlauf von vielen Monaten entstandene), schmerzlose Schwellung am unteren Parotispol links, gering verschieblich zur Unterfläche: Verdacht auf Neoplasie (a. e. Zystadenolymphom) [M564]

Bildgebung

Folgende **apparative diagnostische Verfahren** mit klinischem Stellenwert werden eingesetzt:

- **Konventionelle zahnärztliche Aufnahmen** (OPT und Aufbissaufnahme Unterkiefer): Häufig sind röntgendichte Steine als Zufallsbefunde zu erkennen.
- **Sialografie:** beruht auf der Füllung des Speichelgangsystems der großen Speicheldrüsen mit wasserlöslichem Kontrastmittel über die Ausführungsgänge (retrograd an der Papilla parotidea und der Caruncula sublingualis). Relativ schmerzhaft, strahlen- und zeitintensiv sowie der Sonografie in der Sensitivität deutlich unterlegen und deshalb zunehmend verlassen. Dient dem Nachweis von:
  - Konkrementen: sichtbar als Aussparung der Kontrastmittelsäule
  - Darstellung des Sjögren-Syndroms (typisch wechselnde Ektasien und Strikturen)
- **Sonografie (B-Mode und Duplexsonografie):** kann sehr gut Raumforderungen, Konkremente und Gefäßtumoren darstellen (in Ohrspeicheldrüse und **Gl. submandibularis,** zur Darstellung der Gl. sublingualis ist der diagnostische Wert aufgrund ihrer Lage eingeschränkt).
- **Computertomografie** (mit und ohne Kontrastmittelgabe): Hiermit sind die exakte Darstellung von Lokalisation, Größenausdehnung, die Visualisierung des Kontrastmittelaufnahmeverhaltens möglicher Neubildungen und die dreidimensionale Darstellung der Lage von Steinen möglich.
- **Kernspintomografie:** Sie ist zeitlich und finanziell aufwendiger. Bestechend sind im Vergleich zur CT jedoch ihr Weichteilkontrast, die nicht-invasive Möglichkeit einer **MR-Sialografie** und die fehlende Strahlenbelastung.
- **Mehrphasenszintigrafie mit ^{99m}Tc-Pertechnetat:** dient zur Überprüfung der Speicheldrüsenfunktion vor und nach Bestrahlung, Sicca-Symptomatik und bei Verdacht auf ein Zystadenolymphom.

Weitere

- **Feinnadelaspirationszytologie:** Unter palpatorischer oder sonografischer Kontrolle werden fragliche Raumforderungen punktiert, wenn vorherige Untersuchungsverfahren im Ergebnis unergiebig blieben. Die Feinnadelaspirationszytologie besitzt eine hohe Sensitivität und Spezifität und ist gut zur Typendifferenzierung bei gutartigen Tumoren geeignet, bei bösartigen Tumoren gelingt dies schlechter. Bei Aspirationen tief liegender Befunde und malignen Befunden besteht das Risiko der **Stichkanalbeimpfung** mit malignen Zellen bei Zurückziehen der Nadel.
- **Biopsie (Histologie):** gleiches Indikationsspektrum wie für die Aspirationszytologie. Die Biopsie verfügt über eine bessere Trefferquote bei malignen Befunden.

Sialadenitis

Sialadenitiden sind charakterisiert durch eine **schmerzhafte Schwellung** und Rötung der betroffenen Drüse. Sie können sowohl die großen als auch die kleinen Speicheldrüsen betreffen, wobei Erstere häufiger und mit ausgeprägterer klinischer Symptomatik betroffen sind.

Ätiologie

Häufig handelt es sich um ein multifaktorielles Geschehen (insbesondere bei bakteriellen Formen). Prädisponierend wirken:

- Herabsetzung der generellen Resistenz und Immunabwehr
- Veränderungen der Speichelsekretion (Menge ↓, Konsistenz ↑)
- Veränderungen des Gangsystems (Strikturen, Steine)

Akute Sialadenitiden sind überwiegend viraler und bakterieller Genese, **chronische Sialadenitiden** beruhen meist auf Sekretionsstörungen und immunpathologischen Reaktionen.

Virale akute Sialadenitiden

Am wichtigsten ist die akute **Mumps.** Hierbei handelt es sich um eine epidemische, kontagiöse Virusinfektion, die bevorzugt parenchymatöse Drüsen befällt. Sie tritt in lokalen Epidemien auf (ca. alle 7 Jahre). Bevorzugt befallen werden Schulkinder, selten Kleinkinder und Säuglinge. Die durchgemachte Mumps hinterlässt eine lange Immunität. Erreger ist ein Paramyxovirus. Die Inkubationszeit beträgt 11–25 Tage.

Klinik

Die Erkrankung beginnt mit einem **Prodromalstadium** von wenigen Tagen Dauer (kann auch fehlen), bestehend aus Unwohlsein, Kopfschmerzen, mäßigem Fieber und Kaubeschwerden. Diesem folgt ein **akutes Stadium** mit druckempfindlicher Schwellung der Parotis (meist einseitig, **Parotitis epidemica**) mit Abstehen des Ohrläppchens (durch Anschwellen des Unterpols der Drüse), Ohrenschmerzen, Fieber zwischen 39 und 40 °C über 2–8 Tage. Die Schwellung erreicht ihr Maximum nach 2–3 Tagen, anschließend klingt sie in 3–4 Tagen ab. Vereinzelt schwellen die **Gll. submandibulares** an. Es

können folgende **Komplikationen** einer Mumpsinfektion auftreten:
- In 50 % d. F. gutartige **aseptische Meningitiden**
- **Meningoenzephalitis mit Spätschäden**
- **Orchitiden** und **Oophoritiden** (Gefahr der Sterilität bei beidseitigem Befall)
- **Pankreatitis** (Gefahr des Diabetes mellitus)
- Bei Erstinfektion der Mutter im ersten Schwangerschaftsdrittel: **Embryopathie** möglich

Therapie
Eine symptomatische Behandlung (mittels Analgetika und Antiphlogistika, Schonung) ist bei der Parotitis und Mumpsmeningitis die einzig mögliche. Entscheidender ist die **Primärprophylaxe durch Impfung** (ab 12. Lebensmonat als MMR-Impfung).

Weitere akute virale Sialadenitiden können bedingt sein durch:
- **Zytomegalievirus:** Die adulte Form hat durch HIV-Erkrankung an Häufigkeit und Bedeutung zugenommen.
- **Coxsackie-A-Virus:** häufige Trias: Parotitis, Gingivitis und Herpangina
- **Echovirus**
- **Influenza A-Virus**

Die genannten viralen Sialadenitiden werden symptomatisch behandelt.

Akute bakterielle Sialadenitis

Am häufigsten tritt die akute bakterielle Parotitis auf, zumeist **einseitig** und bei **reduziertem Allgemeinzustand.**

Klinik
Kennzeichnend sind eine diffuse, derbe, schmerzhafte Schwellung und Rötung, manchmal ein abstehendes Ohrläppchen. Es tritt eine moderate lokoregionäre Lymphknotenschwellung auf. Aus dem Ausführungsgang ist eine **Eiterabsonderung** sichtbar oder zumindest provozierbar (den Eiterabgang kann der Patient in Form eines **bitteren Geschmacks** bemerken). Manchmal ist Fieber feststellbar. Das Erregerspektrum umfasst überwiegend **Streptokokken** und **Staphylokokken.** Wenn die Infektion nicht rechtzeitig behandelt wird, abszediert sie.

Therapie
Die akute Sialadenitis wird therapiert mit:
- Antibiose (1. Wahl Cephalosporine 1. und 2. Generation sowie Clindamycin, 2. Wahl Aminopenicillin plus β-Lactamasehemmer, Fosfomycin, Vancomycin)
- Desinfizierende Mundspülungen (z. B. mit Chlorhexidin-Zusatz)
- Systemische Analgetika / Antiphlogistika und antiphlogistische Umschläge
- Sialagoge (Speichelfluss-fördernde) Substanzen (z. B. Kaugummi, saure Drops, Zitronenscheiben) und ausreichende Flüssigkeitszufuhr
- Bei Abszedierung: chirurgische Drainage

Spezifische Infektionen der Speicheldrüsen
- **Primäre Tuberkulose:** einseitige Parotisschwellung, die klinisch wie eine akute Entzündung oder chronisch tumoröse Raumforderung imponieren kann. **Gl. submandibularis** und **Gl. sublingualis** sind häufiger betroffen.
- **Aktinomykose:** Die Infektion geht von den Tonsillen oder dem Zahnhalteapparat aus. Therapie über 2–6 Wochen mit Aminopenicillin plus β-Lactamaseinhibitor (oder Clindamycin bei Allergie).

Chronische Sialadenitis

Bei **chronisch-bakteriellen Sialadenitiden** (ohne Gangobstruktionen durch Steine oder narbige Strikturen) ist meistens die Parotis betroffen, seltener die Submandibularis.
Radiogene chronische Sialadenitiden, z. B. im Rahmen der Behandlung eines Mundhöhlenkarzinoms, treten bevorzugt an der Parotis auf (erhöhte Strahlensensibilität). Aufgrund der Bestrahlung kommt es zu einer Reduktion der Speichelbildung (Xerostomie) sowie zu Verklebungen und Strikturen im Gangsystem.

Klinische Syndrome mit Beteiligung der Speicheldrüsen

Sjögren-Syndrom

Pathogenese und Epidemiologie
Das **Sjögren-Syndrom** (Syn. **myoepitheliale Sialadenitis**) gehört zum rheumatischen Formenkreis. Autoimmunmechanismen werden als pathogenetische Hauptursache diskutiert. Zumeist sind Frauen zwischen dem 50. und 60. Lebensjahr betroffen.

Klinik
Die Symptomatik besteht aus der klassischen **Trias:**
- Keratokonjunktivitis sicca
- Xerostomie
- Rheumatoide Arthritis

Klassisch ist im Kopf-Hals-Bereich eine **doppelseitige und schmerzlose Schwellung der Speicheldrüsen** mit **Xerostomie.**

Diagnostik und Therapie
Diagnostisch finden sich:
- BSG-Beschleunigung und Vermehrung der γ-Globuline im Serum
- **Antikörper gegen Speichelgangsepithelien** im Serum
- Störung der B-Lymphozyten-Funktion im Blutbild

Die Therapie ist überwiegend medikamentös: antirheumatisch, evtl. immunsuppressiv. Eine Operationsindikation ist häufig aus kosmetischen Gründen gegeben (ästhetisch störende Schwellungen).

Heerfordt-Syndrom

Dieses Syndrom umfasst die Trias Uveitis, Parotitis und Hirnnervenparesen. Es kann z. B. im Rahmen einer Sarkoidose (Morbus Boeck) auftreten (bei ca. 1–10 % der Sarkoidosepatienten). Es führt zu einer **epitheloidzelligen Sialadenitis** der Parotis **(häufig beidseitig)** und nimmt zumeist chronische Verläufe.

Sialadenosen

Sialadenosen (Syn. **Sialosen**) sind durch quantitative und qualitative Sekretionsstörungen **(Dyschylien)** aller Speicheldrüsen gekennzeichnet (mit besonderer Ausprägung in der **Parotis**). Ätiologisch unterscheidet man **dyshormonelle, dystrophmetabolische, neurogene** und **pharmakogene Formen.**
Es handelt sich um eine **nicht-entzündliche parenchymatöse Erkrankung.** Klinisch kommt es vor allem zu rezidivierenden, schmerzlosen Schwellungen **beider** Ohrspeicheldrüsen. Palpatorisch fällt eine teigige Konsistenz der Parotis auf. Eine **Xerostomie** (Mundtrockenheit) bei **Hypobis Asialie** tritt erst spät im Krankheitsverlauf auf.

Sialolithiasis

Das Speichelsteinleiden nimmt **50 % aller Krankheitsfälle der großen Speicheldrüsen** ein. Pathogenetisch liegt eine Speicheldrüsenfunktionsstörung infolge **primärer Dyschylie** (quantitativ und qualitativ) einer Viskositätszunahme des Speichels mit dadurch bedingter Ausfällung anorganischer Substanzen und Steinbildung zugrunde. 80 % d. F. treten in der Submandibularis, 15 % in der Parotis und 5 % in der Sublingualis auf. In 75 % d. F. handelt es sich um einen solitären Stein. 90 % der Submandibularissteine sind röntgenopak

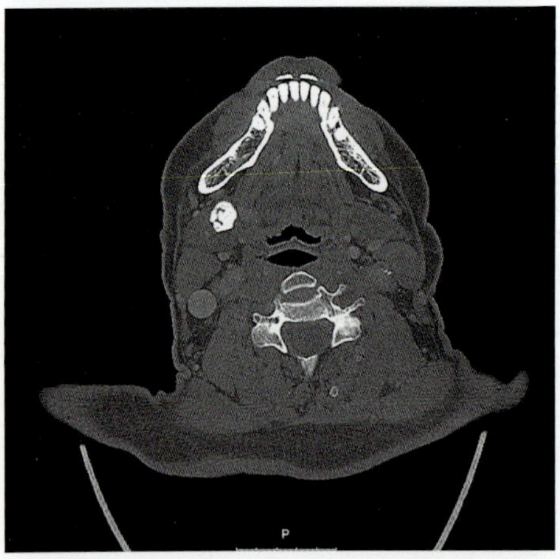

Abb. 26.2 Knochenfenster eines CTs: knochendichte, ovaläre Raumforderung kaudomedial des rechten Unterkieferkorpus in Projektion auf die rechte Gl. submandibularis: Verdacht auf Submandibularisstein [M564]

(→ Abb. 26.2), 90 % der Parotissteine hingegen radioluzent.

Klinik

Klinisch kommt es zu rekurrierenden Schwellungen und damit einhergehenden Schmerzen vor allem periprandial, bedingt durch den dann verstärkten Speichelfluss und konsekutiven Speichelstau. Komplikationen können eine sich aufsetzende Sialadenitis, Gangektasien und Strikturen sein.

Therapie

Die Therapie erfolgt zunächst konservativ:
- Sialagoga und Pilocarpin-Gabe (Parasympathomimetikum zur Steigerung der Speichelsekretion)
- Erhöhung der Trinkmenge
- Dilatation / Schlitzung der Papille und Ausmassieren des Steins
- Bei bakterieller Superinfektion: Antibiotika (s. a. Therapie der Sialadenitis), Antiphlogistika
- **Lithotripsie** bei Parotissteinen, evtl. auch bei kleinen intraglandulären Submandibularissteinen
- **Speichelgangsendoskopie:** bei extraglandulären (bedingt intraglandulären) Steinen interventionelle Bergung mit anschließender Schienung des Gangs durch temporäres Einnähen eines drainierenden Röhrchens für 14–21 Tage (postinterventionelle Schwellungsneigung)

Bei persistierender oder rezidivierender Sialolithiasis besteht eine **Operationsindikation:**
- Bei extraglandulären Steinen: **Schlitzung und Marsupialisation des Wharton-Gangs mit temporärer Schienung des Gangs** (s. o.), Bougierung des Stenon-Gangs, Steinentfernung und Schienung des Stenon-Gangs. Die Gangschienungen sollten für 2–3 Wochen bestehen bleiben.
- Bei größeren intraglandulären Submandibularis- und Parotissteinen sowie nach erfolgloser Lithotripsie / Endoskopie: Entfernung der Speicheldrüse (z. B. **Submandibulektomie, konservative [unter Erhalt des N. facialis] Parotidektomie**)

Zysten

Zysten können an allen Speicheldrüsen auftreten. Am häufigsten findet man sie an den kleinen Speicheldrüsen (v. a. in den Lippen):
- **Retentionsmukozelen** (echte Mukozelen): besitzen eine epitheliale Auskleidung.
- **Extravasationsmukozelen** (Schleimzysten): werden von einem Entzündungsgewebssaum mit hohem Gehalt an schaumzelligen Makrophagen begrenzt. Sie treten häufig im Bereich der Unterlippe, gelegentlich auch an der Oberlippe oder Wangenschleimhaut auf (zumeist als Folge einer Bissverletzung).

Ranula (Syn. Mundbodenzysten, Fröschlein-Geschwulst)

Hierbei handelt es sich um eine Extravasationsmukozele, ausgehend von der Gl. sublingualis, seltener vom Wharton-Gang oder den kleinen Speicheldrüsen am Mundboden. Der Name rührt von ihrer äußeren Erscheinungsform her: meist unilateral, prall-elastisch, oberflächlich gelegen am Mundboden, bläulich schimmernd, gut begrenzte kugelige Vorwölbung (→ Abb. 26.3).

Ursachen sollen lokale Traumen, entzündliche Verklebungen oder eine kongenitale Atresie des Ductus sublingualis sein. Durch direkte oder druckbedingte Gangruptur entsteht dann die Pseudozyste. Bei Größenprogredienz drohen Sprech-, Schluck- und Atembeschwerden. **Häufigeres Auftreten** im zweiten Lebensjahrzehnt und gering häufiger bei Frauen.

Therapie der Wahl: Exstirpation (inklusive assoziierter Gl. sublingualis), bei diffiziler anatomischer Lage (zum N. lingualis) Marsupialisation (mit Rezidivrisiko von bis zu 66 %).

Speicheldrüsenneoplasien

Speicheldrüsentumoren machen etwa 5 % aller Neubildungen im Kopf-Hals-Bereich aus. Das Verhältnis von gutartigen zu bösartigen Speicheldrüsentumoren beträgt ca. **2 : 1.** Die Malignität der Speicheldrüsentumoren nimmt von der Parotis über Submandibularis / Sublingualis hin zu den kleinen Speicheldrüsen an Wange und Gaumen zu.

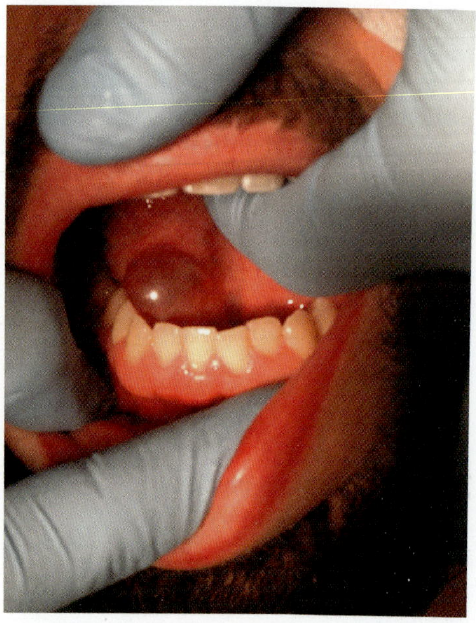

Abb. 26.3 Klinische Diagnose einer Ranula am rechten Mundboden [M562]

80 % aller Speicheldrüsentumoren entstehen in der Parotis und 20 % der Parotistumoren sind maligne. Im Gegensatz hierzu sind 50 % der Tumoren in der Submandibularis und der kleinen Speicheldrüsen maligne.

Die **WHO-Klassifikation der Speicheldrüsentumoren** enthält extrem zahlreiche, verschiedene maligne und benigne Formen, die selbst spezialisierte MKG-Chirurgen sehr selten oder sogar nie persönlich sehen werden. Bezogen auf die klinische Relevanz werden daher nur die wichtigsten / häufigsten in diesem Kapitel besprochen.

Pleomorphes Adenom

Epidemiologie

Das pleomorphe Adenom ist mit 50–60 % die **häufigste Neoplasie der Speicheldrüsen** und der **häufigste gutartige Tumor** der Speicheldrüsen (ca. 85 %). Das Verhältnis Männer zu Frauen beträgt 2 : 3. Am häufigsten tritt er in der Parotis auf (80 % d. F.), 5 % in der Submandibularis, 5 % in den kleinen Speicheldrüsen und noch seltener in Tränendrüse und Nasennebenhöhlen.

Klinik

Histologisch handelt es sich um einen **epithelial-mesenchymalen Mischtumor.** Symptome sind i. d. R. eine schmerzlose prallelastische Schwellung (→ Abb. 26.4). Eine Fazialisparese ist Spätsymptom oder Zeichen der malignen Entartung.

Therapie und Prognose

Die Therapie der Wahl ist eine **konservative Parotidektomie** unter mikroskopischer

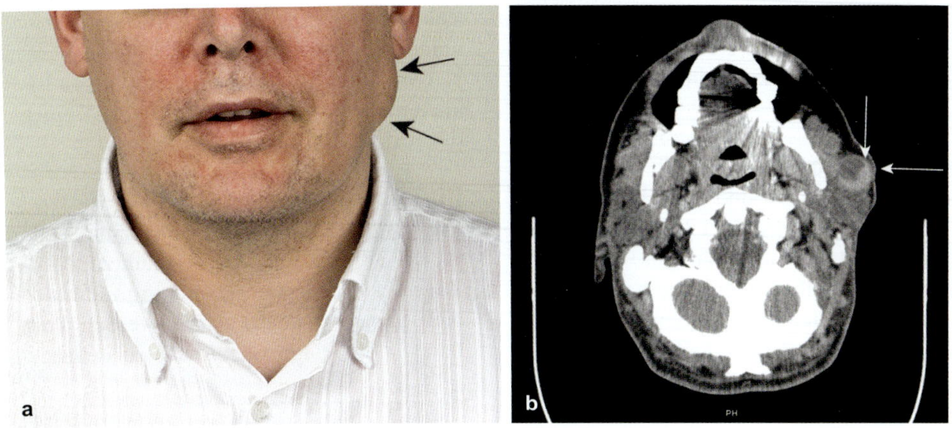

Abb. 26.4 Pleomorphes Adenom: klinisches Bild (**a**) und korrespondierender CT-Schnitt nach Kontrastmittelgabe (**b;** Befund durch → markiert) [M564]

Darstellung des N. facialis und dessen Schonung (bei Sitz in der Parotis), ansonsten die totale Entfernung der betroffenen Speicheldrüse. Wichtig ist eine In-sano-Resektion ohne Verletzung der Tumorpseudokapsel, ansonsten besteht ein hohes Lokalrezidivrisiko. Die Prognose ist im Allgemeinen gut. In ca. 4 % d. F. besteht das **Risiko einer malignen Entartung.** Dieses Risiko nimmt mit der Dauer des Bestehens und wachsender Größe des Befunds zu. Bei erfolgter maligner Transformation beobachtet man fast alle Formen epithelialer Malignome (s. u.). Am häufigsten entwickelt sich ein **undifferenziertes Karzinom** mit insgesamt schlechter Prognose.

Zystadenolymphom

Das Zystadenolymphom **(Warthin-Tumor)** ist der zweithäufigste aller Speicheldrüsentumoren. Seine typische Lokalisation liegt am **unteren Parotispol** (→ Abb. 26.1), seltener tritt es in den (benachbarten) Halslymphknoten auf. In ca. 10 % aller Fälle tritt die überwiegend gutartige Raumforderung **bilateral** auf. Vor allem Männer im 6. und 7. Lebensjahrzehnt sind betroffen (wohl aufgrund höheren Nikotinkonsums). Es kommt bildmorphologisch und histologisch zur Bildung von Zysten und Papillen in einem lymphoiden Stroma. Eine **maligne Entartung ist extrem selten.** Therapie der Wahl ist die lokale Exstirpation.

Speicheldrüsenmalignome

Die häufigsten Malignome sind:
- **Adenoidzystische Karzinome** (ca. 40–50 %)
- **Mukoepidermoidkarzinome** (ca. 30 %)
- **Adenokarzinome (NOS)** (ca. 15–20 %)

Charakteristisch für Speicheldrüsenkarzinome ist ihr hoher Differenzierungsgrad bei niedrigem Malignitätsgrad. Sie wachsen sehr langsam und besitzen selbst nach vielen Jahren eine **hohe lokale Rezidivneigung** (die Tumornachsorge sollte daher über ca. 10 Jahre regelmäßig erfolgen). Diese Malignome erfordern am Beispiel der Parotismalignome häufig eine **totale Parotidektomie** je nach Aggressivität mit Resektion des umgebenden Gewebes (inklusive des **N. facialis,** ggf. spätere Rekonstruktion durch Transplantation) und eine ipsilaterale Neck Dissection. Eine Radiotherapie ist, wenn überhaupt, nur adjuvant zu empfehlen.

Adenoidzystisches Karzinom

Dieses früher fälschlicherweise als **Zylindrom** bezeichnete Malignom wächst lokal langsam, aber sehr aggressiv. Es tritt sowohl in kleinen (gern am Gaumen) wie in großen Speicheldrüsen auf. Es benutzt vorgegebene Strukturen wie Nervenscheiden und Gefäße zur Ausbreitung, deshalb ist eine dreidimensionale **Resektion mit 10–15 mm im Gesunden von 10–15 mm** Sicherheitsabstand wichtig. Die infiltrative und diffuse Ausbreitung entlang von Nervenscheiden der Schädelbasis erklärt die häufigen therapierefraktären Schmerzen in terminalen Stadien der Erkrankung. Typisch ist eine **hämatogene Metastasierung** in die Lunge (ca. 20 % d. F., 5-Jahres-Überlebensrate ca. 50 %, 15-Jahres-Überlebensrate ca. 20 % wegen der häufigen Lokalrezidive / Tumorpersistenz). Wegen der seltenen lymphogenen Metastasierung ist die Neck Dissection nur in lokal fortgeschrittenen Fällen sinnvoll. Adjuvant hat sich die Strahlentherapie, insbesondere die **Protonen- / Neutronentherapie** etabliert.

Mukoepidermoidkarzinom

Dieses Malignom tritt häufiger in kleinen Speicheldrüsen auf. Der Altersgipfel liegt im 5. Lebensjahrzehnt. Frauen sind häufiger als Männer betroffen. **Pathogenetisch** entsteht es aus den mittleren Abschnitten des Speichelgangsystems. Eine lymphogene und hämatogene Metastasierung sind beschrieben. Man unterscheidet **zwei Typen:**
- **Hochdifferenzierter Typ:** 5-Jahres-Überlebensrate > 90 %
- **Niedrigdifferenzierter Typ:** 5-Jahres-Überlebensrate ca. 50 % (Lokalrezidivrate 75 %)

Adenokarzinom (NOS)

Die Abkürzung NOS meint **non otherwise specified** und gibt damit zum Ausdruck, dass diese Entität histomorphologisch schwer bzw. nur durch Ausschluss einzuordnen ist. Selbst nach weiträumiger Exzision finden sich Lokalrezidive in bis zu 50 % aller Fälle mit etwas häufigeren lymphogenen (50 %) als hämatogenen Metastasen (30 %). Neben dem seltenen Speichelgangkarzinom besitzt das schlecht „gegradete" Adenokarzinom (NOS) die schlechteste 5-Jahres-Überlebensrate aller malignen Speicheldrüsentumoren (10 %).

Zusammenfassung

- Bei sämtlichen Erkrankungen stehen Veränderungen an den Parotiden mit 85 % gegenüber Erkrankungen an den **Gll. submandibulares** (14 %), den **Gll. sublinguales** und den kleinen Speicheldrüsen im Vordergrund.
- Lediglich bei der Sialolithiasis ist die **Gl. submandibularis** am häufigsten betroffen (Verhältnis: Submandibularis – Parotis – Sublingualis 8 : 1,5 : 0,5).
- Am häufigsten treten Raumforderungen in der Parotis auf, bei rasch auftretender Fazialisparese besteht Verdacht auf ein malignes Geschehen.

Lippen-, Kiefer-, Gaumenspalten

Definition

Bei der Lippen-, Kiefer-, Gaumenspalte **(LKG-Spalte)** handelt es sich um eine angeborene Fehlbildung, die durch eine unzureichende Lippen- und Gaumenentwicklung während der Embryogenese entsteht. Klinisch unterscheidet man LKG-Spalten, die je nach Ausprägung Lippe, Kiefer und / oder Gaumen betreffen können, von isolierten Gaumenspalten. Des Weiteren werden uni- von bilateralen Spalten unterschieden.

Ätiologie

Die Oberlippe und der Oberkiefer entwickeln sich aus drei Blastemen: aus zwei seitlichen Oberkieferwülsten und einer medialen Nasenwulst. Diese verschmelzen während der 5. Schwangerschaftswoche paramedian an den späteren Philtrumkanten. Der Gaumen entwickelt sich etwas später in der 10. – 12. Schwangerschaftswoche. Hierbei ist zu beachten, dass der vordere Hartgaumen ebenfalls aus drei Anlagen entsteht, während sich der Weichgaumen aus der direkten Vereinigung der seitlichen Oberkieferwülste formt. Dies führt dazu, dass Spaltbildungen der Lippe, des Kiefers und des Hartgaumens immer paramedian verlaufen und uni- wie auch bilateral auftreten können. Dahingegen sind Spalten des Weichgaumens immer median und somit einfach ausgeprägt (→ Abb. 27.1).
Die Ursache für die fehlerhafte Verschmelzung der Blasteme ist noch nicht abschließend geklärt. Es wird jedoch vermutet, dass die Spalten durch eine Kombination aus exogenen und endogenen (bzw. genetischen) Ursachen entstehen. Zu Ersteren gehören Rauchen, Folsäuremangel, Alkoholabusus und Virusinfekte (z. B. Röteln) in der Schwangerschaft. Bei den endogenen Ursachen unterscheidet man zwischen isolierten Spaltbildungen und solchen, die im Rahmen von genetischen Syndromen auftreten (z. B. Pierre-Robin-Sequenz, Stickler-Syndrom, Goldenhar-Syndrom und Trisomien). Bei den genannten Syndromen kommt es häufig zu weiteren Fehlbildungen der inneren Organe. Betroffene Kinder sollten daher immer zusätzlich hierauf untersucht werden.

Epidemiologie

Die Inzidenz schwankt je nach Bevölkerungsgruppe zwischen 1:300 und 1:1.000. Generell sind Jungen häufiger von LKG-Spalten betroffen, wohingegen isolierte Gaumenspalten häufiger bei Mädchen auftreten. Letztere sind jedoch insgesamt seltener (ca. 1:2.500). Eine Lippen-Kiefer-Spaltbildung tritt häufiger links als rechts auf.

Klinik

Durch die Lippenspaltung und die aberrante Insertion der perioralen und perinasalen Muskulatur kommt es zu einer typischen Verziehung und Abflachung der Nasenbasis sowie des Nasenflügels (→ Abb. 27.2). Bei Spaltung des Gaumens liegt zudem eine unphysiologische Verbindung zwischen Mund- und Nasenrachenraum vor. Daraus ergeben sich **vielfältige funktionelle Störungen.**
Bei gleichzeitiger Unterentwicklung des Unterkiefers kann es zum Zurückfallen der Zunge und dadurch zur Behinderung der Atmung kommen. Des Weiteren bestehen Probleme beim Schluckvorgang. Häufig schlucken die Neugeborenen beim Trinken viel Luft und haben dadurch Blähungen und eine erschöpfende „Trinkarbeit". Zudem kann die Belüftung des Mittelohrs über die Tuba auditiva eingeschränkt sein. Es kommt zu rezidivierenden Mittelohrentzündungen und -ergüssen. Dies führt zu einer Schallleitungsschwerhörigkeit, welche die hörvermittelte Sprachentwicklung behindert. Durch den vergrößerten Resonanzraum kommt es zur Rhinophonie („Näseln"). Spalten des Alveolarkamms gehen zudem mit Anomalien der Zahnstellung sowie Fehlen von Zähnen einher (seitlicher Schneidezahn und Eckzahn). Durch eine Mindermineralisation des Zahnschmelzes wird eine erhöhte Kariesanfälligkeit beobachtet.
Neben diesen funktionellen Störungen ist auch die **psychosoziale Beeinträchtigung** der Kinder nicht zu unterschätzen.

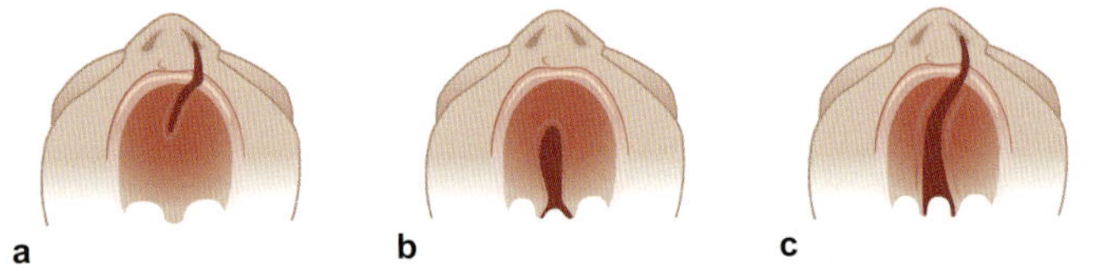

Abb. 27.1 Gaumenspalten, schematisch [L255]
a) Lippen-, Kiefer-, Hartgaumenspalte links
b) Weichgaumenspalte
c) Komplette Lippen-, Kiefer-, Gaumenspalte links

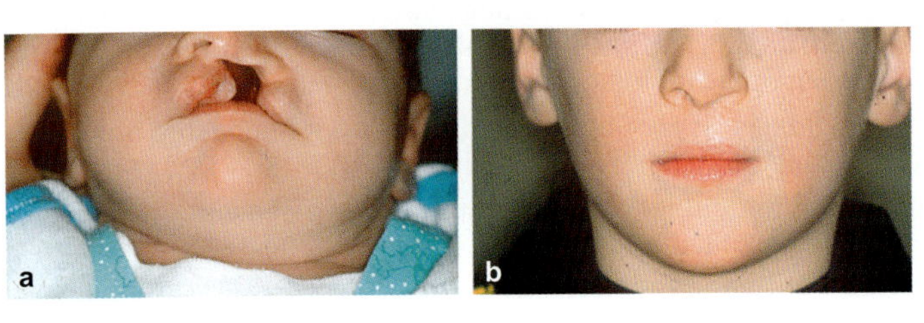

Abb. 27.2 Unilaterale LKG-Spalte links (**a**) und im Alter von 8 Jahren nach operativer Therapie (**b**) [R234]

Diagnostik

Die Diagnose kann heutzutage häufig schon pränatal durch einen Ultraschall (z. B. im Zuge der Vorsorgeuntersuchung während der Schwangerschaft) gestellt werden. Postnatal ist die Diagnose klinisch zu stellen.

> Bei **jedem Neugeborenen** sollte der **Gaumen abgetastet** werden, um dortige isolierte submuköse Spalten nicht zu übersehen.

Therapie

Die Behandlung erfolgt interdisziplinär in spezialisierten Zentren durch einen MKG-Chirurgen, einen Kieferorthopäden und einen Logopäden. Zusätzlich sollten Kollegen aus der HNO, Zahnklinik, Psychologie und Stillberatung hinzugezogen werden.
Die Therapie wird generell in eine **Primär-** und eine **Sekundärbehandlung** unterteilt.

Primärtherapie

Bei der Primärbehandlung handelt es sich um den **Verschluss der Spalte** mit allen vorbereitenden Maßnahmen. Sie sollte bis zum 2. Lebensjahr abgeschlossen sein, um die Sprachentwicklung des Kindes nicht zu gefährden. Aktuell gibt es keinen Konsens zum genauen Ablauf der Behandlung, da bei allen Techniken Vor- und Nachteile bestehen.
Gaumenplatte Die Gaumenplatte wird bei Vorliegen einer Gaumenspalte ab der Geburt bis zum Verschluss der Spalte empfohlen. Sie wird individuell für den Patienten alle 3–4 Wochen abgeformt und dient zum einen zur Abtrennung von Mund- und Nasenraum. Dies erleichtert das Schlucken des Säuglings. Zum anderen kann sie so angepasst werden, dass sie das Wachstum des Oberkiefers vorgibt und die Spaltseiten präoperativ annähert. Ein operativer Verschluss wird somit einfacher. Zusätzlich hält sie die Zunge aus dem Spaltbereich heraus, da die Zunge die Spaltseiten sonst noch weiter auseinanderdrängen würde.
Lippenspaltplastiken Je nach Morphologie der Spalte und Präferenz des Operateurs bieten sich unterschiedliche Techniken an. Sie werden in der Regel um den 6. Lebensmonat (und 5 kg Körpergewicht) durchgeführt. Bei der Plastik **nach Tennison und Randall** wird in Winkelschnittführung ein Dreiecksläppchen modelliert / eingeschnit-

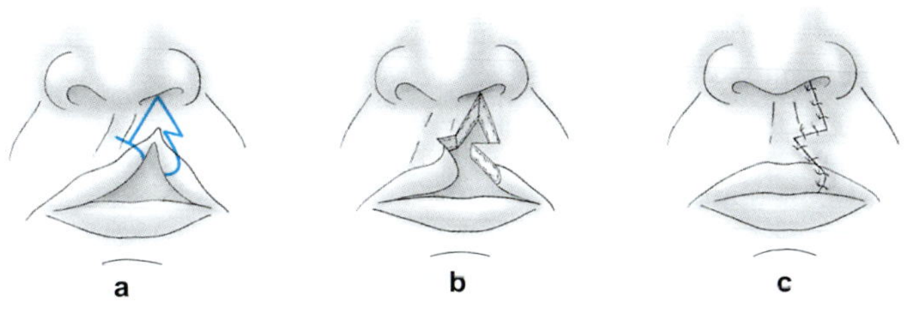

Abb. 27.3 Lippenspaltplastik nach Tennison-Randall: eingezeichnete Schnittführung (**a**), Bildung eines Dreiecklläppchens (**b**), Primärverschluss (**c**) [L106]

ten und zur Verlängerung des Philtrums genutzt (→ Abb. 27.3). Hierdurch kommt es nur selten zu einer vertikalen Verkürzung, was meist zu einem ästhetisch ansprechenden Ergebnis führt. Diese Technik wird bei einseitigen Spalten somit häufig angewendet. Alternativ kann **nach Millard** ein Rotations-Advancement-Flap bogenförmig umschnitten und verlagert werden. Durch diese Technik kann der Naseneingang häufig gut rekonstruiert und der verzogene Nasenflügel gut herangeführt werden. Es kann jedoch zu narbigen Verkürzungen kommen, welche ein ästhetisch störendes Hochziehen der Lippenrotgrenze nach sich ziehen. Bei der Technik **nach Pfeiffer** wird die Spaltkante im Wellenschnittverfahren eingeschnitten und durch Streckung eine Verlängerung des Philtrums erzielt. Sie ist bei doppelseitigen Spalten häufig Methode der Wahl. Gering ausgeprägte Lippenkerben können auch **nach Veau** linear angefrischt und direkt verschlossen werden. Da diese Technik jedoch eine erhöhte Schrumpfungstendenz zeigt und zu ästhetisch auffälligen Verziehungen führen kann, wird sie bei ausgeprägteren Lippenspalten nicht empfohlen.

Gaumenverschluss Die Ziele des Gaumenspaltverschlusses sind die Trennung von Mund- und Nasenraum sowie die Ausbildung eines langen, beweglichen Gaumensegels. Dadurch wird ein sicherer Abschluss des velopharyngealen Raums beim Schlucken und Sprechen ermöglicht wie auch die Funktion der Tuba auditiva normalisiert. Ein früher operativer Verschluss kann das Wachstum des Oberkiefers hemmen und zu einer maxillären Hypoplasie führen. Zudem wachsen die Narben nur bedingt mit dem gesunden Gewebe mit. Es kann zu späteren Verziehungen und Asymmetrien kommen. Demgegenüber steht der Anspruch, einen Verschluss möglichst früh durchzuführen, um die Sprachentwicklung zu unterstützen. Er findet daher in den meisten europäischen Spaltzentren um den 12. Lebensmonat statt. Für den Verschluss des Hartgaumens eignen sich je nach Spaltbreite eine **Stiellappenplastik** oder die Formung von **Brückenlappen.** Dabei werden Mukoperiostlappen beidseits der Spalte ausgeschnitten, nach median über die Spalte verlagert und dreischichtig (nasale Schleimhaut, Muskel, orale Schleimhaut) vernäht. Bei der Stiellappenplastik bleibt der Mukoperiostlappen dorsal gestielt. Sie eignet sich auch für breitere Spalten, ist aber lediglich über die dorsale Begrenzung mit Blut versorgt. Es besteht die Gefahr einer anterioren Restperforation. Dahingegen bleibt der Brückenlappen ventral und dorsal mit dem ursprünglichen Gewebe verbunden. Dadurch ist die nutritive Versorgung des Lappens besser, jedoch die Mobilität eingeschränkt. Diese Technik eignet sich somit nur bei schmalen Spalten. Die isolierte Weichgaumenspalte wird durch eine **intravelare Veloplastik** rekonstruiert.

Kieferspaltverschluss Zeitgleich zum Lippenverschluss kann ein Mukoperiostlappen mobilisiert und über der Kieferspalte vernäht werden. Häufig verbleibt jedoch eine knöcherne Restspalte, die dann im Verlauf mit autogenem Knochen vom Beckenkamm aufgefüllt werden kann. Je nach Zeitpunkt der Operation wird dabei eine primäre Kieferspaltosteoplastik (im Milchgebiss) von einer sekundären (im Wechselgebiss) und einer tertiären Kieferspaltosteoplastik (im permanenten Gebiss) unterschieden. Die osteoplastische Deckung eines verbleibenden Kieferspalts ist hierbei wichtige Grundlage einer kieferorthopädischen Behandlung zur dentalen Rehabilitation. Eine zu frühe Operation kann jedoch zur Wachstumshemmung führen. Deswegen hat sich die sekundäre Kieferspaltosteoplastik als häufigste Form durchgesetzt.

Sekundärtherapie

Die Sekundärtherapie ergibt sich nach der Primärtherapie individuell je nach Anforderung des Patienten. Dazu zählen sprechverbessernde Operationen, Korrekturen von Narben, Korrekturen von Nasendeformitäten, der Verschluss von Restspalten des Gaumens und je nach Kieferentwicklung die operative Versorgung von Fehlbissen (→ Kap. 30).

Differenzialdiagnose

Aufgrund einer unterschiedlichen Ätiologie handelt es sich bei **seltenen Gesichtsspalten** um ein anderes Krankheitsbild und nicht um eine klinische Variante der LKG-Spalte. Mit einer Inzidenz von 1–5 : 100.000 Geburten sind sie viel seltener. Anhand des Verlaufs werden sie nach Paul Tessier (1976) in **15 Spalttypen** (0–14) eingeteilt. Sie sind häufig mit weiteren fazialen Fehlbildungen wie einem Hypertelorismus oder einer maxillären Hypoplasie assoziiert. Die Therapie erfolgt individualisiert.

Zusammenfassung

- LKG-Spalten sind relativ häufige angeborene Fehlbildungen. Sie entstehen schon während des ersten Trimenons.
- Während Spalten der Lippe, des Kiefers und des harten Gaumens immer paramedian und ein- oder beidseitig verlaufen, sind Spalten des weichen Gaumens immer mittig und einzeln.
- Durch die unphysiologische Verbindung zwischen Mund und Nasenraum kommt es zu vielfältigen funktionellen Störungen der Nahrungsaufnahme, des Hörens und des Sprechens.
- Die Therapieabfolge ist nicht einheitlich. Sie gliedert sich in Primär- und Sekundäroperationen.

Prämature Schädelnahtsynostosen

Definition

Als prämature Schädelnahtsynostose (auch Kraniosynostose genannt) wird die **pathologisch vorzeitige Verknöcherung der Schädelnähte** (Suturen) bezeichnet.

Ätiologie

Das Wachstum des Schädels geschieht appositionell und sutural, also an den bindegewebig verbundenen Schädelnähten. Die wichtigsten Reize hierfür sind die Volumenzunahme des Gehirns und der intrakranielle Druck.
Während die Sutura frontalis (metopische Naht) innerhalb der ersten beiden Lebensjahre regulär verknöchert, geschieht dies in den übrigen Schädelnähten erst im Erwachsenenalter (→ Abb. 28.1). Tritt diese Verknöcherung pathologisch zu früh auf, ist das Wachstum senkrecht zu der betroffenen Schädelnaht gehemmt und kompensatorisch parallel zu ihr erhöht. Dadurch kommt es zu einer typischen Deformierung der Schädelform.
Etwa 20 % der prämaturen Verschlüsse sind syndromal bedingt. Zu den häufigsten Krankheitsbildern zählen die autosomal-dominant vererbten Morbi Crouzon und Apert, das Pfeiffer-Syndrom sowie das autosomal-rezessive Carpenter-Syndrom (s. u.). Der größte Teil der Kraniosynostosen (80 %) tritt jedoch sporadisch auf. Auch wenn die Ätiologie noch nicht abschließend geklärt ist, wird angenommen, dass Medikamente und Noxen während der Embryonalentwicklung sowie intrauterine Kompressionen, perinatale Komplikationen und Stoffwechselerkrankungen von Mutter und Kind ursächlich eine Rolle spielen.

Epidemiologie

Generell handelt es sich um ein eher seltenes Krankheitsbild. Der Skaphozephalus (Verknöcherung der Sutura sagittalis, s. u.) ist mit einer Inzidenz von 1 : 2.000–1 : 5.000 Geburten die häufigste Form.

Klassifikation

Die Einteilung der Schädelnahtsynostosen ergibt sich aus der betroffenen Naht und der damit einhergehenden typischen Schädelform (→ Abb. 28.2). Ist die Sagittalnaht betroffen, resultiert ein langer, schmaler Schädel, der als **Skaphozephalus** bezeichnet wird. Bei Verknöcherung der Frontalnaht (auch metopische Naht genannt) ergibt sich ein dreieckiges Stirnbein. Dies wird **Trigonozephalus** genannt (→ Abb. 28.3). Verknöchert die Koronarnaht einseitig, resultiert ein **anteriorer Plagiozephalus,** der zu einer asymmetrischen Stirn und einer Abflachung der Supraorbitalregion führt. Bei einer beidseitigen Verknöcherung entsteht ein **Oxyzephalus** (kurzer und hoher Schädel). Sind zudem die Schädelbasisnähte betroffen, bleibt das Höhenwachstum aus. Es bildet sich ein breiter kurzer Schädel, der als **Brachyzephalus** bezeichnet wird. Im Fall der Verknöcherung der Lambdanaht entsteht ein okzipital abgeflachter **posteriorer Plagiozephalus.**

Klinik

Klinisch vordergründig ist die **Deformierung des Hirnschädels.** Diese kann sich auf die Entwicklung des Gesichtsschädels auswirken und im Laufe der Entwicklung zu Asymmetrien der Kiefer führen. Dadurch können dauerhaft die Beweglichkeit der Kiefergelenke und die Kaufunktion beeinträchtigt sein. Vor allem bei syndromalen Patienten kann es durch das gehemmte Schädelwachstum zu einer Erhöhung des intrakraniellen Drucks kommen.

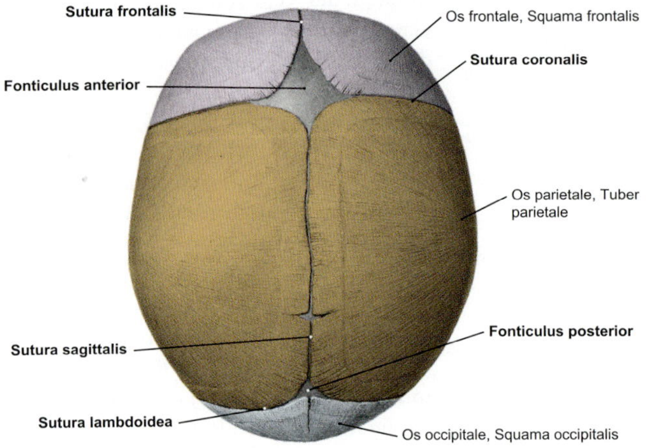

Abb. 28.1 Schädel des Neugeborenen, von oben [S700]

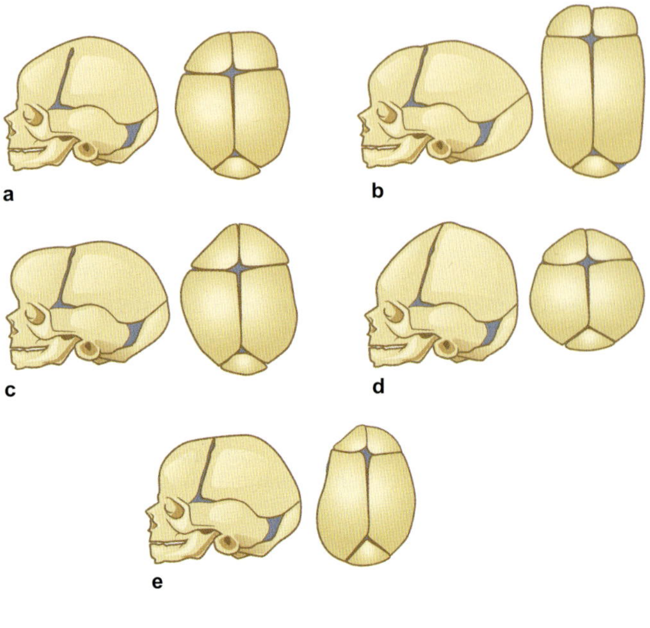

Abb. 28.2 Schädelformen bei Kraniosynostosen: physiologisch (**a**), Skaphozephalus (**b**), Trigonozephalus (**c**), Oxyzephalus (**d**), anteriorer Plagiozephalus (**e**) [L255]

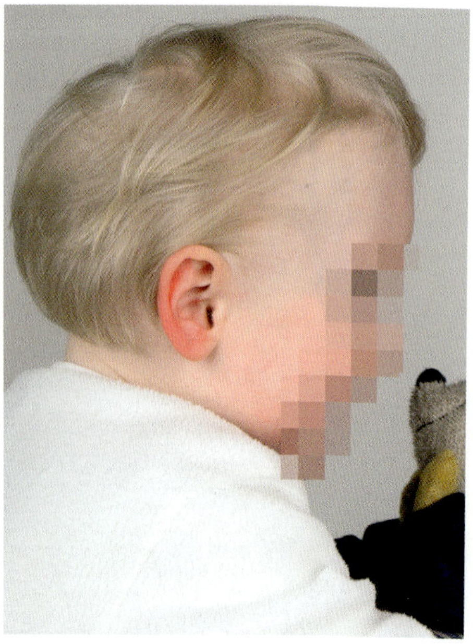

Abb. 28.3 Patientin mit einem Trigonozephalus [M562]

Anzeichen eines erhöhten Hirndrucks sind Unruhe, Schlafstörungen, Trinkschwäche und Erbrechen. Im Verlauf kann es zu Krampfanfällen und Apathie bis hin zum Koma kommen.

Morbus Crouzon (Dysostosis craniofacialis)

Dem Morbus Crouzon liegt eine autosomal-dominant vererbte Mutation im Fibroblast-Growth-Factor-Rezeptor-(FGFR-)2-Gen zugrunde. Diese führt zu einer Kraniosynostose der Koronarnaht und in manchen Fällen auch weiterer Schädelnähte. Zudem prägen ein Exophthalmus, eine maxilläre Hypoplasie und ein Fehlbiss (dentale Klasse III) das klinische Bild. Im Gegensatz zu den Akrozephalosyndaktylie-Syndromen kommt es nicht zu Fehlbildungen der Extremitäten.

Morbus Apert (Akrozephalosyndaktylie-Syndrom [ACS] Typ I)

Ebenfalls autosomal-dominant (FGFR-2 Mutation auf Chromosom 10) vererbt, ist dieses Syndrom seltener als der Morbus Crouzon. Während die Koronarnaht bei Geburt verknöchert ist, sind die restlichen Suturen weit offen. Häufig liegt eine Persistenz der anterioren Fontanelle vor. Ähnlich wie beim Morbus Crouzon kommt es zu einem Exorbitismus, einem Hypertelorismus und dentalen Fehlbildungen (v. a. Zahnretentionen). Zudem liegt häufig eine Syndaktylie der Finger und Zehen vor.

Carpenter-Syndrom (Akrozephalosyndaktylie-Syndrom [ACS] Typ II)

Die RAB-23-Genmutation, die das Carpenter-Syndrom verursacht, wird autosomal-rezessiv vererbt. Neben einem Brachyzephalus und einer Mittelgesichtshypoplasie können eine Sehschwäche und eine Schwerhörigkeit vorliegen. Zudem kommt es zu Syn-, Brachy- und Klinodaktylien an Fingern und Zehen. Da Herz- und Nierenfehlbildungen vorliegen können, ist eine internistische Abklärung sehr wichtig.

Pfeiffer-Syndrom (Akrozephalosyndaktylie-Syndrom [ACS] Typ V)

Das autosomal-dominant vererbte Pfeiffer-Syndrom (FGFR-1- und -2-Mutation) kommt mit einer Inzidenz von 1 : 100.000 Geburten vor. Kranial zeigt sich ein Brachyzephalus mit einem abgeflachten Hinterkopf. Die faziale Morphologie ähnelt den anderen ACS. Zudem kommen Syndaktylien wie auch Fehlbildung innerer Organe vor.

Diagnostik

Wegweisend ist die klinische **Inspektion des Kindes.** Die verknöcherte Naht kann häufig wulstig erhaben getastet werden. Durch eine Ultraschalluntersuchung der Schädelnähte lässt sich eine Verknöcherung auch direkt nachweisen. Zu jeder Untersuchung gehört eine Fundoskopie zum Ausschluss einer Stauungspapille als Zeichen einer intrakraniellen Druckerhöhung. Eine weitere Bildgebung ist häufig nicht nötig. Durch die erhöhte Strahlenbelastung einer CT und die nötige Vollnarkose einer MRT-Untersuchung beim Säugling sind diese nur im Fall eines erhöhten Hirndrucks oder bei präoperativ unklaren syndromalen Veränderungen zu erwägen.

Differenzialdiagnosen

Präsentiert sich ein Säugling mit einer asymmetrischen Schädelform, ist ein **lagebedingter Schiefschädel (posteriorer Pseudoplagiozephalus)** die häufigste Ursache. Dieser kann sich bereits intrauterin oder auch postnatal durch einseitiges Aufliegen des Kopfes ergeben. Dabei sind die Schädelnähte jedoch nicht verknöchert. Ein operatives Vorgehen ist nur in seltenen Fällen notwendig, wenn sich die Asymmetrie konservativ nicht behandeln lässt. Primär empfiehlt man das Tragen eines individuell angepassten Helmes, der die abgeflachte Seite ausspart und sie dadurch entlastet. Zudem sollten Eltern darauf achten, dass das Kind mit dem Kopf nicht immer auf derselben Seite liegt.

Therapie

Liegt eine prämature Schädelnahtsynostose vor, empfiehlt sich die operative Therapie. Dadurch können bereits entstandene Asymmetrien ausgeglichen und das Fortschreiten der Deformierung verhindert werden. In der Regel wird diese zwischen dem 4. und 12. Lebensmonat durchgeführt. Prinzipiell werden aktive und passive Umformungstechniken unterschieden. Bei der passiven Umformung wird der Schädelknochen geschwächt und die verknöcherte Naht ausgeschnitten, um dem Gehirn wieder die Möglichkeit zu geben, durch seine Größenzunahme als Wachstumsmotor für den Hirnschädel zu dienen. Sind bereits Asymmetrien entstanden, können diese durch eine aktive Umformung modelliert werden.

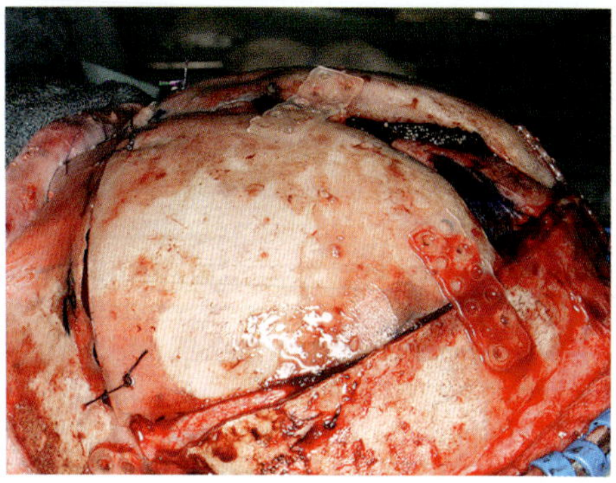

Abb. 28.4 Frontales Advancement, intraoperativ [M562]

Bei anterioren Verknöcherungen wird ein **frontoorbitales Advancement** durchgeführt, bei Synostosen der Sagittalnaht eine **lineare Kraniektomie** und bei posteriorer Ausprägung ein **okzipitales Advancement** (→ Abb. 28.4). Das Prinzip ist dabei gleich, die betroffene Naht wird ausgeschnitten und das Wachstumshemmnis dadurch behoben. Häufig wird eine leichte Überkorrektur vorgenommen und die umgeformten Knochenlamellen werden durch resorbierbares Osteosynthesematerial fixiert.

Komplikationen

Intraoperativ ist ein hoher Blutverlust die größte Gefahr, da der Schädelknochen durch zahlreiche **Emissarien** gut durchblutet ist. Um diesen Blutverlust zu minimieren, wurden endoskopische Verfahren entwickelt. Diese sind jedoch häufiger mit Rezidiven verbunden und haben sich noch nicht vollständig etablieren können.

Prognose

Die Prognose ist gut. Nur in schweren, meist syndromal-assoziierten Fällen kann es zu einer Reossifikation der operierten Naht kommen. Diese muss dann erneut operiert werden (z. B. durch Ostektomie).

Zusammenfassung

- Bis auf die Sutura frontalis verknöchern die Schädelnähte erst im Erwachsenenalter.
- Bei einer vorzeitigen Schädelnahtsynostose kommt es zu einer Wachstumshemmung senkrecht zur betroffenen Naht. Das parallele Wachstum ist kompensatorisch verstärkt.
- Um einen erhöhten Hirndruck auszuschließen, muss eine Fundoskopie durchgeführt werden.

Syndromale Fehlbildungen

Bei einem **Syndrom** kommt es zum gleichzeitigen Auftreten mehrerer Fehlbildungen. Aufgrund der Konstanz ihrer Zusammenschau wird eine gemeinsame zugrunde liegende Ätiologie angenommen. Auch wenn diese oftmals nicht vollständig verstanden ist, werden genetische Ursachen oder einwirkende Noxen während der Embryonal- und Fetalperiode angenommen.
Zentrale Strukturen des Kopfes und Halses entwickeln sich embryologisch aus den sechs Kiemenbögen. Dabei handelt es sich um Mesenchymverdickungen, die sich zwischen der 3. und 5. Embryonalwoche aus dem Kopfdarm entwickeln. Jeder Kiemenbogen enthält Knorpelelemente (welche später verknöchern), Muskelanlagen, einen Schlundbogennerv und eine Schlundbogenarterie. Während der fünfte Kiemenbogen meist nicht oder nur rudimentär angelegt ist, verschmelzen der vierte und sechste Kiemenbogen frühzeitig zu Anteilen des Pharynx und Larynx.

Der **erste und zweite Kiemenbogen** bilden wichtige Strukturen des Gesichtsschädels aus. Eine Störung ihrer Entwicklung führt somit häufig zu kraniofazialen Fehlbildungen.

Bei der Gruppe der Dysostosen besteht eine lokale Störung der Knochenbildung oder -entwicklung, die zu Deformitäten des Gesichts- und Hirnschädels führt. Zu ihnen zählen auch die Kraniosynostosen (→ Kap. 30).

Dysostosis otomandibularis

Epidemiologie und Ätiologie

Bei der Dysostosis otomandibularis (auch hemifaziale Mikrosomie) handelt es sich um die zweithäufigste kraniofaziale Anomalie nach den LKG-Spalten. Sie tritt mit einer Inzidenz um 1 : 4.000–5.000 Geburten auf. Auch wenn die Ätiologie noch nicht abschließend geklärt ist, wird ein autosomal-rezessiver Erbgang angenommen.

Klinik

Es kommt zu strukturellen Veränderungen des ersten und zweiten Kiemenbogens. Diese treten fast immer unilateral auf. Klinisch zeigt sich eine einseitige Hypoplasie von Jochbein, Maxilla und Mandibula. Dies führt zu einer ausgeprägten Gesichtsasymmetrie mit Abweichung zur betroffenen Seite. Daraus können sich Okklusionsstörungen und Orbitafehlbildungen ergeben. Oft bestehen auf der betroffenen Seite Ohrfehlbildungen wie eine Mikrootie, eine Aplasie des äußeren Gehörgangs und Mittelohrfehlbildungen mit einhergehender Schallleitungsschwerhörigkeit. Das **Goldenhar-Syndrom** ist eine Unterform der hemifazialen Mikrosomie und durch das gleichzeitige Vorliegen von Fehlbildungen der Augen gekennzeichnet (→ Abb. 29.1).

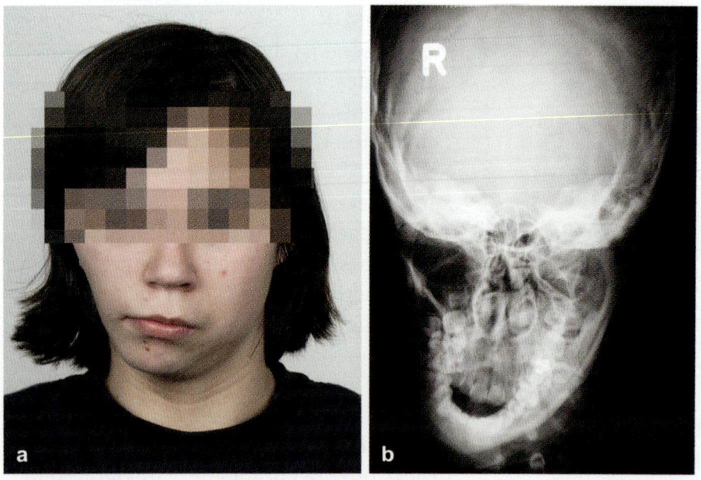

Abb. 29.1 Patientin mit einem Goldenhar-Syndrom: Foto (**a**) und Röntgen (**b**) [M562]

Dysostosis mandibulofacialis

Epidemiologie und Ätiologie

Die Dysostosis mandibulofacialis (Syn. Treacher-Collins-Syndrom, Franceschetti-Syndrom) wird autosomal-dominant vererbt und tritt mit einer Inzidenz von 1 : 40.000–70.000 Geburten auf.

Klinik und Differenzialdiagnosen

Es kommt zu einer beidseitigen Unterentwicklung des ersten und selten auch zweiten Kiemenbogens. Dadurch ergibt sich eine symmetrische Hypoplasie des Ober- und Unterkiefers. Die Jochbeine sind hypo- bis aplastisch. Zudem treten Fehlbildungen des äußeren bis mittleren Ohrs auf. Es besteht ein schmaler, hoher Gaumen. Differenzialdiagnostisch ist die Dysostosis mandibulofacialis vom **Nager-Syndrom** abzugrenzen, bei dem gleichzeitig eine Hypoplasie von Daumen und Radius auftritt.

Nicht-syndromale Fehlbildungen

Hypertelorismus

Ein Hypertelorismus bezeichnet die **Verbreiterung** des **interorbitalen Abstands.** Er wird nach Günther (1933) anhand der Interorbitaldistanz (IOD) in drei Grade eingeteilt: (Norm: Männer ≤ 70 mm, Frauen ≤ 65 mm)

- Grad I: Verbreiterung der IOD um 30–34 mm
- Grad II: Verbreiterung der IOD um 35–40 mm
- Grad III: Verbreiterung der IOD ab 40 mm

Bei starker Ausprägung kann das räumliche Sehen beeinträchtigt sein. Der Hypertelorismus ist vom **Telekanthus** abzugrenzen. Beide können auch kombiniert auftreten. Beim Telekanthus ist der Abstand zwischen den Augeninnenwinkeln vergrößert. Dies kann auch sekundär durch einen Abriss des medialen Lidbändchens im Zuge einer naso-orbito-ethmoidalen Fraktur geschehen.

Meningoenzephalozele

Liegt ein angeborener Defekt im Hirnschädel vor, kann es zur Ausstülpung der Meningen durch diese knöcherne Bruchpforte kommen **(Meningozele).** Wenn diese Hernie zusätzlich Hirngewebe enthält, spricht man von einer **Meningoenzephalozele.** Prolabiert das Gewebe extranasal, liegen häufig weitere faziale Fehlbildung wie z. B. ein Hypertelorismus vor (→ Abb. 29.2). Die Meningoenzephalozele ist seltener als die Herniation von Nervengewebe im Bereich des Rückenmarks (Meningomyelozele, Spina bifida).

Fehlbildungschirurgie

Diagnostik

Bei der Anamneseerhebung sollte immer eine ausführliche **Familienanamnese** durchgeführt werden. Zudem sollte sowohl in der Anamnese wie auch in der klinischen Untersuchung nach weiteren assoziierten Fehlbildungen gesucht werden, da diese auch andere Systeme des Körpers und innere Organe betreffen können. Die Bildgebung sollte auf den klinischen Befunden basierend individuell geplant werden und eventuelle operative Eingriffe vorbereiten.

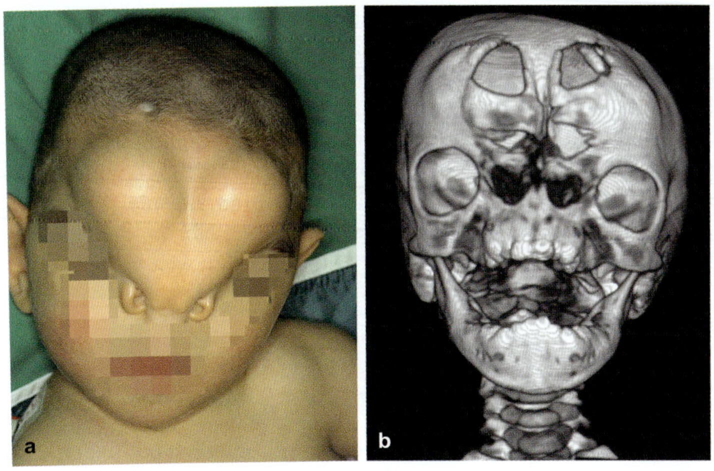

Abb. 29.2 Meningoenzephalozele: Foto (**a**) und CT-Rekonstruktion (**b**) [M562]

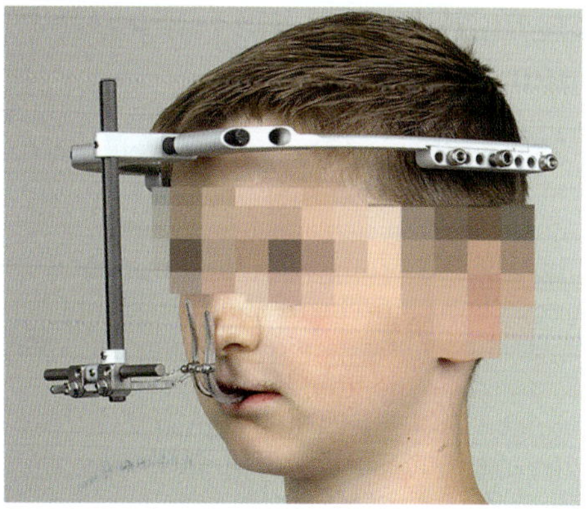

Abb. 29.3 Externe Distraktionsosteogenese [M562]

Therapeutische Prinzipien

Eine kausale Therapie ist nicht möglich. Trotzdem ist es wichtig, die primäre Fehlbildung soweit möglich zu behandeln, um **sekundär resultierende Funktionsstörungen** zu vermeiden. Da sich die meisten Syndrome in sehr variabler klinischer Ausprägung präsentieren, ist die Therapie individuell zu planen. Im Folgenden werden deshalb grundlegende Prinzipien der Fehlbildungschirurgie vorgestellt. Ein zentraler Aspekt in der Therapieplanung ist die Wahl des optimalen Operationszeitpunkts. Wenn die Fehlbildung eine akute funktionelle Einschränkung der Atmung darstellt, die Nahrungsaufnahme behindert oder eine intrakranielle Hirndrucksteigerung festgestellt wurde, erübrigt sich diese Überlegung. In solchen Fällen muss akut eingegriffen werden. Alle anderen Operationen werden elektiv geplant. Um den unterschiedlichen Wachstumsverhalten der Etagen des Gesichtsschädels gerecht zu werden, werden dabei eine **kraniale, frontoorbitale, maxilläre** und eine **mandibuläre Etage** unterschieden. Prinzipiell werden Eingriffe im kranialen und frontoorbitalen Bereich früher durchgeführt. Je nach Klinik liegt das durchschnittliche OP-Alter zwischen 2 und 6 Jahren. Maxilläre und vor allem mandibuläre Korrekturen werden später durchgeführt. Das Alter der Patienten liegt üblicherweise zwischen 4 und 12 Jahren. Die unterschiedlichen Operationstechniken entsprechen den Eingriffen am Hirnschädel bei Kraniosynostosen und am Kiefer bei Dysgnathien. Sie werden in den jeweiligen Kapiteln vorgestellt.

LeFort-Osteotomie mit simultaner Verlagerung oder postoperativer Distraktion

Osteotomien des Mittelgesichts werden analog zu den Frakturverläufen, nach denen der Chirurg Rene Le Fort die Frakturen des zentralen Mittelgesichts eingeteilt hat, vorgenommen:

LeFort-I-Osteotomie Bei der einfachsten und am häufigsten durchgeführten LeFort-I-Osteotomie wird der zahntragende Abschnitt des Oberkiefers mobilisiert.

LeFort-II-Osteotomie Bei der LeFort-II-Osteotomie betrifft der Eingriff die Ablösung der gesamten Maxilla unter Einschluss des Proc. frontalis. Dadurch werden Teile des Nasenskeletts und der Infraorbitalregion bewegt, wodurch sich erhebliche Veränderungen des Gesichtsprofils erzielen lassen.

LeFort-III-Osteotomie Die anspruchsvollste Technik trennt den Gesichtsschädel vom Hirnschädel ab. Häufig wird sie mit einer LeFort-I-Osteotomie kombiniert.

Die Verlagerung des mobilisierten Segments ist dabei durch die angrenzenden Weichgewebe und die notwendige knöcherne Überbrückung der beiden Segmente limitiert.

Ist eine kurzstreckige Verlagerung geplant, kann diese einzeitig durchgeführt und durch Plattenosteosynthese (ggf. kombiniert mit einer Osteoplastik) stabilisiert werden. Bei prospektiven postoperativen Verlagerungen über 12–15 mm muss diese postoperativ mithilfe einer **Distraktionsosteogenese** erfolgen. Dabei wird nach der Segmentosteotomie ein Distraktor eingesetzt. Je nach Anforderung kann dieser extern oder intern (subkutan oder intraoral) liegen. Über eine Befestigung am nächsten knöchernen Fixpunkt (bei externen Distraktoren z. B. der Schädel) wird ein konstanter Zug auf den mobilisierten Oberkiefer und die umgebenden Weichgewebe ausgeübt (→ Abb. 29.3). Nach einer 5-tägigen postoperativen Latenzzeit lassen sich somit zwischen 0,5 und 1 mm Vorschub pro Tag gewinnen. Nach Erreichen der gewünschten Position schließt sich eine mindestens 3-monatige Retentionsphase an. Besonders bei älteren Patienten sollte sie eingehalten werden, um ein Rezidiv zu verhindern.

Hypertelorismuskorrektur

Bei gleichzeitigem Vorliegen anderer fazialer Fehlbildungen besteht eine Operationsindikation ab einem Hypertelorismus Grad II. Sonst wird ein Grad III chirurgisch korrigiert. Eine Operation sollte auch erwogen werden, wenn das räumliche Sehen eingeschränkt ist oder sich psychosoziale Konsequenzen aus dem Erscheinungsbild ergeben. Es gibt unterschiedliche Techniken, bei denen prinzipiell der paranasal gelegene Knochen reseziert und die Orbitae durch Rotation einander angenähert werden.

Korrekturen von Anomalien des äußeren Ohrs

Tritt im Rahmen eines Fehlbildungssyndroms eine Hypo- oder Aplasie des Ohrs auf, kann das Ohr entweder durch körpereigenen Rippenknorpel rekonstruiert oder anhand einer implantatgestützten Epithese modelliert werden.

Zusammenfassung

- Dysostosen sind angeborene Störungen der Knochenbildung. Bei der Dysostosis otomandibularis kommt es zu einer starken Gesichtsasymmetrie, während die Dysostosis mandibulofacialis zu einer beidseitigen Hypoplasie des Gesichtsschädels führt.
- Die LeFort-Osteotomielinien folgen den gleichnamigen Frakturverläufen bei zentralen Mittelgesichtsfrakturen.

Definition und Klassifikationen

Unter dem Begriff **Dysgnathie** (von griech. „nicht der Norm entsprechender Kiefer") subsummieren sich angeborene oder erworbene Störungen im Wachstum und der Stellung einzelner Zähne, der Zähne zueinander (und damit der Okklusion), der Kiefer zueinander und der Kiefer zum übrigen Gesichtsschädel. Hinsichtlich dieser Anomalien existieren fließende Übergänge zum regelrecht gebauten und verzahnten **Kausystem (eugnather Kiefer mit Normokklusion).**
Anomalien / Fehlbildungen der Kiefer treten in allen drei Dimensionen (sagittal, transversal, vertikal) auf, wobei natürlich auch viele Mischformen möglich sind (→ Abb. 30.1).

Anomalien / Fehlbildungen der sagittalen Dimension

In diese Gruppe gehören die reinen Pro- und Retrognathien, die sowohl den Oberkiefer als auch den Unterkiefer betreffen können. Der Ober- oder Unterkiefer steht im Verhältnis zum jeweils anderen Kiefer zu weit anterior oder posterior. Diese Dysgnathien können sowohl angeboren als auch erworben sein. Typisches Beispiel für eine **genetische Disposition** stellt die mandibuläre Prognathie dar, die familiär gehäuft auftritt. Die maxilläre Retrognathie entwickelt sich nicht selten (aufgrund von Vernarbungen) nach Gaumenverschlussoperationen bei LKG-Spalten und ist in diesem Zusammenhang ein Vertreter für eine **erworbene Dysgnathie.** Klassisch werden diese Dysgnathien seit etwa 100 Jahren **nach Angle** (→ Abb. 30.2) über die Okklusion in drei Klassen definiert:

Klasse I (Normokklusion) Die obere Eckzahnspitze okkludiert zwischen Eckzahn und 1. Prämolaren im Unterkiefer **und** der mesiobukkale Höcker des 1. oberen Molaren okkludiert zwischen mesio- und mediobukkalem Höcker des 1. unteren Molaren. Etwa 60 % der deutschen Bevölkerung haben eine Normokklusion.

Klasse II (Distalokklusion, Distalbiss) Der Unterkiefer kommt distal der oben genannten Definitionspunkte zu liegen. Etwa 35 % der deutschen Bevölkerung sind betroffen. Man unterscheidet:

- **Klasse II.1** mit zusätzlich protrudierter Oberkieferfront
- **Klasse II.2** mit steilstehender oder retrudierter Oberkieferfront (mindestens jedoch der mittleren oberen Inzisivi) und tiefem Biss

Klasse III (Mesialokklusion, Mesialbiss) Der Unterkiefer kommt mesial der oben genannten Definitionspunkte zu liegen. Diese Dysgnathie liegt bei ca. 5 % vor.

Kritisch ist bei dieser Klassifikation anzumerken, dass die Position der Kiefer ausschließlich in der Sagittalen und in Relation zum Gegenkiefer beurteilt wird. Die Position des gesamten Kaukomplexes im Bezug zum übrigen Schädelskelett bleibt jedoch unberücksichtigt. Beispiel: Beide Kiefer weisen zwar eine Normokklusion auf, können aber beide zu weit posterior im Schädelskelett positioniert sein.

Anomalien / Fehlbildungen der transversalen Dimension

In diese Gruppe gehören Fehlbildungen, bei denen der **Kiefer zu schmal oder zu breit ist.** Häufiger ist dabei der Oberkiefer betroffen, der in vielen Fällen – in Relation zum Unterkiefer – zu schmal ist (→ Abb. 30.6). Typisches Indiz ist die Verschachtelung der Oberkieferfrontzähne. Neben **angeborenen Mikro- oder Makrognathien** können **vorzeitiger Zahnverlust** oder **Zungenfehlfunktionen** die transversale Entwicklung der Kiefer erheblich beeinflussen. Auch reine **Laterognathien** (Abweichung eines oder beider Kiefer von der Mittellinie) gehören in diese Gruppe.

Anomalien / Fehlbildungen der vertikalen Dimension

In diese Gruppe gehören Anomalien, bei denen das Untergesicht (im Verhältnis zum restlichen Gesichtsprofil) zu lang / hoch ist. Ein typischer Vertreter ist der **anteriore offene Biss** (→ Abb. 30.3). Ursächlich werden drei Arten unterschieden: der **dentale, der skelettale und der traumatische offene Biss.** Ebenfalls nicht selten ist der Oberkiefer in Relation zur Oberlippe in der vertikalen Dimension zu lang. Dies zeigt sich klinisch eindrucksvoll in einem **Gummy Smile** (oberhalb der Oberkieferzähne wird beim Lachen überproportional viel Zahnfleisch sichtbar).

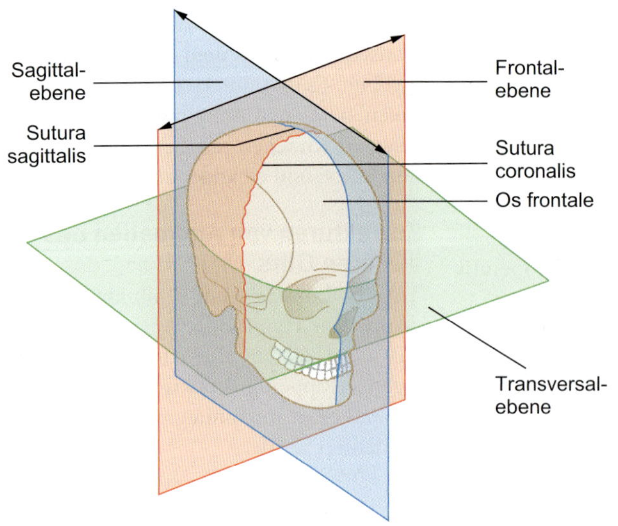

Abb. 30.1 Dimensionen / Ebenen im Gesichtsschädel [L231]

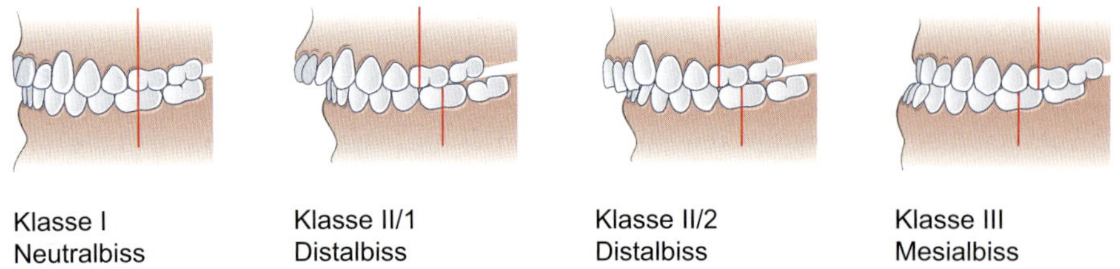

Abb. 30.2 Angle-Klassifikation (nach Edward Hartley Angle, 1855–1930, US-amerikanischer Zahnarzt) [L255]

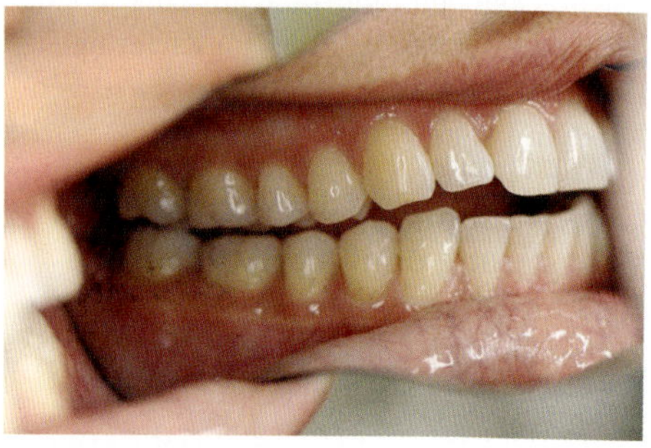

Abb. 30.3 Front-offener Biss vor Behandlung [P658]

Mischformen mit Anomalien in mehreren Dimensionen

Viele Anomalien zeigen Abweichungen in mehreren Dimensionen. Zusätzlich kann unterschieden werden zwischen symmetrischen und asymmetrischen skelettalen Dysgnathien:

Mikro- und Makrognathie von Ober- und Unterkiefer Oberkiefer und Unterkiefer sind dreidimensional zu groß oder zu klein. Der jeweilige Kiefer ist häufig symmetrisch betroffen.

Isolierte Condylushyperplasie (Syn. kondyläre Hyperplasie) Isoliertes asymmetrisches Wachstum des betroffenen Condylus mit transversaler Laterognathie des Unterkiefers zur gesunden Seite und vertikaler Abweichung auf der betroffenen Seite. Als Auslöser werden Traumen, eine Hypervaskularisation und eine genetische Prädisposition diskutiert. Kennzeichnend ist ein **erhöhter ^{99m}Tc-Uptake.** Therapie der Wahl ist entweder eine **kondyläre Knorpelresektion** oder **intraartikuläre Condylusresektion.**

Hemimandibuläre Hyperplasie (mit asymmetrischer, dreidimensionaler Vergrößerung der betroffenen Unterkieferhälfte; → Abb. 30.4) und **hemimandibuläre Elongation** (mit horizontaler Verschiebung des Unterkiefers / Kinns zur gesunden Seite). Beide Krankheitsbilder beginnen zumeist im Alter von 5–8 Jahren und dauern häufig über den Zeitpunkt des Wachstumsabschlusses hinaus. Zur Therapie: siehe kondyläre Hyperplasie.

Hemimandibuläre Hypoplasie Dreidimensionale, asymmetrische Unterentwicklung, verursacht z. B. durch ein stattgehabtes Trauma oder eine Osteomyelitis.

Wie auch bei den oben aufgeführten Fehlbildungen lassen sich neben idiopathischen Ursachen genetisch-angeborene und erworbene Ursachen identifizieren:

Angeborene Wachstumsstörungen Ursächlich können **syndromale Erkrankungen** sein (z. B. Pierre-Robin-Sequenz mit mandibulärer Mikro- und Retrognathie, Apert-Syndrom mit Dysplasien und Gaumenspalten im Oberkiefer, Down-Syndrom mit Hypoplasien und Spaltbildungen im Oberkiefer), **Spaltbildungen im Gesichtsschädelbereich** (z. B. LKG-Spalten), **Kraniosynostosen** und **familiäre Häufungen.**

Erworbene Wachstumsstörungen Hierbei können vorangegangene Traumen / Frakturen, Osteomyelitiden, vorangegangene Bestrahlungen der Kiefer (im Kindesalter), Zahndurchbruchsstörungen, Ernährungs- und hormonelle Störungen ebenso wie Habits eine Rolle spielen.

Klinik und Diagnostik

Je nachdem, zu welchem Zeitpunkt und in welcher Ausprägung die Dysgnathie auftritt, können unterschiedliche Symptome und Beschwerden auftreten, die z. T. erheblichen Einfluss auf den Gesundheitszustand haben und weit über den Kieferbereich hinausgehen. So leiden viele Betroffene nicht nur unter starken Funktionseinschränkungen, die mit zunehmendem Alter stärker werden und über die reinen mastikatorischen Funktionen hinausgehen. Zu den **Symptomen** von Dysgnathien gehören außerdem:

- **Kompromittierte Kau- und Abbeißfunktion**
- **Zahnschäden** durch Überbelastung (aller oder einzelner Zähne) und Zahnengstände (erhöhte Karies- und Parodontitisanfälligkeit). Es kommt durch die Überbelastung der Zähne zu Abrasionen, Vitalitätsverlusten der Zähne, Rezessionen und Zahnlockerungen. Hieraus resultieren **vorzeitige Zahnverluste**.
- **Schleimhautschäden** (z. B. durch Einbisse am Gaumen bei Klasse-II-Anomalien mit sog. Tiefbiss)
- **Kiefergelenksbeschwerden** (durch Überbelastung sowie Parafunktionen, ausgelöst durch die Dysgnathien)
- **Ästhetische Einbußen** mit resultierender **psychosozialer Belastung**
- Nach Verlust einzelner oder aller Zähne **eingeschränkte und anspruchsvolle prothetische Rehabilitation**
- **Atemwegsverlegung bei Unterentwicklung des Mittelgesichts** mit konsekutiv überwiegender **Mundatmung** (Mundwinkelrhagaden, vermehrter Herpes labialis, Tonsillenhypertrophie)
- **Starkes (störendes) Schnarchen** bis hin zum **obstruktiven Schlafapnoesyndrom**
- **Atemwegsbehinderung** bei starker Unterentwicklung des Unterkiefers (z. B. im Rahmen einer Pierre-Robin-Sequenz)
- **Sprechstörungen** und **Lippenschlussunfähigkeit**
- Beschwerden im Bereich der Kaumuskulatur / kraniomandibuläre Dysfunktion (CMD)
- **Nacken- und Rückenschmerzen**

Vor Beginn der Therapie, während der Therapie und obligat vor der chirurgischen Phase müssen ausführlich Anamnese und Diagnostik durchgeführt werden. Zu den diagnostischen Standarduntersuchungen gehören i. d. R.:

- Anamnese bezüglich Leidensdruck und Erwartungshaltung
- Anamnestische und klinische Erhebung eines Kiefergelenksbefunds
- OPT, FR-S, (ggf. FR-PA). Insbesondere im FR-S können über definierte Knochen- und Weichteilpunkte der Ursprung und das Ausmaß der Dysgnathie festgestellt und der Therapieverlauf dokumentiert werden.
- Gegebenenfalls CT, DVT oder ^{99m}Tc-Szintigrafie (→ Abb. 30.4)
- Erhebung eines zahnärztlichen und klinisch-kieferorthopädischen Befunds: Angle-Klasse? Frontzahnengstand? Spee-Kurve? Mittellinienabweichung? Kreuzbissverzahnung? Verlauf der Okklusionsebene?
- Erhebung eines extraoralen Befunds und extraorale Fotodokumentation en face und seitlich: Gesichtsdrittelung? Parallelität Okklusionsebene ↔ Bipupillarlinie? Kompetenter Lippenschluss? Lippentreppe? Ausprägung labiomentaler Sulkus? Nasolabialwinkel? Seitprofil konvex, gerade oder konkav?
- Zahnärztliche Abdrucknahme, Gipsmodell- und Registratherstellung, Gesichtsbogen
- Gegebenenfalls zur besseren Vorstellbarkeit für Patienten Anfertigung von computersimulierten Dysgnathieplanungen („Wie werde ich später aussehen?"). **Cave:** Überschätzung der möglichen erzielbaren Ergebnisse und individuell unterschiedliche Vorhersagegenauigkeit!

Die Diagnose wird zum einen aufgrund des klinischen Befunds, aber auch aufgrund der

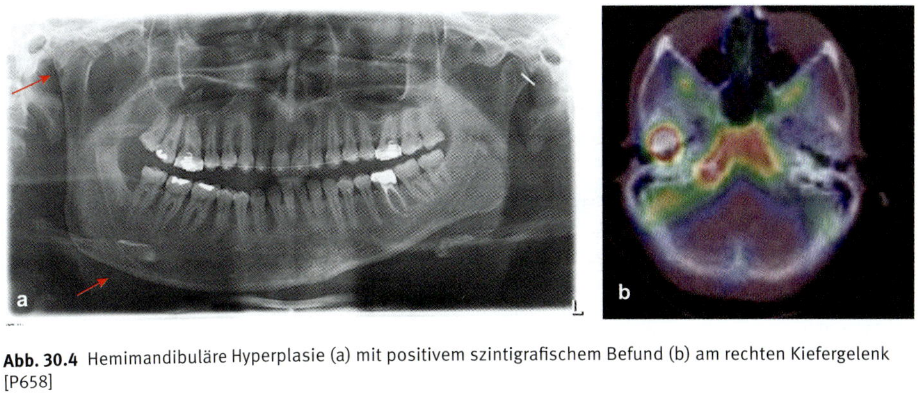

Abb. 30.4 Hemimandibuläre Hyperplasie (a) mit positivem szintigrafischem Befund (b) am rechten Kiefergelenk [P658]

radiologischen Untersuchungen und – in Einzelfällen – durch genetische Untersuchungen gestellt.

Therapieplanung und Therapieziele

Viele dentale und dentoalveoläre Anomalien, die sich bereits im Milch- oder Wechselgebiss darstellen, können während des Wachstums und selbst nach Wachstumsabschluss **konservativ (rein kieferorthopädisch)** behandelt werden. Während des Wachstums bzw. der Wachstumsmaxima in bestimmten Bereichen des Gesichtsschädels sind darüber hinaus auch einige skelettale Anomalien funktionskieferorthopädisch behandelbar (mit Ausnahme z. B. von mandibulären Pro- und Makroganthien). Nach Abschluss dieser fragilen Wachstumsphasen kann die Therapie umfangreicher / komplexer Dysgnathien i. d. R. nur noch **kombiniert chirurgisch-kieferorthopädisch** erfolgen **(Sandwich-Therapie).**

Die Indikation zur Therapie wird üblicherweise gemeinsam von Kieferorthopäden und Kieferchirurgen gestellt. Dies sichert einen optimal abgestimmten Behandlungsplan, verhindert eine verlängerte Therapie, unnötige Doppelbehandlungen und minimiert das Risiko möglicher Rezidive durch Fehlplanung. Gegebenenfalls werden (z. B. bei speziellen syndromalen Krankheitsbildern oder desolatem Zahnstatus) Innere Medizin, Kinderheilkunde, Humangenetik, Psychologie, konservierende und prothetische Zahnheilkunde sowie Logopädie in die Planung mit einbezogen.

Ziele der gemeinsamen, i. d. R. elektiven Therapie sind:

- Einstellung einer gesicherten Okklusion und Artikulation der Kiefer zueinander
- Normalisierung der Kiefer- und Kiefergelenksfunktion
- Einstellung der Kieferbasen in physiologischer Position, Herstellung einer normalen horizontalen und vertikalen Kieferrelation (auch für Prothesenträger)
- Vermeidung von Zahn- und Parodontalschäden
- Verbesserung der Sprech- und Schluckfunktion
- Normalisierung der oberen Atemwege (Beseitigung / Verminderung von Obstruktionen)
- Indirekte Normalisierung der Nacken- und Rückenmuskulatur
- Verbesserung der Ästhetik

- Während die meisten dentalen und dentoalveolären Anomalien lebenslang isoliert konservativ kieferorthopädisch therapierbar sind, können skelettale Dysgnathien nach Wachstumsabschluss nur noch kieferchirurgisch assistiert kausal behandelt werden.
- In den allermeisten Fällen handelt es sich bei dysgnathiechirurgischen Fällen um elektiv zu behandelnde Patienten, vitale und / oder unumgehbare Indikationen sind eher selten (z. B. Atemwegsobstruktionen bei syndromalen Syndromen).

Behandlungsphasen einer komplexen Dysgnathie

1. Phase: Kieferorthopädische Vorbehandlung

Die Therapie beginnt mit der kieferorthopädischen Vorbehandlung, die sich häufig über 15–18 Monate erstreckt. Ziele sind zum einen die Auflösung dentaler Fehlstellungen (Engstände, Kippungen etc.) und zum anderen die **Dekompensation** der infolge der Kieferfehlstellung kompensatorisch ausgebildeten Zahnfehlstellungen.

Dekompensation

Als Beispiel sei eine stark protrudierte Unterkieferfront genannt bei bestehender mandibulärer Retrognathie. Nicht zuletzt wegen des Zungendrucks kippen die Unterkieferfrontzähne nach ventral und verringern dadurch auf den ersten Blick die sagittale Diskrepanz zwischen Ober- und Unterkiefer. Sollen nun die Kiefer in die physiologische Relation zueinander gebracht werden, so müssen die Unterkieferfrontzähne wieder rekliniert werden. Es findet eine Umkehr der Kompensation – also eine Dekompensation – der Zahnstellung statt. Aus Sicht des Patienten verschlimmert sich also zunächst die Diskrepanz der Kiefer bzw. ihre Ausprägung wird deutlicher (→ Abb. 30.5).

In den meisten Fällen werden die kieferorthopädischen Behandlungsmaßnahmen mit einer festsitzenden kieferorthopädischen Apparatur **(Multiband-Bracket-Apparatur)** durchgeführt. Abschließend erhält der Patient operationsvorbereitend **passive Zahnbögen** und **OP-Häkchen** und wird dem Kieferchirurgen vorgestellt.

Im Rahmen dieser Vorbehandlung können bei entsprechender Indikation einige chirurgische Maßnahmen die Vorbereitung auf die eigentliche Kieferumstellung flankieren:

- **Entfernung aller Weisheitszähne** (mindestens 3–4 Monate vor der eigentlich geplanten Dysgnathie-OP). Die Weisheitszähne würden die geplante Osteotomie insbesondere im Unterkiefer stören.
- **Operative Gaumennahterweiterung:** Bei einer ausgeprägten sagittalen Enge des Oberkiefers und verschlossener **Sutura palatina mediana** erfolgt vor Beginn oder am Beginn der 1. Phase diese Operation. Dabei wird der Oberkiefer zunächst in der LeFort-I-Ebene subtotal osteotomiert (→ Kap. 19) und dann zusätzlich beginnend zwischen 11 und 21 in der Sagittalen von kranial gespalten. Im Gegensatz zur Oberkieferverlagerung erfolgt **keine Down Fracture** (s. u.)! Schließlich kann dann mit einer kieferorthopädischen, zahngetragenen oder skelettal fixierten Apparatur (nach Ausbildung eines Kallus am 4. – 5. postoperativen Tag) der Oberkiefer in den darauffolgenden Tagen und Wochen bis zur gewünschten Breite im Sinne einer **Distraktionsosteogenese (Kallusdistraktion)** aufgeweitet werden. Bei dieser Operationsmethode erfolgt keine retinierende Osteosynthese. Die Aufdehnung kann der Patient selbst mit einem Schlüssel über eine am Gaumen befindliche Schraube der Apparatur durchführen (→ Abb. 30.6).
- Gegebenenfalls Freilegung von Zähnen
- Gegebenenfalls Insertion von skelettalen kieferorthopädischen Verankerungselementen (z. B. KFO-Miniimplantate, Mentoplate etc.) (→ Abb. 30.7)

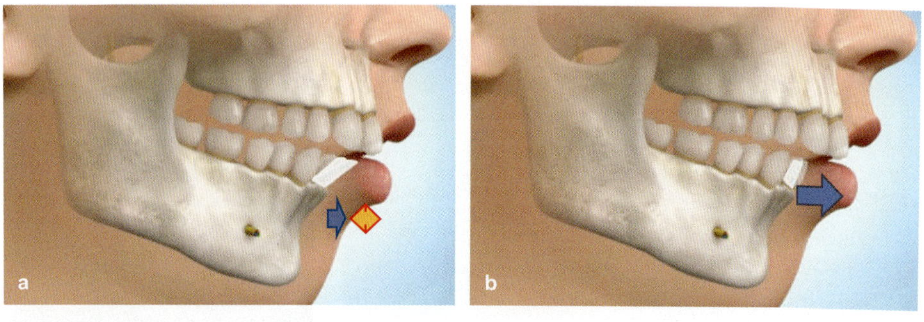

Abb. 30.5 Prinzipien der Dekompensation: Mandibuläre Retrognathie mit stark protrudierter UK-Front (**a**). Effekt bei kompletter Dekompensation der protrudierten Unterkieferfront: gute Vorverlagerungsmöglichkeit des Unterkiefers (**b**). [P658]

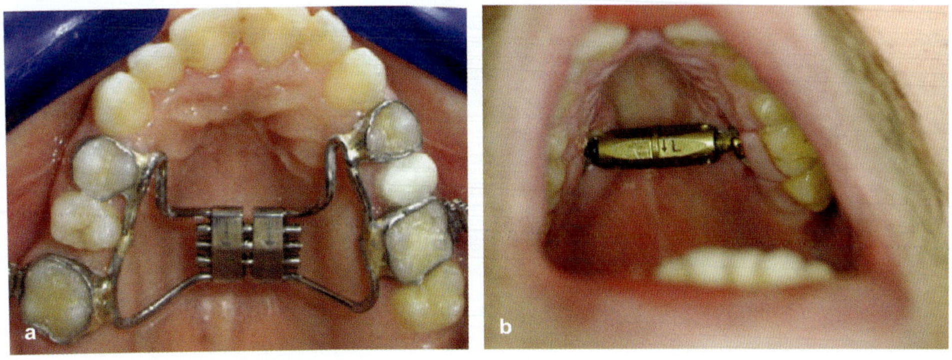

Abb. 30.6 Oberkiefer-Distraktoren zur transversalen Erweiterung: dental getragen (**a**) und skelettal verankert (**b**) [P658]

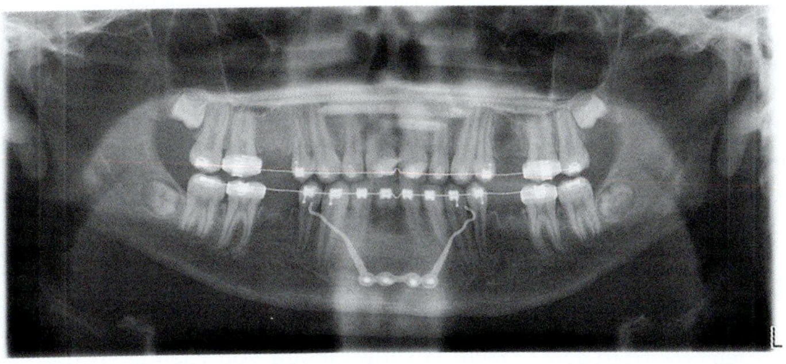

Abb. 30.7 Chirurgisch eingebrachte Mentoplate: Kombiniert mit Bändern / Miniimplantaten im distalen Oberkiefer werden das sagittale Wachstum / der distomesiale Lückenschluss im Oberkiefer gefördert und das Unterkieferwachstum (relativ) gehemmt. [P658]

2. Phase: Chirurgische Therapie

Nach Abschluss der Vorbehandlung schließt sich nun die chirurgische Korrektur der Kieferpositionen an. Um ein nachhaltiges Ergebnis zu erreichen, sollten **skelettverlagernde Operationen erst nach Wachstumsabschluss** durchgeführt werden: Im Regelfall liegt dieser bei Mädchen im 17. – 18. Lebensjahr, bei Jungen im 18. – 21. Lebensjahr. Im Zweifel Anamnese, Handröntgenaufnahme (Restwachstum?), Somatogramme etc. anfertigen und länger zuwarten! Besteht zum Zeitpunkt der OP noch Restwachstum, ist mit erhöhten Rezidivraten zu rechnen! Hiervon kann in **Ausnahmefällen** abgewichen werden. Zu den Faktoren, die eine Dysgnathieoperation vor Wachstumsabschluss rechtfertigen können, gehören u. a.:

- Atemwegsverlegung im Rahmen syndromaler Erkrankungen
- Starker psychischer Leidensdruck
- LKG-Spaltpatienten mit extremen Kieferfehlstellungen
- Schwere funktionelle Beschwerden

Da in diesen Fällen bei den Verlagerungen das mutmaßlich noch folgende Wachstum antizipiert werden muss, sind **Re-Operationen** nach Wachstumsabschluss zur abschließenden Feinkorrektur nicht auszuschließen!

Ein wichtiger Erfolgsfaktor bei allen Eingriffen ist die genaue Planung der Dysgnathieoperation, die auch den Wünschen des Patienten Rechnung trägt. Zwei essenzielle Fragen müssen i. d. R. bei der Planung beantwortet werden:

1. Wie ist die bestmögliche Okklusion beider Kiefer (**Zielokklusion**)?
2. Wo soll der Kaukomplex (bestehend aus Ober- und Unterkiefer) in „Zielokklusion" im Gesichtsschädel positioniert werden?

Zur Beantwortung dieser Fragen dienen nunmehr erneut eine umfangreiche klinische und radiologische Untersuchung des Patienten, das Anfertigen von Gipsmodellen beider Kiefer sowie ein schädelbezügliches analoges oder virtuelles Modell der präoperativen Kieferpositionen. Während in vielen Fällen die gewünschte Zielokklusion re lativ einfach mit den Gipsmodellen bestimmt werden kann, setzt die Einstellung des Kaukomplexes im Gesichtsschädel erhebliche Erfahrung voraus. Zu den Einflussparametern gehören u. a.:

- Gesichtsprofil (z. B. nasolabialer Winkel, Supramentalfalte, Höhe des Untergesichts)
- Mittellinie des Ober- und Unterkiefers im Verhältnis zur Gesichtsmitte bzw. Nasensteg
- Relative Länge der Oberlippe (z. B. Gummy Smile)
- Verhältnis Okklusionsebene zur Bipupillarebene

Anhand dieser Kriterien wird die OP simuliert. Mithilfe der Gipsmodelle, die entsprechend der gewünschten OP kongruent zum Ablauf der OP schrittweise analog oder virtuell umartikuliert werden, kann die **Splintherstellung** erfolgen (klassische Modell-OP). Der oder die Splinte dienen intraoperativ zum Wiederfinden und Einstellen der gewünschten Okklusion, oben genannte OP-Häkchen zum Fixieren dieser Okklusion. Nach abgeschlossener Planung und Splintherstellung wird nun die Dysgnathieoperation durchgeführt. Hier stehen unterschiedliche Verfahren zur Verfügung, die weiter unten beschrieben werden. Am Ende der Operation befindet sich i. d. R. der Zielsplint noch in situ, der Mund kann geöffnet werden, eingehängte Gummis erleichtern aber dem Patienten das Finden in die neue Zielokklusion. Der Operation folgt die Nachbehandlung mit schrittweiser Rückübergabe des Patienten an die Kieferorthopädie.

3. Phase: Kieferorthopädische Nachbehandlung

Die Feinjustierung der Zähne findet statt. Dazu werden von den Kieferorthopäden in vielen Fällen Gummis eingesetzt, mit denen einzelne Zähne gedreht, gekippt oder in Okklusion gebracht werden. Nur über eine definierte und feinjustierte Okklusion kann ein nachhaltiges Ergebnis erwartet werden. Da diese kieferorthopädische Nachbehandlungsphase häufig 6–9 Monate beansprucht, fällt auch die operative **Entfernung des eingebrachten Osteosynthesematerials,** die **frühestens nach 6 Monaten** erfolgen sollte, in diese Zeitspanne. Angestrebt wird eine vollständige Entfernung des gesamten Fremdmaterials im Sinne einer Infektionsprophylaxe, da das Fremdmaterial u. a. bei Schleimhautverletzungen leicht zu chronischen Wundheilungsstörungen führen kann.

4. Phase: Kieferorthopädische Retentionsphase

Wenn das kieferorthopädische Ziel erreicht ist, wird die festsitzende kieferorthopädische Apparatur entfernt und das erreichte Ziel durch **herausnehmbare oder festsitzende Retainer** konserviert.

Operationstechniken

Typische Operationsmethoden

Je nach Lokalisation und Ausprägung der Kieferfehlstellungen werden nur ein oder beide Kiefer verlagert. Grundsätzlich gilt, dass nach Möglichkeit dort operiert wird, wo die Fehlstellung / Fehlbildung lokalisiert ist. Also wird bei einer mandibulären Prognathie in erster Linie der Unterkiefer nach dorsal verlagert, bei einer maxillären

Retrognathie wird vor allem der Oberkiefer nach ventral verlagert. Sehr häufig sind jedoch beide Kiefer betroffen, sodass beide Kiefer operiert werden müssen. Dies bietet zudem die Möglichkeit, den Kaukomplex (Oberkiefer + Unterkiefer in Zielokklusion) sehr frei im Gesichtsschädel positionieren zu können. Nicht nur den funktionellen Notwendigkeiten, sondern auch den ästhetischen Wünschen der Patienten kann dann sehr häufig entsprochen werden.
Sind die Fehlstellungen extrem ausgeprägt, können die betroffenen Kiefer nicht in einem einzeitigen Eingriff korrigiert werden. In diesen Fällen kommt vielmehr die sog. **Distraktionsosteogenese (Kallusdistraktion)** zur Anwendung. Hierbei wird der sich nach einer Osteotomie bildende Kallus mittels spezieller Dehnapparaturen **(Distraktoren)** gedehnt / verlängert. Nach Abschluss der Distraktion verknöchert der gedehnte Kallus in seiner nun verlängerten Form. Vorteilhaft ist, dass sich das umgebende Weichgewebe (Schleimhaut, Gefäße, Nerven etc.) ebenfalls verlängert. Insbesondere bimaxilläre Umstellungsosteotomien und Distraktionsoperationen sind hochkomplexe Eingriffe, die nur von erfahrenen Operateuren durchgeführt werden sollten. Grundlage einer erfolgreichen Behandlung sind die suffiziente Diagnostik (klinisch und radiologisch) und die genaue Planung (s. o.). Entsprechend vorbereitet werden die Dysgnathieoperationen in den meisten Fällen ausschließlich von intraoral und ohne größere Blutverluste durchgeführt, sodass keine Bluttransfusionen notwendig werden. Unter Antibiotikaprophylaxe, konstanter Kühlung und mit einem elaborierten Analgesieregime können die Patienten i. d. R. schon frühzeitig mobilisiert und der Rehabilitation zugeführt werden. Der Zielsplint und die mittels Gummizügen eingebrachte semirigide intermaxilläre Verschnürung können meistens schon nach ca. 1 Woche entfernt werden, damit der Patient frühzeitig der kieferorthopädischen Feinadjustierung (s. o.) zugeführt werden kann.
Zur intraoperativen Retention des gewünschten Ergebnisses werden Osteosyntheseplatten und Osteosyntheseschrauben eingesetzt. Grundsätzlich existieren **resorbierbare und nicht-resorbierbare (Titanlegierungen) Systeme.** Während resorbierbare Platten / Schrauben eine Materialentfernung entbehrlich machen, aber nur eine geringere Bruch- und Biegeresistenz aufweisen, kommen die nicht resorbierbaren Systeme bei größerer Stabilität dem **Ziel der Funktions- und Übungsstabilität** näher.

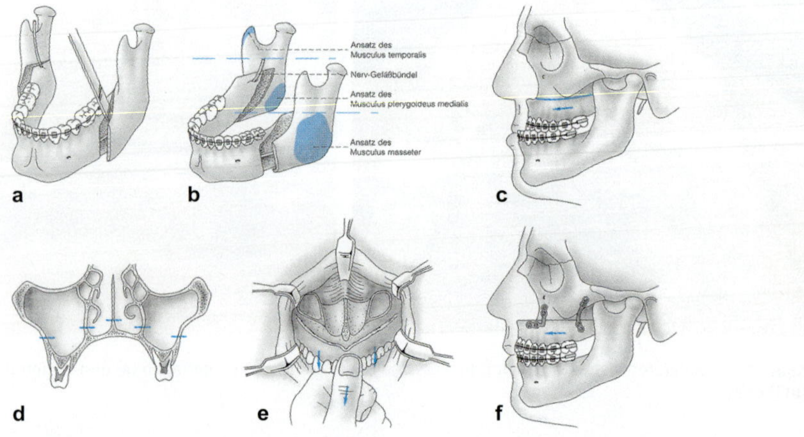

Abb. 30.8 Osteotomielinienverläufe in Ober- und Unterkiefer für Dysganthieoperationen [L106]
a) Retromolare sagittale Osteotomie nach Obwegeser / Dal Pont
b) Retromolare sagittale Osteotomie nach Hunsuck / Epker. Die gestrichelten Linien zeigen den Verlauf einer hohen sagittal-schrägen Osteotomie.
c) Dargestellter Verlauf einer LeFort-I-Osteotomie zur Vorverlagerung des Oberkiefers in der Sagittalen
d) Verlauf der LeFort-I-Osteotomie in der frontalen Ebene
e) Down-fracture nach vollständiger knöcherner Abtrennung in der LeFort-I-Ebene
f) Vorverlagerter und osteosynthetisch fixierter Oberkiefer nach LeFort-I-Osteotomie

Oberkiefer- und Mittelgesichtsosteotomien

Zur Verlagerung des Oberkiefers wird in den meisten Fällen die klassische **LeFort-I-Osteotomie** durchgeführt, die den Oberkiefer basal vom Gesichtsschädel abtrennt. Sie folgt damit dem klassischen Bruchverlauf der gleichnamigen Fraktur (→ Abb. 30.8).
Bignathe (beide Kiefer betreffende) Umstellungsosteotomien beginnen an den meisten Kliniken des deutschsprachigen Raums mit der OP am Oberkiefer. Die Zielposition des Oberkiefers wird dental über einen **Endsplint** (singuläre OP im Oberkiefer) oder **Zwischensplint** (bei simultan folgender Osteotomie des Unterkiefers) aufgefunden (welche beide präoperativ im Rahmen der Modell-OP hergestellt werden). Weniger häufig werden **frontale Oberkiefersegmentosteotomien** sowie **LeFort-II- und -III-Osteotomien** (bei speziellen Indikationen) durchgeführt. Bei Patienten mit LKG-Spalten, einer ausgeprägten maxillären Retrognathie und einer Tendenz zu Rhinophonia aperta (aufgrund des sehr kurzen Gaumensegels) wird zudem auf **Segmentosteotomien** zurückgegriffen, die den hinteren Anteil des harten Gaumens (und damit auch das Gaumensegel) stabil an dessen präoperativer Position belassen.

Unterkieferosteotomien

Klassisch ist die sagittale beidseitige Spaltung des Unterkiefers. Am häufigsten eingesetzt werden die **Modifikationen nach Obwegeser / Dal Pont** und **Hunsuck / Epker.** Dabei wird das zahntragende Segment (inkl. **N. alveolaris inferior**) vom gelenktragenden Segment separiert. Diese Methode sichert auch bei größeren Verlagerungsstrecken breite Knochenanlagerungsflächen in beiden Segmenten (sehr geringe Gefahr von Pseudarthrosen!) und schont den **N. alveolaris inferior** (Restrisiko dauerhafter Nervschäden je nach Untersuchungsmethodik ca. 10–35 %).
Seltener wird die **hohe sagittale schräge Osteotomie** durchgeführt, die gelenknaher als die vorgenannten Verfahren verläuft. Sie schont noch zuverlässiger den Nerv, die Knochenkontaktfläche der verlagerten Segmente ist jedoch deutlich kleiner (→ Abb. 30.8). Dies erhöht die Gefahr einer Pseudarthrose. Zum Aufsuchen der okklusalen Zielposition wird bei allen Verfahren der oben genannte präoperativ hergestellte **Zielsplint** benötigt.
Soll nur das Kinn korrigiert werden **(Genioplastik),** dann kann dies im Rahmen der o. g. Dysgnathieoperation, im Rahmen der Metallentfernung oder auch als alleiniger Eingriff durchgeführt werden. Neben den klassischen **Kinnvor- oder -rückverlagerungen** kann das Kinn natürlich auch in der Vertikalen gekürzt oder in der transversalen Ebene verschoben werden (→ Abb. 30.9).

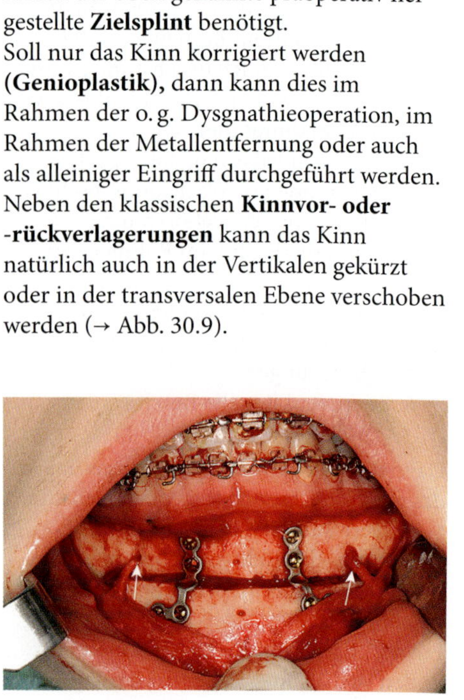

Abb. 30.9 Intraoperativer Situs bei Kinnvorverlagerung (N. mentalis ↑) [M564]

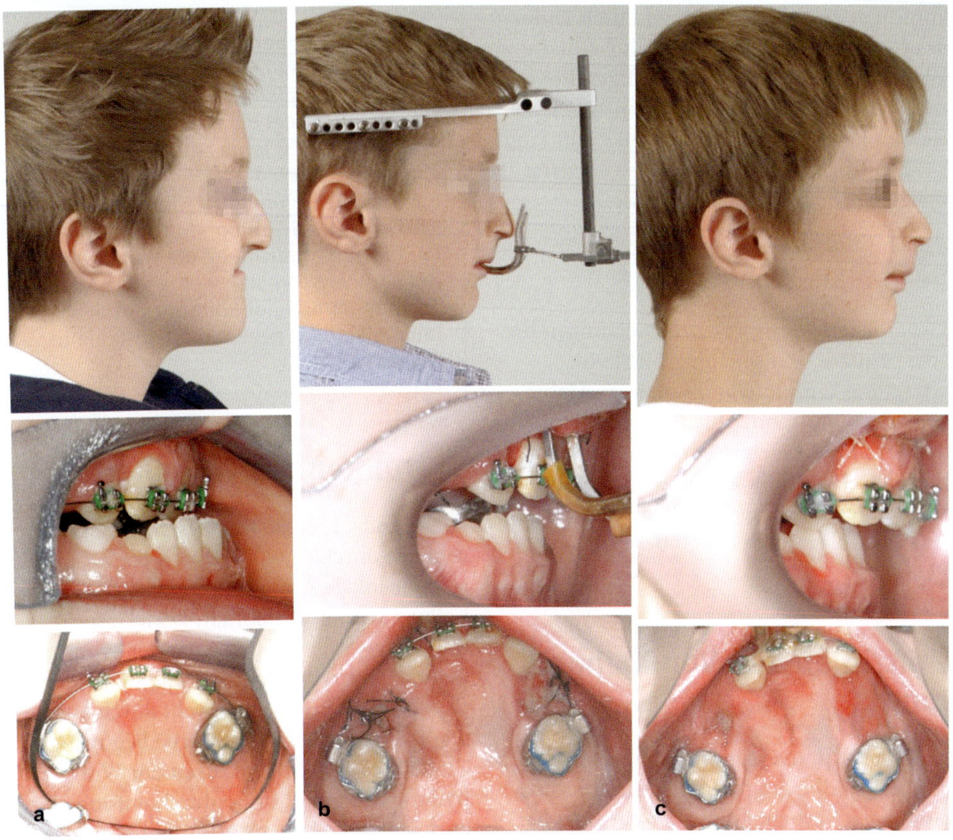

Abb. 30.10 Oberkieferdistraktion bei Patient mit LKG-Spalte: a) direkt postoperativ; b) 5 Wochen postoperativ; c) 3 Monate postoperativ (Distraktor bereits entfernt) [P658]

Spezielle Operationsverfahren

Immer wieder gibt es Situationen, in denen die o. g. Verfahren nicht geeignet sind oder zumindest nicht ausreichen. So findet man nicht selten bei Zweit- oder Drittoperationen (nach vorausgegangenen Dysgnathieoperationen) ausgedehnte Knochendefekte, die mit **autologem Knochen** (vorzugsweise aus dem Becken) augmentiert werden müssen. Auch sehr große Verlagerungsstrecken lassen sich durch die o. g. Verfahren nicht zufriedenstellend lösen. Hier bietet sich die **Distraktionsosteogenese (Kallusdistraktion)** an. Damit können gezielt die beiden verschiedenen Abschnitte des Unterkiefers (aufsteigender und horizontaler Ast) isoliert verlängert werden. Auch der Oberkiefer kann mithilfe dieser Technik erheblich verlängert und nach ventral verlagert werden (→ Abb. 30.10). Schließlich können (z. B. bei multiplen Nichtanlagen von Zähnen) spezielle Segmentosteotomien zur Verlagerung der Kiefer herangezogen werden. Dadurch können im Einzelfall bestehende Zahnlücken bei Kieferrückverlagerungen geschlossen oder zumindest reduziert werden, sodass der Bedarf für eine (implantat)prothetische Rehabilitation im Idealfall sogar gänzlich ausgeschlossen werden kann.

Risiken / Folgen von Dysgnathieoperationen

Wie bei jedem chirurgischen Eingriff gibt es allgemeine und spezifische Risiken. Zu den allgemeinen Risiken / Folgen gehören neben der postoperativen, reversiblen Schwellung auch das abstrakte Risiko einer Wundheilungsstörung. Letztere ist bei den einzeitigen Kieferosteotomien aber selten. Natürlich kann es auch keine Garantie für ein funktionell oder ästhetisch (den Patienten) zufriedenstellendes Ergebnis geben, auch wenn es i. d. R. in beiderlei Hinsicht eine deutliche Verbesserung gibt. Zu den spezifischen Risiken gehören die Verletzungen / Beeinträchtigungen der benachbarten anatomischen Strukturen. Diese sind bei Osteotomien im Oberkiefer u. a.:

- Zahnschäden (z. B. Vitalitätsverlust, Wurzelspitzenverletzungen), wenn der Osteotomiespalt nah an den Wurzelspitzen liegt
- Fehlende knöcherne Überbrückung des Osteotomiespalts (mit Pseudarthrosenbildung)
- Chronische Kieferhöhlenentzündungen
- **Starke (transfusionsbedürftige) Blutungen** aus Ästen der **A. palatina** und Abgängen der **A. maxillaris**
- Nervschäden (v. a. **N. infraorbitalis, N. palatinus, N. alveolares posteriores superiores**)
- Rezidivbildung (seltener als im Unterkiefer)
- Oberkiefernekrosen (durch Abriss der versorgenden Gefäße)

Spezifische Risiken einer Unterkieferosteotomie können u. a. sein:

- Zahnschäden (z. B. Vitalitätsverlust, Wurzelspitzenverletzungen), wenn der Osteotomiespalt nah an den Wurzelspitzen liegt
- Fehlende knöcherne Überbrückung des Osteotomiespalts (mit Pseudarthrosenbildung)
- **Starke (transfusionsbedürftige) Blutungen** aus Ästen der **A. facialis** und Abgängen der **A. carotis externa**
- Nervschäden (v. a. **N. alveolaris inferior, N. lingualis**)
- Unterkieferfrakturen an ungewollten Stellen (**Bad Splits:** z. B. Collum-Frakturen)
- Rezidivbildung (z. B. durch Muskelzug der suprahyoidalen Muskulatur bei Unterkiefervorverlagerungen).

Perspektiven

Aktuell gibt es noch kein etabliertes Verfahren, das mittels patientenindividueller Osteotomieschablonen / -hilfen in den kritischen Bereichen (dorsaler Oberkiefer; Unterkiefer) zu einer Verminderung der o. g. Risiken führt (→ Kap. 34). Im Augenblick ist dies auch noch nicht absehbar, sodass der Erfahrung des Operateurs hinsichtlich der Ergebnisqualität bei Dysgnathieoperationen auch in näherer Zukunft die dominierende Rolle zukommt.

Zusammenfassung

- Die Behandlung von Dysgnathien ist interdisziplinär (KFO + MKG) und lässt sich in vier Phasen einteilen.
- Skelettverlagernde Dysgnathieoperationen sollten möglichst erst nach dem Wachstumsabschluss erfolgen.
- Typische OP-Techniken sind im Oberkiefer die LeFort-I-Osteotomie und im Unterkiefer die sagittale Osteotomie nach Obwegeser-Dalpont.
- Spezifische intraoperative Risiken sind insbesondere starke Blutungen, Verletzungen des N. alveolaris inferior, Bad Splits und Rezidive der Kieferfehlstellungen.

Prinzipien der Wundheilung

Wundheilung

Das Stratum basale der Epidermis enthält Stammzellen, die der Regeneration des Epithels dienen. Sie wölben sich im Bereich der Haarfollikel bis in die Dermis vor und bilden dort die äußere epitheliale Haarwurzelscheide. Bleiben sie bei Verletzungen erhalten, bilden sie die Grundlage der Wundheilung, also der Fähigkeit des Gewebes, sich selbst zu regenerieren. Bei diesem Prozess werden eine **primäre** und eine **sekundäre Wundheilung** unterschieden.

Primäre Wundheilung

Eine primäre Wundheilung kann ablaufen, wenn die Wundränder glatt begrenzt sind und sich spannungsfrei adaptieren lassen. Zudem muss die Wundregion gut durchblutet sein. Es darf keine Verschmutzung oder Infektion des Wundgebiets vorliegen, da es sonst zur Störung dieses Prozesses kommen kann. Die Wundheilung wird in **vier Phasen** unterteilt:

Exsudationsphase Sie spielt sich in den ersten Stunden nach der Gewebeverletzung ab. Durch die Verletzung kleinster Blutgefäße kommt es zur Einblutung mit anschließender Hämostase. Diese wird durch eine lokale Vasokonstriktion unterstützt. Es bildet sich ein Fibrinnetz, das die Wundfläche vorerst abdeckt.

Resorptionsphase In den folgenden 3 Tagen wandern die Monozyten ein und differenzieren sich zu Makrophagen. Diese bauen über Phagozytose totes und fremdes Gewebe ab. Zudem schütten die Makrophagen Zytokine und andere Botenstoffe aus. Dadurch wird die nächste Phase eingeleitet.

Proliferationsphase Sie dauert vom 4. bis zum 7. Tag und ist durch eine inflammatorische Reaktion geprägt. Es kommt zu einer lokalen Entzündung und zur Hyperämie im Wundbett. Durch Botenstoffe (v. a. VEGF) wird die Angiogenese angeregt. Es bilden sich neue Kapillaren. Des Weiteren wandern Fibroblasten ein. Diese bilden den Großteil der Extrazellulärmatrix und können sich zu Myofibroblasten differenzieren, wodurch es zur Kontraktion der Wundränder kommt. Durch zunehmende Umwandlung von Prokollagen in stabile Kollagenfibrillen wird die vorerst provisorische Extrazellulärmatrix durch festeres Granulationsgewebe ersetzt.

Regenerationsphase Diese beginnt nach der ersten Woche nach Verletzung. Die Stammzellen aus dem Stratum basale der Wundränder und angrenzenden Haarfollikeln regenerieren das Epithel. Sind für diesen Prozess nicht mehr genügend angrenzende Stammzellen vorhanden, kommt es zur Narbenbildung durch Umbau des Granulationsgewebes. Auch wenn die Wundheilung mit der vollständigen Epithelbedeckung als abgeschlossen angesehen werden kann, folgen noch bis zu 1 Jahr lang Umbauprozesse, die das Gewebe an seine mechanischen Aufgaben anpassen.

Sekundäre Wundheilung

Liegen oben genannte Voraussetzungen für eine primäre Wundheilung nicht vor, erfolgt die Wundheilung sekundär. Dabei sind die Wundränder nicht adaptiert und der bestehende Defekt wird durch Granulationsgewebe gefüllt. Dieses wird später zu **Narbengewebe** umgebaut. Die molekularen Prozesse folgen dabei oben beschriebenen Phasen.

Prinzipien der Wundbehandlung

Ziele der Wundversorgung sind eine ungestörte Wundheilung und die Minimierung auffälliger Narbenbildung. Dafür muss bei der Wundversorgung auf ein **atraumatisches** Vorgehen geachtet werden. Drucknekrosen und temporäre Durchblutungsstörungen der Wundränder, wie sie z. B. durch das Halten mit der Pinzette verursacht werden können, führen später zu Wundheilungsstörungen. Zudem sollte die Wunde unter der Behandlung stets feucht gehalten werden, um ein Austrocknen zu vermeiden. Eventuell nötig werdende Inzisionen sollten in mechanisch wenig belastete Regionen und wenn möglich in natürliche Hautfalten gelegt werden. Folgt der Inzisionsverlauf den natürlichen Hautspannungslinien, entstehen kosmetisch unauffälligere Narben, da der mechanische Zug parallel und nicht senkrecht zur Wunde verläuft.

Nekrotisches oder infiziertes Gewebe sollte durch ein radikales **Debridement** entfernt werden und die Wundränder sollten, wenn nötig, angefrischt bzw. ausgeschnitten werden. Gerade in schlecht durchbluteten Regionen droht sonst eine Infektion. Der Wundverschluss wird schichtweise vorgenommen. Besonders die tieferen Schichten müssen optimal adaptiert werden, damit sich die darüberliegende Haut stufenlos verschließen lässt. Dadurch entstehen flachere Narben. Die wichtigsten Faktoren, welche die Narbenbildung beeinflussen, sind der Hauttyp, die Lokalisation der Wunde, ihre mechanische Belastung, die spannungsfreie Adaptation der Wundränder sowie der Allgemein- und Ernährungszustand des Patienten.

Bei jeder Wundbehandlung muss nach der **Tetanusimmunisierung** gefragt werden. Ist der Impfstatus unklar, unvollständig oder liegt die letzte Auffrischimpfung mehr als 10 Jahre zurück, erfolgt eine Immunisierung.
Bei sauberen, geringfügigen Wunden wird ein **Toxoid-Totimpfstoff zur Aktivimpfung** verabreicht. Ist die Wunde größer oder verschmutzt, werden **zusätzlich Tetanus-Immunglobuline** zur **passiven Immunisierung** gegeben (Simultanimpfung).

Störungen der Wundheilung

Die Mund-, Kiefer- und Gesichtsregion ist sehr gut durchblutet. Dadurch verbessert sich die lokale Abwehrlage und die Wundheilung wird beschleunigt. Dennoch müssen eventuelle Störungen der Wundheilung frühzeitig bemerkt und behandelt werden. Diese werden sowohl durch lokale wie auch systemische Faktoren begünstigt. Zu den **lokalen Störfaktoren** der Wundheilung zählt die Minderdurchblutung, die zum einen die Regenerationsfähigkeit des Wundgrunds herabsetzt wie auch das Auftreten von Infektionen begünstigt.
Infektionen sind von der Keimlast und der Beschaffenheit der Wunde abhängig. Auch können mechanische Belastungen zur Verzögerung oder zum Ausbleiben der Heilung führen. Zu den **systemischen Risikofaktoren** für eine Wundheilungsstörung zählen Erkrankungen oder Medikamente, welche die Abwehrlage des Patienten herabsetzen (wie z. B. ein Diabetes mellitus oder eine Dauertherapie mit Kortison). Zudem können ein schlechter Ernährungszustand (Vitamin-C- oder Eiweißmangel) sowie ein Nikotinkonsum die Regenerationsfähigkeit des Gewebes herabsetzen. Zu den wichtigsten Wundheilungsstörungen zählen die **Wundinfektion** und die **Wunddehiszenz,** bei der die adaptierten Wundränder wieder auseinanderweichen.
Bei Ausbleiben der Reepithelialisierung nach 30 Tagen spricht man von einer **chronischen Wunde.**

Überschießende Narbenbildung

Bei der überschießenden Narbenbildung handelt es sich um eine gutartige Bindegewebsproliferation. Je nach Ausbreitungsmuster unterscheidet man klinisch eine hypertrophe Narbe von einem Keloid. Bei der **hypertrophen Narbe** ist das überschüssige Narbengewebe auf das Narbenareal begrenzt. Bei einem **Keloid** wächst es

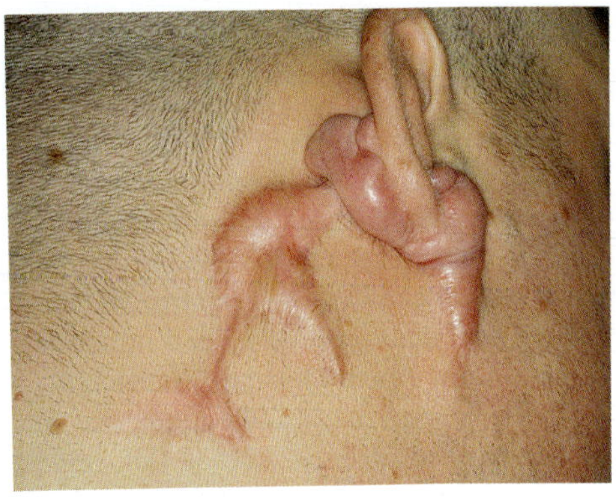

Abb. 31.1 Keloid [P133]

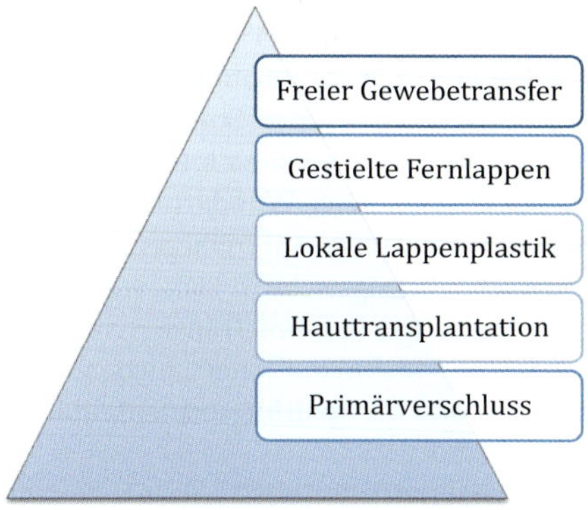

Abb. 31.2 Die rekonstruktive Leiter [P133]

über den ursprünglichen Wundrand hinaus (→ Abb. 31.1).
Die **Genese** ist multifaktoriell und verbunden mit einem traumatischen Wundverschluss, mechanischer Belastung, Infektionen, dermatologischen Vorerkrankungen und einer genetischen Disposition. Hypertrophe Narben sind prinzipiell häufiger als Keloide, bilden sich früher aus und können sich spontan zurückbilden. Keloide sind selten, werden aber innerhalb der dunkelhäutigen Bevölkerung vermehrt beobachtet. Um die Ausbildung des Narbengewebes zu minimieren, sollte während des Wundverschlusses möglichst atraumatisch vorgegangen werden. Die Wundränder sollten spannungsfrei adaptiert sein. Eine **postoperative Immobilisierung** minimiert die mechanische Belastung und begünstigt so die Heilung.
Eine bereits eingetretene überschüssige Narbenbildung kann je nach Größe und Lokalisation unterschiedlich behandelt werden. Als konservativer Ansatz eignet sich eine **Kompressionstherapie.** Diese verhindert nicht nur einen Progress der Erkrankung, sondern führt langfristig auch zu einer Abflachung der bestehenden Narbe. Dafür ist aber häufig eine Behandlungsdauer von bis zu 12 Monaten nötig. Des Weiteren können das lokale **Einspritzen von Triamcinolon** (ein Kortikosteroid) oder eine **lokale Kryotherapie** zu einer Rückbildung führen. Wenn diese Therapieansätze erfolglos sind, kann die Narbe auch operativ revidiert werden. Da sich die Narbe bis zu 1 Jahr lang umbauen kann, sollte eine Operation erst nach dieser Zeit erfolgen und durch eine postoperative Bestrahlung oder Kompressionstherapie ergänzt werden. Es kommt jedoch häufig zu Rezidiven.

Rekonstruktive Leiter

In der plastischen Chirurgie hat sich die „rekonstruktive Leiter" als nützlicher Leitfaden bei der **Auswahl der Rekonstruktionstechnik** erwiesen (→ Abb. 31.2). Bei jeder Rekonstruktion müssen sowohl lokale Faktoren der Defektbeschaffenheit wie auch systemische Faktoren des Patienten bedacht werden. Mit jeder Stufe nimmt der technische Aufwand zu, während die Sicherheit der Defektdeckung abnimmt. Dafür können mit spezielleren Techniken auch Rekonstruktionen in ungünstigen Ausgangslagen durchgeführt werden. Die einzelnen Stufen werden in den beiden folgenden Kapiteln erläutert.

Zusammenfassung

- Die Wundheilung läuft in vier Phasen ab: Exsudations-, Resorptions-, Proliferations- und Regenerationsphase.
- Um Infektionen und Störungen der Wundheilung zu vermeiden, muss nekrotisches und infiziertes Gewebe radikal entfernt werden (Debridement).
- Während bei hypertrophen Narben das überschüssige Gewebe auf das Wundareal begrenzt ist, kommt es bei Keloiden zu Wucherungen über die Narbe hinaus.

Primärer Wundverschluss

Die einfachste Art der chirurgischen Wundversorgung und somit die unterste Stufe der rekonstruktiven Leiter stellt der **primäre Wundverschluss** dar. Dies ist möglich, wenn die zu versorgende Wunde durch **glatte, gut durchblutete Wundränder** begrenzt ist. Es dürfen keine Anzeichen für Verschmutzungen oder eine Infektion vorliegen.
Prinzipiell können Wunden innerhalb von **6–8 h** primär verschlossen werden. Da das Gesicht eine sehr gute Durchblutung aufweist, kann in diesem Bereich auch bei älteren Wunden noch ein primärer Verschluss erwogen werden (bis zu 24 h). Dafür wird die Wunde gereinigt, die Wundränder werden evtl. ausgeschnitten (im Gesicht häufig nicht nötig) und dann spannungsfrei durch eine Naht verschlossen. Optional kann die Wunde auch zunächst offen versorgt und dann sekundär primär verschlossen werden.

Sekundärer Wundverschluss

Ist ein primärer Wundverschluss nicht möglich, kann eine **sekundäre Versorgung** erwogen werden. Dies ist nötig, wenn die Verletzung älter als 6–24 h ist, die Wunde kontaminiert ist, die Wundränder gequetscht oder ischämisch sind, aufgrund des Traumas eine erhöhte Infektionsgefahr besteht (Bisswunden, tiefe Stichverletzungen) oder ein Defekt vorliegt, der nicht spannungsfrei verschlossen werden kann. In diesen Fällen wird die Wunde durch **feuchte Verbände abgedeckt,** sodass vom Wundgrund ausgehend Granulationsgewebe entstehen kann. Bei größerer Höhlenbildung unter der Haut kann eine Drainage oder Lasche eingelegt werden. Diese verhindert den vorzeitigen Wundverschluss mit Gefahr der Abszessbildung. Bei besonders feuchten oder infizierten Wunden kann ein Vakuumverband angelegt werden. Dieser saugt über einen kontinuierlichen Unterdruck Wundserome und -hämatome ab und regt die Durchblutung des Wundgrundes an.

Hauttransplantation

Bei tieferen dermalen Verletzungen kann es zum **Verlust des Stratum basale** und damit der **dermalen Stammzellen** kommen. Diese Wunden können sich nicht mehr selbst reepithelisieren und eignen sich nicht zum primären oder sekundären Wundverschluss. Der rekonstruktiven Leiter folgend kann in diesem Fall eine **freie Hauttransplantation** erwogen werden. Dabei wird Haut von einer Spenderregion in den Defekt eingebracht. Die ersten 24–48 h erfolgt die Versorgung über Diffusion aus dem Wundgrund. Danach sprießen neue Kapillaren ein und die permanente Einheilung beginnt. Somit ist für diese Rekonstruktionstechnik ein infektionsfreier und gut durchbluteter Wundgrund die wichtigste Voraussetzung. Auf freiliegendem Knochen oder Sehnengewebe ist keine freie Transplantation möglich. Beim Transfer von Haut werden zwei Techniken unterschieden: die **Vollhaut**- und die **Spalthauttransplantation.**

Vollhauttransplantation

Das Vollhauttransplantat besteht aus Epidermis und Dermis. Es ist i. d. R. zwischen 0,8 und 1 mm dick und kann je nach Defekt von retroaurikulär, supraklavikulär, dem Oberarm, der Leiste oder der lateralen Bauchwand entnommen werden. Dies geschieht durch Präparation der Epidermis und Dermis von der Kutis. Der entstehende Hebedefekt muss primär verschlossen oder durch ein Spalthauttransplantat abgedeckt werden.
Aufgrund der Dicke des Transplantats ist es mechanisch gut belastbar. Es zeigt eine nur geringe Schrumpfungstendenz und keine Pigmentverschiebung. Dies macht das Ergebnis ästhetisch ansprechend und eignet sich bei Rekonstruktionen im Gesichtsbereich. Der Nachteil ist jedoch eine höhere Diffusionsstrecke, welche die Ernährung des Transplantats unsicher macht. Zudem muss der Hebedefekt primär verschlossen werden. Dadurch ist die Entnahmetechnik flächenmäßig auf **kleinere Defekte** begrenzt.

Spalthauttransplantation

Bei der Spalthauttransplantation werden Epidermis und Anteile der Dermis entnommen. Je nach Entnahmetiefe variiert die Dicke zwischen 0,3 und 0,5 mm. Da die tieferen dermalen Schichten im Hebedefekt belassen werden, kann sich dieser selbst regenerieren. Es reicht ein Abdecken mit Fettgaze zur sekundären Wundheilung. Je dünner das Transplantat, desto sicherer die Einheilung. Jedoch geht damit auch ein Verlust der mechanischen Stabilität einher. Es kann zudem zu Schrumpfungen und Pigmentverschiebungen kommen, wodurch das Ergebnis ästhetisch schlechter wird. Diese Technik sollte deswegen im Gesichtsbereich vermieden werden. Die Entnahme geschieht mit einem **Dermatom,** bei dem die gewünschte Schichtdicke genau eingestellt werden kann (→ Abb. 32.1). Geeignete Entnahmeregionen sind das Gesäß, der Oberschenkel, der Oberarm sowie Rücken oder Bauch. Müssen großflächige Wunden versorgt werden, wie dies häufig bei Verbrennungen der Fall ist, kann die entnommene Spalthaut vor der Transplantation bearbeitet werden. Bei der Herstellung eines **Mesh-Grafts** wird die Spalthaut eingeschlitzt. Dadurch lässt sich eine Expansion bis 1 : 6 erreichen (→ Abb. 32.2). Zudem kann Wundflüssigkeit schneller abfließen, wodurch die Diffusion verbessert wird. Wird eine größere Expansion benötigt, kann die Spalthaut in kleine Quadrate geschnitten werden. Bei dieser **Meek-Technik** wird dabei eine Expansion bis 1 : 9 erreicht. Um die mechanische Belastbarkeit zu erhöhen, kann die verpflanzte Spalthaut temporär mit Fremdhaut abgedeckt werden **(Sandwich-Technik).**
Beide Arten der Hauttransplantate werden auf den Defekt aufgelegt und mit Einzelknopfnähten befestigt. Danach wird ein **Überknüpfverband** angelegt, der das Transplantat auf dem Wundgrund fixiert (→ Abb. 32.3). Ein dichtes Aufliegen des Transplantats ist essenziell, damit die Ernährung gesichert ist. Nach 5–7 Tagen bei Spalthaut bzw. 8–10 Tagen bei Vollhaut kann der Verband entfernt werden.

Lokale Lappenplastiken

Weist ein Defekt keinen gut durchbluteten Wundgrund auf, kann die nächste Sprosse der rekonstruktiven Leiter erwogen werden.

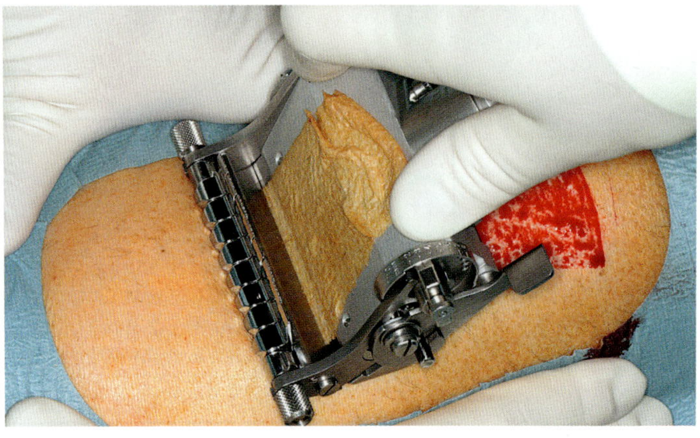

Abb. 32.1 Spalthautentnahme mittels Dermatom [M562]

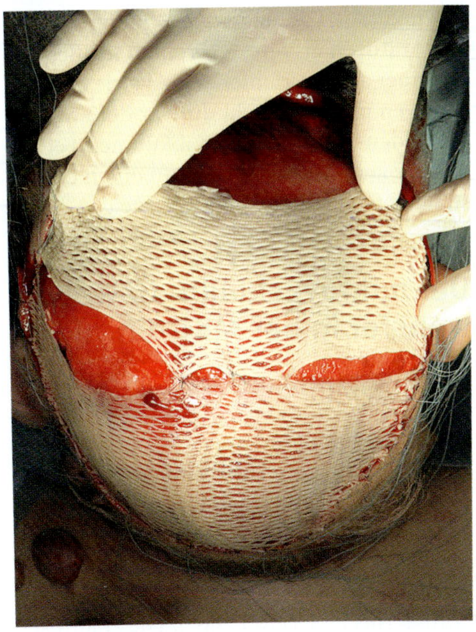

Abb. 32.2 Mesh-Graft [M562]

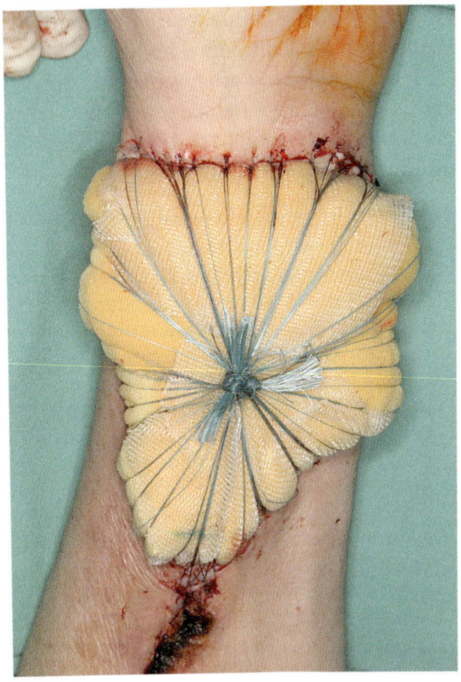

Abb. 32.3 Überknüpfverband [M562]

Bei einer lokalen Lappenplastik wird Gewebe durch Verschiebung oder Transposition in den Defekt eingebracht und dieser dadurch verschlossen. Definitionsgemäß teilen sich Spender- und Defektregion bei der lokalen Lappenplastik mindestens eine Seite. Je nach Blutversorgung des verschobenen Gewebestücks unterscheidet man Random Pattern und Axial Pattern Flaps. Bei den **Random Pattern Flaps** liegt kein definierter Gefäßstiel vor. Die Versorgung erfolgt durch den subdermalen Gefäßplexus, der durch die Lappenbasis eintritt. Um eine ausreichende Ernährung des Lappens zu sichern, darf das Länge-zu-Breite-Verhältnis 2 : 1 nicht

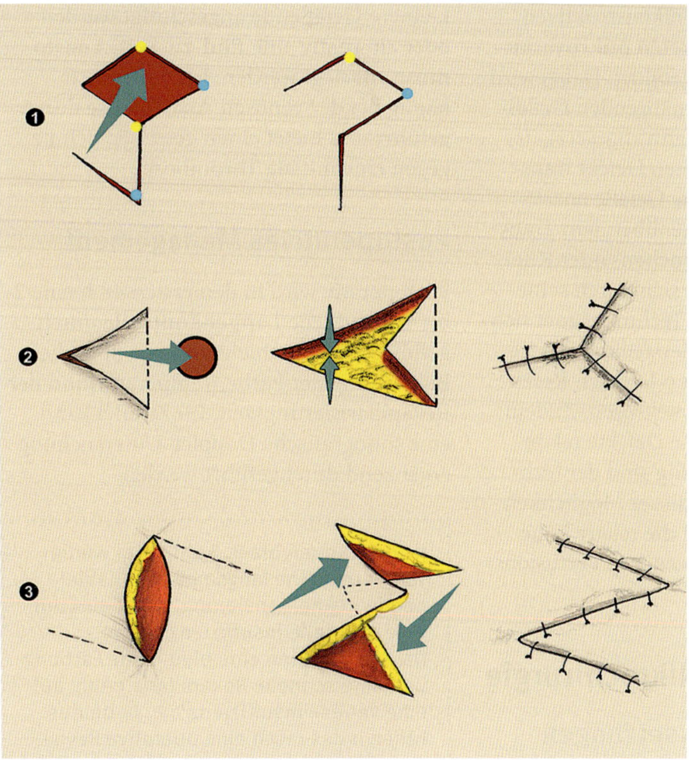

Abb. 32.4 Lokale Lappenplastiken: 1. Limberg-Plastik, 2. VY-Plastik, 3. Z-Plastik [O904]

überschreiten. Im gut durchbluteten Gesicht liegt es bei 3 : 1 (z. B. Limberg-Lappen → Abb. 32.4, Bilobed-Lappen, Reiger-Lappen). Minimalste Random Pattern Flaps wie die Z- oder VY-Plastik dienen insbesondere der Verlängerung (vernarbter) Areale (→ Abb. 32.4).
Im Gegensatz dazu werden die **Axial Pattern Flaps** über ein definiertes Gefäß versorgt, das über die Basis in den Lappen zieht. Das Länge-zu-Basis-Verhältnis muss nicht mehr beachtet werden. Dafür wird die Lappenumschneidung durch den anatomischen Gefäßverlauf bestimmt. Nach Einwachsen des Lappens kann der Gefäßstiel durchtrennt werden. In diesem Fall spricht man von einem **Insellappen.** Je nach Bedarf sind unterschiedliche Lappenplastiken gängig.

Vorbereitend kann eine **Hautdehnung** durch implantierbare Expander erfolgen. Dadurch bildet sich ein Hautüberschuss, der zu späteren Lappenplastiken genutzt werden kann.

Gestielte Fernlappen

Ähnlich dem Axial Pattern Flap wird auch der gestielte Fernlappen über ein definiertes Gefäß versorgt. Dabei wird das zu transferierende Gewebe jedoch nicht lokal verschoben, sondern in eine **andere Körperregion** eingebracht. Je nachdem, wie der zu verschließende Defekt beschaffen ist, können fasziokutane, muskulokutane oder rein muskuläre Lappen präpariert werden. Diese können auch mit Knochen kombiniert werden. Traditionell beliebte Lappen in der plastischen Chirurgie sind der Deltopectoral-, der Latissimus-dorsi- und der Pectoralis-major-Lappen. Durch die schnellen Fortschritte im Bereich der Mikrochirurgie werden diese jedoch zunehmend frei transplantiert (→ Kap. 33).

Zusammenfassung

- Die Hauttransplantation ist ein freier Gewebetransfer. Da das Transplantat in den ersten 24–48 h über Diffusion ernährt wird, ist ein gut durchbluteter Wundgrund im Defekt essenziell.
- Bei den Random Pattern Flaps ist die Gefäßversorgung vom subdermalen Plexus abhängig. Deswegen muss ein Länge-zu-Breite-Verhältnis von 2 : 1 (bzw. im Gesicht 3 : 1) eingehalten werden.

Die oberste Sprosse der rekonstruktiven Leiter wird durch den **freien mikrovaskulären Gewebetransfer** gebildet. Dabei wird der Lappen an einem ernährenden Gefäßstiel präpariert, dieser dann abgesetzt, der Lappen in einen entfernten Defekt transferiert und dort an lokale Gefäße anastomosiert. Der Vorteil gegenüber dem Transfer von freien Haut-, Knochen- oder Knorpeltransplantaten ergibt sich durch seine sichere Ernährung. Die Technik eignet sich somit auch zur Wiederherstellung des Gewebes nach Bestrahlung oder nach Resektion ischämischer Osteonekrosen. Zudem können auch voluminöse Defekte rekonstruiert werden. Nachteilig sind der technisch höhere Aufwand dieser Möglichkeit der Rekonstruktion und die relativ hohe Rate an arteriellen und venösen Perfusionsstörungen (ca. 5 %).

Prinzipien der Mikrochirurgie

Technische Voraussetzungen

Es bedarf der Verwendung spezieller mikrochirurgischer Arbeitstechniken. Als Grundlage dient die **optische Vergrößerung** durch eine Lupenbrille oder ein Operationsmikroskop. Spezielle Instrumente erleichtern das mikrochirurgische Operieren unter Verwendung von Nahtmaterial der Stärke 8.0–10.0.

Gefäßanastomose

Bei der Präparation der Anschlussgefäße muss auf eine **gute Durchblutung** und ein möglichst **großes Kaliber des Gefäßes** geachtet werden, damit eine ausreichende Ernährung in den ersten 2 Tagen nach Operation gewährleistet ist. Dazu eignen sich im Kopf-Hals-Bereich die ersten Abgänge der A. carotis externa (A. thyroidea superior, A. facialis und A. lingualis). Der venöse Anschluss gelingt meist über die Vv. retromandibulares, jugulares interna und externa oder die V. facialis.
Nach Einbringen des Transplantats muss darauf geachtet werden, dass der Gefäßstiel nicht verdreht ist und spannungsfrei positioniert werden kann. Üblicherweise wird die arterielle Anastomose zuerst genäht. Dafür wird von beiden Gefäßenden die Adventitia entfernt. Dies muss äußerst schonend geschehen, da kleinste Endothelläsionen die Entstehung von Gefäßthrombosen begünstigen können. Nach Dilatation und Spülen des Gefäßlumens können beide Enden durch einen Approximator fixiert und adaptiert werden. Meist wird die arterielle Anastomose **End-zu-End** vernäht. Bei großen Kaliberunterschieden kann das kleinere Gefäßende angeschrägt werden oder alternativ eine **End-zu-Seit-Anastomose** angelegt werden. Letzteres wird häufig bei der venösen Anastomose durchgeführt und bietet einen gewissen Schutz gegen eine initiale Thrombose.

Postoperatives Management

Postoperativ wird in den ersten 48 h eine 2- bis 4-stündliche **Lappenkontrolle** durchgeführt. Dies geschieht klinisch über die Beurteilung der Farbe, Temperatur und der Rekapillarisierungszeit. Im Zweifel kann eine sonografische Doppler-Untersuchung ergänzend durchgeführt werden.

> Ist der Lappen blass, kühl, zeigt wenig Turgor und eine langsame bis ausbleibende Rekapillarisierung, weist dies auf eine **arterielle Insuffizienz** hin.
> Dagegen deuten eine blau-livide Färbung und eine schnelle Rekapillarisierung auf eine **venöse Insuffizienz** hin. In beiden Fällen muss rasch eine operative Revision erfolgen.

Freier mikrovaskulärer Gewebetransfer

Einteilung der Lappen

Man unterscheidet fasziokutane, muskulokutane und muskuläre Lappen, die je nach Bedarf mit Knochenanteilen kombiniert werden können. Werden Lappen ohne Hautanteile transferiert, gibt es die Möglichkeit, eine kleine Hautinsel zu belassen (Monitor). Dies erleichtert die postoperative klinische Beurteilung der Durchblutungssituation des Transplantats. Der transplantierte Gewebeblock wird entsprechend seiner Versorgung aus einem definierten Gefäßstiel als **Angiosom** bezeichnet. Der Gefäßstiel wird dabei zumeist von einer versorgenden Arterie und seinen zwei Begleitvenen gebildet. Es wird daher im Folgenden nur vom arteriellen Leitgefäß gesprochen und die Venen werden nicht separat erwähnt.

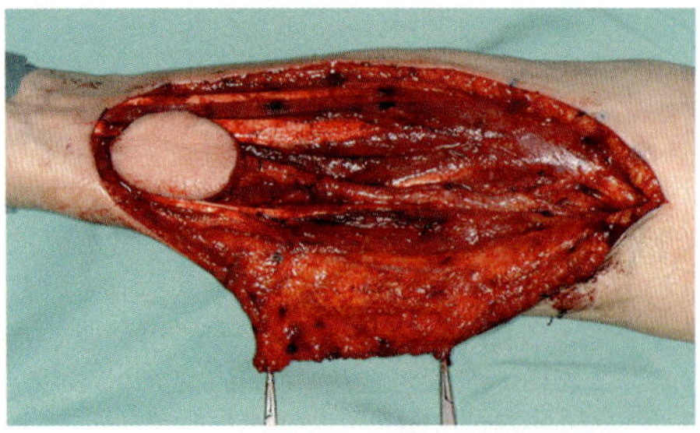

Abb. 33.1 Radialislappen: Lappenpräparation [M562]

Fasziokutane Lappen werden häufig durch **Perforatoren** ernährt. Das sind Gefäße, die aus einer axial verlaufenden Arterie entspringen und senkrecht durch oder zwischen den Muskeln zum subkutanen Fettgewebe laufen, um sich dort in einen endständigen Gefäßplexus zu verzweigen.

Der mikrovaskuläre Gewebetransfer in der MKG-Chirurgie

Radialislappen

Dieser fasziokutane Lappen wird an der **A. radialis** präpariert (→ Abb. 33.1). Neben seinen zwei Begleitvenen (Vv. comintantes) kann die V. cephalica antebrachii in das Transplantat eingeschlossen werden. Dadurch ergibt sich ein langer, sicherer Gefäßstiel (bis zu 25 cm Länge). Die Hautinsel wird von der Vorderseite des Unterarms entnommen. Je nach Größe wird der Defekt durch eine lokale Lappenplastik oder ein Hauttransplantat simultan verschlossen (z. B. aus Vollhaut). Durch seine gute Formbarkeit und geringe Behaarung eignet sich der Radialislappen gut zur Deckung flacher intraoraler Defekte.

> Präoperativ wird ein **Allen-Test** durchgeführt, um sicherzustellen, dass der Arcus palmaris der Hohlhand von beiden Zuflüssen (A. ulnaris und A. radialis) versorgt wird. Dafür komprimiert man beide Gefäße und bittet den Patienten, die Hand wiederholt zu öffnen und zu schließen, bis die Haut abblasst. Dann lässt man eine Seite los und beurteilt die Änderung der Hautfarbe. Es sollte sich innerhalb von 5–7 s eine rosige Hautfarbe einstellen. Dies wiederholt man mit der anderen Seite. Bei Durchgängigkeit beider Arterien kann der Lappen gehoben werden. Im Zweifel muss der Test durch eine Pulsoxymetrie oder sogar eine CT-Angiografie unterstützt werden.

Anterolateraler Oberschenkellappen

Der anterolaterale Oberschenkellappen (ALT-Lappen von engl. *anterolateral thigh flap*) wird an einem **Perforator** aus dem **R. descendens der A. circumflexa femoris lateralis,** die wiederum als Ast der A. femoralis profunda entspringt, gestielt (→ Abb. 33.2). Dieser Stiel ist selten länger als 10–15 cm. Es kann ein muskulokutaner Lappen mit Anteilen des M. vastus lateralis und einer bis zu 8 × 11 cm großen Hautinsel gehoben werden. Je nach Bedarf sind viele Variationen (u. a. Ausdünnung von subkutanem Fett, Deepithelisierung) beschrieben. Aufgrund des geringen Hebedefekts

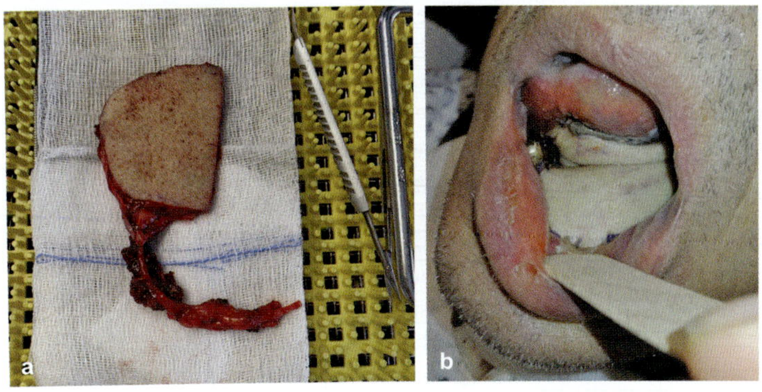

Abb. 33.2 Anterolateraler Oberschenkellappen: Lappen (a), nach Transplantation intraoral (b) [M562]

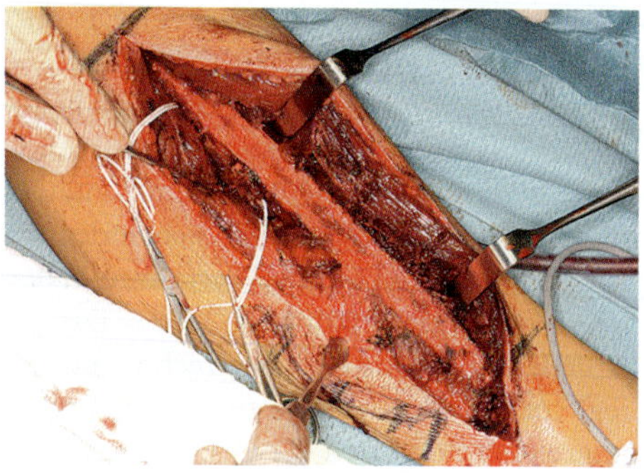

Abb. 33.4 Fibulatransplantat [M562]

wird dieser Lappen für viele voluminöse Weichteildefekte in der Kopf-Hals-Region eingesetzt. Während der Hebedefekt primär verschlossen werden kann, ist die Präparation des Perforators technisch aufwendiger. Bei häufigen anatomischen Variationen kann er im Zweifel mit einer Doppler-Sonografie aufgesucht werden. Erst nach Lokalisation und Markierung dieses Perforators kann die Hautinsel präpariert werden.

Skapulalappen

Bedürfen knöcherne Defekte gleichzeitig einer voluminösen Weichteilfüllung, eignet sich der Skapulalappen. Dabei kann bis zu 12 cm Knochen aus dem lateroinferioren Schulterblatt entnommen und variabel mit Muskelanteilen und Hautinseln kombiniert werden (→ Abb. 33.3). Der Skapulalappen ist am Ramus transversus der **A. circumflexa scapulae** aus der A. subscapularis gestielt. Zudem kann ein **Paraskapulalappen** am **R. descendens** der A. circumflexa scapulae gestielt gehoben werden.
Seine Beschaffenheit ist ideal für knöcherne Defekte im Ober- und Unterkiefer. Er zeigt eine große Variabilität der Hebemöglichkeiten und trotz der Entnahme von Knochen zeigt sich langfristig kein signifikanter Hebedefekt. Maximal kann es zur Einschränkung der endständigen Elevation des Arms kommen. Nachteilig sind hingegen die Kürze des Stiels (nur 4–8 cm) und die lange Operationszeit. Da der Patient intraoperativ umgelagert werden muss, kann nicht gleichzeitig an Entnahme- und Empfängerregion gearbeitet werden.

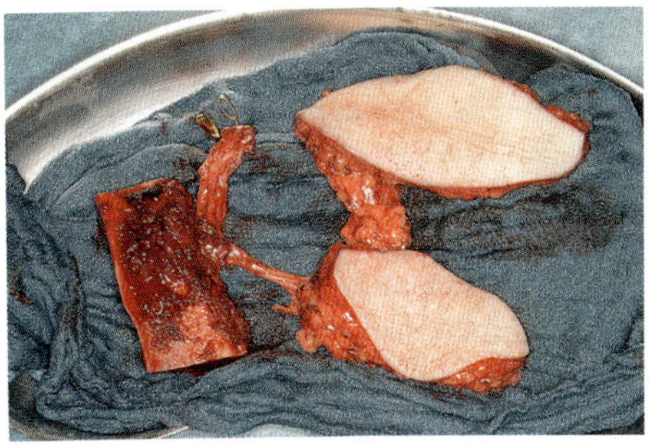

Abb. 33.3 Skapulalappen [M562]

Wenn man gleichzeitig umfangreiche weitere fasziokutane Anteile zur Defektdeckung benötigt, kann ein mikrovaskulär-gestieltes **Latissimus-dorsi-Transplantat** mitentnommen werden. Hierbei macht man sich zunutze, dass die versorgende **A. thoracodorsalis** neben der A. circumflexa scapulae der zweite Endast der A. subscapularis ist, die dann mitentnommen wird. Diesen Gefäßstiel mitzuheben ist ebenfalls nötig, wenn man die untere Spitze des Schulterblatts für mehr Knochenangebot entnehmen möchte, da der versorgende R. angularis ein Ast der A. thoracodorsalis ist.
Andererseits kann der Latissimus-dorsi-Lappen auch einzeln mikrovaskulär abgesetzt werden (z. B. zur Deckung großer Defekte der Kopfhaut). Im Gegensatz zu seiner historisch gestielten Variante (→ Kap. 32) erlaubt das Absetzen der Vasa thoracodorsalis mit Anschluss im Kopf-Hals-Bereich mehr Freiheit in der Rekonstruktion in von der Schulter weiter entfernten Regionen.

Fibulatransplantat

Während die Scapula vorwiegend für Rekonstruktionen des Oberkiefers verwendet wird, eignet sich das Fibulatransplantat besonders für Defekte des Unterkiefers. Der Lappen wird an den **Vasa peronea / fibularis** gestielt (20–25 cm Stiellänge) und bietet die Entnahme eines langstreckigen Knochenstücks (maximal 30 cm) neben einer kleinen Perforator-gestielten Hautinsel am distolateralen Unterschenkel an (→ Abb. 33.4). Der Knochen kann mehrfach osteotomiert werden und in der **Double-Barrel-Technik** übereinandergelegt werden. Dadurch lässt sich eine bessere Knochenhöhe erreichen. Ein späteres Einsetzen von dentalen Implantaten ist möglich. Präoperativ muss eine CT-Angiografie erfolgen, um eine 3-Gefäßversorgung des Unterschenkels sicherzustellen.

Beckenkammtransplantat

Weist der Kieferknochen neben dem Defekt einen hohen Alveolarkamm auf, bietet sich die Rekonstruktion mit einem knöchernen Transplantat vom Beckenkamm an. Dieses ist an der **A. circumflexa ilium profunda** der A. iliaca externa gestielt und kann mit muskulären und kutanen Anteilen kombiniert werden. Je nach Bedarf kann der Knochen mono- oder bikortikal entnommen werden, ist aber auf eine Gesamtlänge von maximal 16 cm beschränkt. Da der Gefäßstiel oftmals sehr kurz ist, ist ein Einsatz im Oberkiefer limitiert und muss evtl. durch ein **Veneninterponat** ergänzt werden. Postoperativ ist auf Anzeichen einer Peritonitis, intraabdominellen Blutung oder Herniation zu achten.

Zusammenfassung

- Der freie mikrochirurgische Gewebetransfer eignet sich vor allem für die Rekonstruktion von größeren Defekten und nach Bestrahlung. Er ist somit ein wichtiger Bestandteil der Tumorchirurgie im Kopf-Hals-Bereich.
- Häufig genutzte Lappen zur Weichteilrekonstruktion sind der Radialislappen (an der A. radialis gestielt) und der anterolaterale Oberschenkellappen (über die Perforatoren des R. descendens der A. circumflexa femoris lateralis versorgt).
- Bei Defekten des Oberkiefers wird häufig der Skapulalappen verwendet, während langstreckige Defekte des Unterkiefers durch ein Fibulatransplantat rekonstruiert werden können. Wird eine größere Knochenhöhe benötigt, eignen sich die Double-Barrel-Technik der Fibula oder ein Beckenkammtransplantat.

Die Verbesserung insbesondere der CT- und DVT-Technologie und der gleichzeitige Wunsch nach zunehmender Präzision bei der Rekonstruktion sowie der Planung und Umsetzung von Augmentaten / Implantaten und Umstellungsosteotomien haben den Wunsch nach **CAD-CAM-Verfahren** in der MKG-Chirurgie aufkommen lassen. Der aktuelle Stellenwert digitaler Techniken liegt vor allem in der Rekonstruktion umfangreicher Frakturen der Orbita, der Planung des Knochenersatzes im Rahmen der Tumorchirurgie und der Planung und Umsetzung komplexer Dysgnathieoperationen. Die Digitalisierung der Implantologie wurde bereits in → Kapitel 11 vorgestellt.

Dreidimensionale Rekonstruktion des Orbitabodens

Umfangreiche Frakturen (> 2,5 cm^2 Fläche) des Orbitabodens und der medialen Orbitawand verlangen eine hohe Präzision und gleichzeitig Stabilität, um postoperative Funktionsverluste (Enophthalmus, Motilitätsstörungen, Diplopie) zu verhindern. Der Übergang von der Rekonstruktion mittels resorbierbarer Folien und Patches unterschiedlicher Dichte hin zu präformierten und schließlich **patientenspezifischen Implantaten (PSI)** ist dabei fließend. Eine allgemeingültige Klassifikation („Wann muss ich was nehmen?") existiert bislang nicht. Der Rekonstruktionsprozess, an dessen Ende gemäß aktuellem Standard ein **Titan-PSI** des Orbitabodens steht, beginnt mit der Spiegelung der gesunden gegen die kranke Orbita an der **Mediansagittalebene** im **Dünnschicht-CT** (Ortsauflösung < 1 mm). Am nun im CT rekonstruierten Orbitaboden wird das PSI gerendert und anschließend im **3D-Drucker „lasergesintert"** (→ Abb. 34.1). In situ wird das PSI mit 1–2 Minischrauben am Orbitarand fixiert. Die korrekte Lage des PSI kann intraoperativ zusätzlich per **Navigation** kontrolliert werden. Wenngleich sehr präzise und kontrollierbar, liegen Schwächen im Verfahren in der o. g. Spiegelung (der Mensch ist nicht exakt spiegelbildlich gebaut) und der konstruktionsbedingten Dicke des Implantats (minimal 0,3–0,5 mm Dicke aktuell). Neue Bestrebungen liegen daher in der Planung dünnerer und vor allem resorbierbarer patientenspezifischer Implantate (z. B. aus PDLLA).

Navigiertes Operieren in der MKG-Chirurgie

Bei der Navigation wird der Gesichtsschädel des Patienten intraoperativ mit der exakt selben Region in einer vorhandenen und aktuellen 3D-Bildgebung (CT, DVT, MRT) des Patienten sicher in Bezug gesetzt, um beispielsweise von diffizil liegenden, unklaren Befunden exakt Proben zu nehmen. Um das zu gewährleisten, muss der Patient zu Beginn der OP mit einem **eingeschraubten Navigationsstern am Hirnschädel** und dem **Navigationspointer** oder einer zuvor hergestellten **Aufbissschiene mit eindeutigen** „landmarks" für den Oberkiefer, mit der bereits in situ die 3D-Bildgebung stattfand, **registriert** werden (mit den Bilddaten „gematched" werden durch Abgreifen eindeutiger anatomischer Punkte). Sicher gelingt die Navigation dabei im Mittelgesicht, wegen der zusätzlichen Beweglichkeit jedoch aktuell **nicht** zuverlässig im Unterkiefer.

Computer-assistierte Tumorchirurgie

Die knöcherne Infiltration maligner Tumoren im Kopf-Hals-Bereich, genau wie die fortgeschrittene AR-ONJ oder die IORN mit z. B. pathologischer Fraktur, erfordern die totale Resektion des betroffenen Knochenabschnitts. Im Bereich des Unterkiefers bedingt dies noch heute meist die Kontinuitätsresektion. Konventionell gehobene mikrovaskuläre Transplantate aus dem Bereich der Fibula, der Skapula oder z. B. auch aus dem Becken erfordern häufig ein komplexes Zuschneiden, bevor sie in den gewünschten Kieferbereich eingebracht werden können. Handangebogenen Rekonstruktionsplatten (2,0–2,7 mm dick) mangelt es häufig an passivem Sitz, was postoperativ z. B. zu Okklusionsstörungen führen kann. Zusätzlich führen das Zuschneiden und Zurechtbiegen zu einem deutlichen intraoperativen Zeitverlust. Bei CAD-gehobenen Transplantaten wird zunächst im Dünnschicht-CT der zu resezierende Bereich virtuell entfernt. Um diesen Bereich präzise intraoperativ wiederzufinden, werden für die Schnittflächen **Sägeschablonen (Surgical guides)** hergestellt, die digital-anatoform der denudierten Knochenoberfläche anliegen. In selber Form wird eine Platte angerendert, die später lasergesintert im 3D-Drucker hergestellt werden kann. Alternativ zu den Surgical guides kann in die Kontur der Platte der Bereich, der reseziert werden muss, als Markierung eingearbeitet werden. Letzteres hat jedoch den Nachteil, dass kein **zusätzlicher Resektionswinkel** vorgegeben wird.

Sollte es im Unterkieferbereich bereits durch z. B. pathologische Fraktur zu einem Abweichen der Kieferstümpfe gekommen sein, so kann der Unterkiefer vor Planung von Platte und Guides zunächst **digital repositioniert** werden (unter Zuhilfenahme vielleicht vorhandener alter CTs oder manuell). Für die Entnahmestelle des Transplantats wird in selber Form ein Dünnschicht-CT hergestellt. Nach Ausschluss allgemeiner Kontraindikationen (z. B. vor Hebung des gefäßgestielten Fibulatransplantats Sicherstellung einer Dreigefäßversorgung des Unterschenkels) kann an die Knochenoberfläche eine Sägeschablone angerendert werden, die es möglich macht, mehrere Knochensegmente gleichzeitig zu heben und die Schnittenden der Schablone geben gleichzeitig den Winkel vor, in dem die Stücke zueinander geschnitten werden müssen. Dies macht es möglich, auch komplexe Knochenkonturen nachzuformen (z. B. den Oberkieferzahnbogen oder den Kieferwinkel in all seinen Dimensionen, → Abb. 34.2). Durch den guten Knochen- und Weichteilkontrast gelingt zusätzlich die orientierende Planung flankierender Muskel- und Hautinseln (z. B. der Fibulahautinsel durch Darstellung der Perforatorgefäße, wenn ein osteokutanes Transplantat gehoben werden soll) sowie des Gefäßstiels (Länge? Orientierung im Vergleich zum „Guide"?). Die o. g. Platte, die im Gegensatz zur konventionellen nicht weiter angepasst werden muss, kann anschließend direkt mit dem

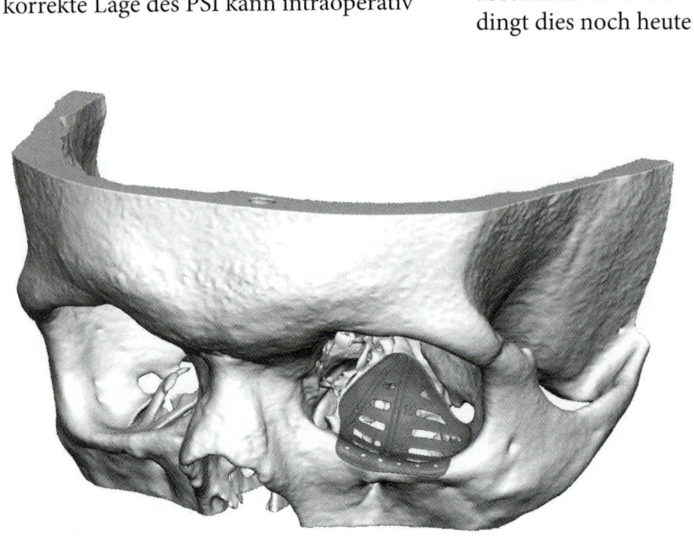

Abb. 34.1 Digital mittels PSI rekonstruierte Orbitabodenfraktur auf der linken Seite (im vorderen Bereich des PSI Perforationen zur Schraubenfixation am Orbitarand, im hinteren Bereich Querperforationen, um einen Sekretdurchfluss zu gewähren. Des Weiteren Tiefenangaben und Trajektorien, um intraoperativ im Rahmen einer Navigation den Verlauf bzw. die Position des PSI in situ abzufahren und zu kontrollieren [→]). [M562]

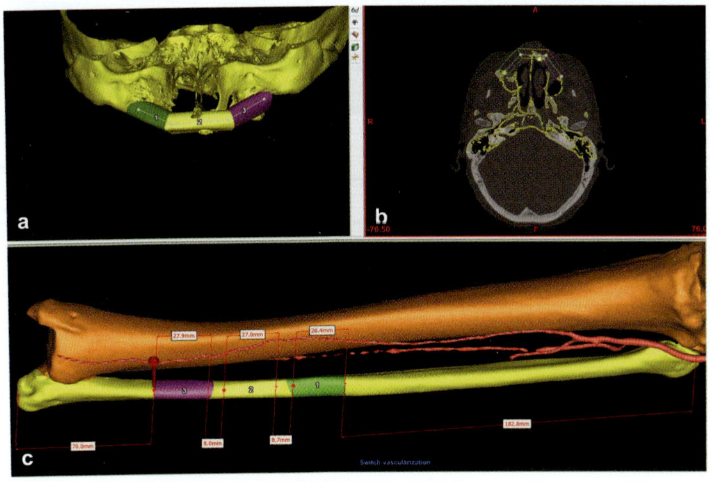

Abb. 34.2 Virtuelle Planung einer Rekonstruktion des Oberkiefers mittels mikrovaskulär anastomosierter Fibula in drei Stücken: Darstellung der potenziellen Fibulasegmente in der koronaren (**a**) und axialen Ebene (**b**), positioniert zum Restoberkiefer. Darstellung der Segmente an der Fibula mit ihren Längenangaben, Abständen zueinander und dem Abstand zur Malleolengabel (**c**, links) und zum oberen Fibulaköpfchen (**c**, rechts) mit eingeblendeter A. fibularis. [M562]

Transplantat verschraubt werden und dann der Gesamtkomplex im Empfängerbett verankert werden. Mit der CT-basierten Planung wird gleichzeitig auch eine **„Heat map"** der Knochendicken geliefert, sodass im Rahmen der Planung bereits für jedes Plattenloch die entsprechende Schraube in Länge und Konfiguration geplant werden kann.

Computer-assistierte Dysgnathiechirurgie

Die Computer-gestützte Dysgnathieplanung offeriert im Gegensatz zur konventionellen Planung im Artikulator den Vorteil, anschaulich nicht nur die Bewegungen des Knochens im Vergleich zum Restschädel für den Patienten zu demonstrieren, sondern über das gleichzeitig dargestellte **Weichgewebsoberflächenprofil** dessen Veränderung im Rahmen der knöchernen Bewegung anschaulich zu simulieren. Bei Letzterem ist jedoch Vorsicht geboten: Die Algorithmen, die der Verschiebung des dem Knochen aufliegenden Weichgewebsmantels unterliegen, sind mehr oder minder genau und ihre Irrtumswahrscheinlichkeit steigt mit zunehmender Komplexität der Neueinstellung. Dennoch ist die komplette Simulation des gesamten Gesichtsschädels insbesondere bei „Standarddysgnathiefällen" für den Anfänger eine große Hilfe im Vergleich zur eher unanschaulich und anfangs bisweilen schwierig zu verstehenden konventionellen Planung. Bezüglich der Genauigkeit der Reproduzierbarkeit gibt es keinen gravierenden Vorteil zugunsten der konventionellen oder der CAD-Planung. Die Planung beginnt dann mit Aufzeichnung der Ausgangs- und Zielokklusion sowie der Einzelkiefer durch einen **Intraoralscanner,** der die Okklusion aufzeichnet. Gleichzeitig wird eine DVT oder ein CT des gesamten Gesichtsschädels erstellt. Die Scans und 3D-Bildgebung werden miteinander **„gematched"** und anschließend der / die Kiefer wie gewünscht verlagert. Am Ende liefern die gängigen Computerprogramme die exakten Werte, in denen einer oder beide Kiefer in allen Raumebenen verlagert werden, ebenso wie den Datensatz für einen **Zwischen-** (bignathe Umstellung) und einen **Endsplint** (bignathe und monognathe Umstellung). Gleichzeitig erhält man aktuell, wenn gewünscht, zusätzlich die Möglichkeit, für die **Oberkieferosteotomie** eine **Sägeschablone,** ebenso wie eine **Platte in Zielposition** für den Oberkiefer zu rendern, welche beide am Ende 3D-gedruckt werden können (→ Abb. 34.3; die Platte aus Titan wiederum im **Laserschmelzverfahren**).

Was bislang in allen zur Verfügung stehenden Programmen aktuell nicht zuverlässig gelingt, ist die exakte Verschlüsselung des Sägewinkels über die Sägeschablonen (und damit die exakte Information, wie nach distal / zur Tiefe hin gesägt werden muss), ebenso wie das Herstellen eines Guides oder der Zielplatten für den Unterkiefer, weshalb häufig nur auf die 3D-Splinter zurückgegriffen wird. Alternativ zum Intraoralscanner kann die Bisssituation auch klassisch mittels zahnärztlicher Abformungen und Wachsbissen aufgezeichnet und die daraus entstehenden Modelle anschließend mit speziellen **Modellscannern** oder DVT ex vivo digitalisiert werden, um dann mit dem 3D-Datensatz gematched zu werden. Zusätzlich zur Planung einer klassischen Umstellungsosteotomie gelingt aber gleichzeitig auch die Planung komplexester Dysgnathien, z. B. für eine Distraktion (mit Herstellung von **patientenspezifischen Distraktoren**) genauso wie die digitale Planung einer **Genioplastik** (inklusive Sägeschablone und 3D-gedruckter Zielplatte).

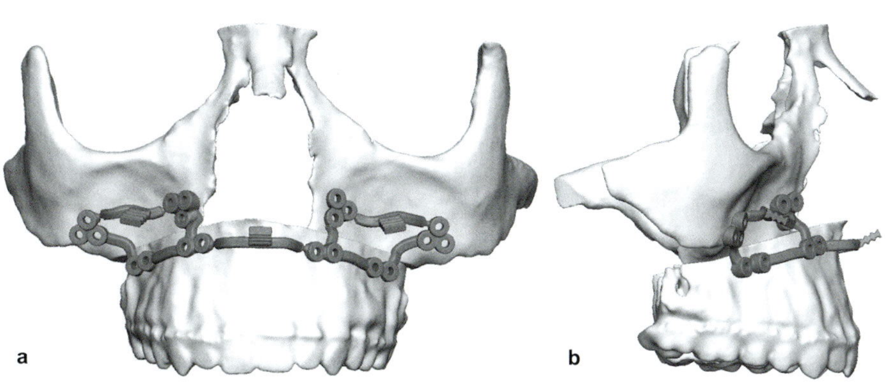

Abb. 34.3 Simulation einer Oberkieferumstellungsosteotomie in zwei Ebenen mit gerenderter (und zu druckender) virtueller Platte in Zielposition [M562]

Zusammenfassung

- Ein patientenspezifisches Implantat zur Rekonstruktion des Orbitabodens und der medialen Orbitawand bleibt komplexen und umfangreichen Frakturen vorbehalten.
- Im Laserschmelzverfahren (lasergesinterte) hergestellte patientenspezifische Titanplatten legen sich passiv der Knochenoberfläche an.

→ 35 Erkrankungen der Gesichtsnerven

Periphere Fazialisparese

Definition

Bei der peripheren Fazialisparese handelt es sich um eine **Lähmung des siebten Hirnnervs (N. facialis).** Dieser innerviert motorisch die mimische Muskulatur, den M. stapedius, den M. stylohyoideus und den Venter posterior des M. digastricus (→ Abb. 39.2, Anhang). Sensorische Fasern verlaufen mit der Chorda tympani und sorgen für die Geschmackswahrnehmung in den vorderen zwei Dritteln der Zunge. Zudem werden die Tränendrüse sowie die Gll. submandibularis und sublingualis parasympathisch innerviert. Einzelne sensible Fasern innervieren den Meatus acusticus externus sowie das Trommelfell.

Ätiologie

Bei etwa 70 % d. F. lässt sich keine Ursache nachweisen. Es liegt eine **idiopathische Parese** vor. Bei den restlichen Patienten liegen häufig eine Entzündung (z. B. Borreliose), eine Fraktur des Felsenbeins, eine Kompression durch eine Neoplasie oder eine Stoffwechselerkrankung zugrunde.

Epidemiologie

Die periphere Fazialisparese ist die häufigste Erkrankung der Hirnnerven und tritt mit einer Inzidenz von etwa 30 Fällen pro 100.000 Einwohner und Jahr auf.

Klinik

Klinisch imponiert der Ausfall der mimischen Muskulatur. Es kommt zur kompletten Lähmung der ipsilateralen Gesichtshälfte. Der Patient präsentiert sich mit einem hängenden Mundwinkel und ist nicht in der Lage, die Stirn zu runzeln. Auf der betroffenen Seite ist der Lidschluss nicht möglich (→ Abb. 35.1). Es zeigt sich das sog. **Bell-Phänomen.** Bei dem Versuch, das Auge zu schließen, rollt der Bulbus nach oben und außen. Die darunterliegende Sklera wird sichtbar. Durch den fehlenden Schutz des Augenlids besteht die Gefahr der Austrocknung und Entzündung der Hornhaut. Je nach Höhe der Läsion kann es zudem zu Geschmacksstörungen, einer verminderten Speichelproduktion, einer Hyperakusis und einem Ausbleiben der Tränenproduktion kommen. Klinisch imponieren jedoch oben genannte Symptome der mimischen Parese.

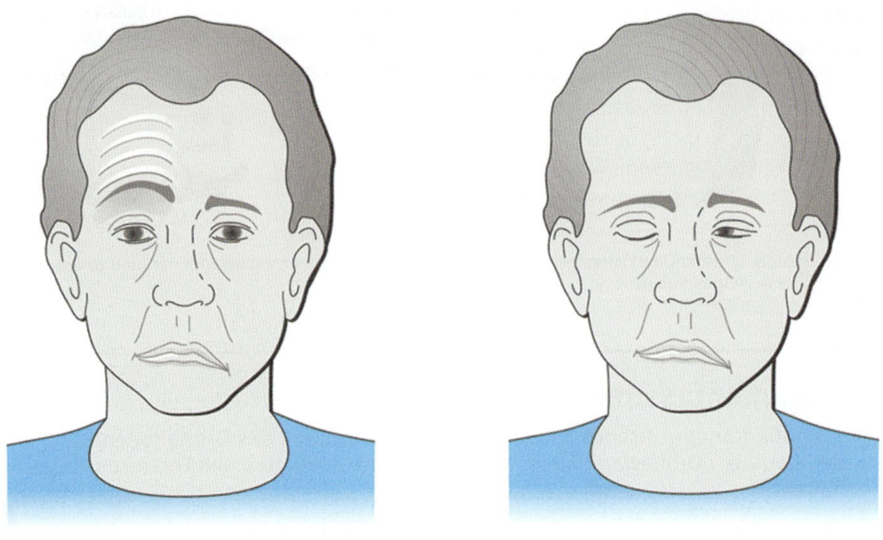

Abb. 35.1 Linksseitige periphere Fazialisparese [L106]

Tab. 35.1 Schweregrad-Einteilung der peripheren Fazialisparese nach House-Brackmann (modifiziert nach House & Brackmann, 1985)

Grad	Parese	In Ruhe	Beweglichkeit der Stirn	Lidschluss	Beweglichkeit des Mundes
I	Normal	Normal	Normal	Normal	Normal
II	Minimal		Reduziert	Fast normal	Fast normal
III	Erkennbar		Noch möglich	Noch möglich	Reduziert
IV	Ausgeprägt		Keine Bewegung	Unvollständig	Asymmetrisch
V	Minimale Restfunktion	Asymmetrisch			
VI	Komplett	Vollständiger Tonusverlust		Keiner	Keine

Diagnostik

Die Diagnose ist **klinisch** zu stellen. Bei der körperlichen Untersuchung sollte der Patient aufgefordert werden, die Backen aufzublasen, die Augen zuzukneifen und die Stirn zu runzeln. Dabei ist vor allem auf eine **Seitendifferenz** und die **Mitbeteiligung der Stirn** zu achten (DD: zentrale Fazialisparese)! Der Schweregrad wird hierbei nach House-Brackmann eingeteilt (→ Tab. 35.1).

Die weiterführende Diagnostik wird zur ätiologischen Abklärung durchgeführt. Labordiagnostisch sollten aus Blut und Liquor die Entzündungsparameter, Borrelien-Antikörper und eine Virusserologie (VZV, HSV) bestimmt werden. Bei Frakturverdacht erfolgen ein CT und bei Tumorverdacht ein MRT des Kopfes.

Differenzialdiagnosen

Während bei der peripheren Fazialisparese die Schädigung den infranukleären Anteil des N. facialis betrifft, ist bei der **zentralen Fazialisparese** der supranukleäre Tractus corticonuclearis zwischen dem motorischen Kortex und den Kerngebieten des N. facialis in der Pons betroffen. Zugrunde liegend sind vorrangig neurologische Krankheitsbilder wie ein Schlaganfall, ein Hirntumor oder die Multiple Sklerose. Da die Fasern auf dem Weg zu den Fazialiskernen zur Gegenseite kreuzen, betrifft eine Schädigung immer die kontralaterale Seite. Eine Besonderheit ist, dass die oberen Kerngebiete, die zur Stirn führen, von beiden Seiten innerviert werden. Somit kommt es bei einer einseitigen Schädigung des Tractus corticonuclearis zur Aussparung der oberen Gesichtshälfte. Das Stirnrunzeln und der Lidschluss bleiben erhalten. Klinisch liegt somit eine Parese der unteren Gesichtshälfte, kontralateral der Schädigung, vor.

Therapie

Tritt die Fazialisparese symptomatisch auf, sollte die Grunderkrankung behandelt werden. Im Falle einer idiopathischen Parese können Glukokortikoide für 5–10 Tage gegeben werden. Zudem sollten ein Tränenersatzmittel und ein Uhrglasverband zur Nacht zum Schutz des Auges verschrieben werden.

Komplikationen

Als Spätfolge kann es zu **nervalen Fehleinsprossungen** kommen. Dies kann u. a. zur Tränenbildung beim Essen führen.

Prognose

Bei etwa 80 % der Patienten mit einer idiopathischen Parese kommt es innerhalb von 1–2 Monaten zur vollständigen Ausheilung.

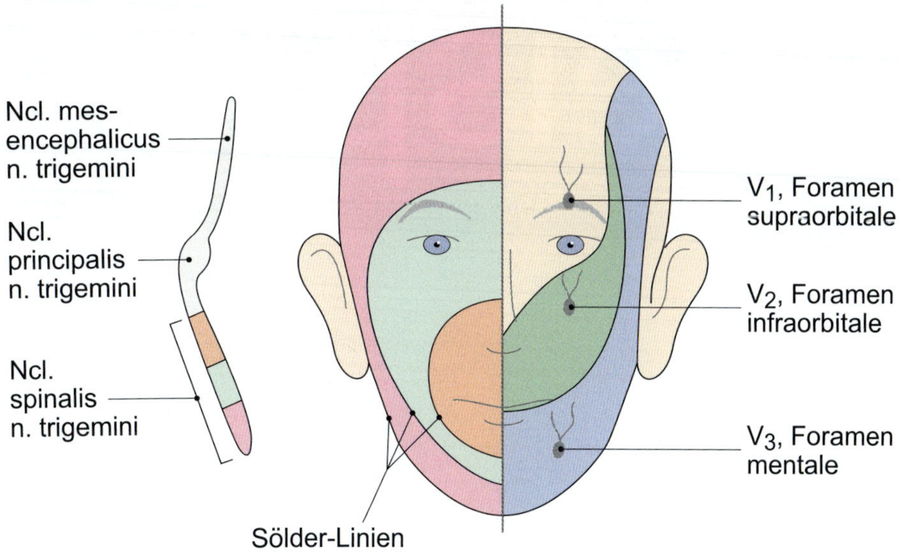

Abb. 35.2 Innervationsgebiet des N. trigeminus [R254]

Tab. 35.2 Schmerzsyndrome im Kopf-Hals-Bereich

Differenzialdiagnose	Charakteristika
Cluster-Kopfschmerz	Junge Männer, längere Attacken von niedriger Frequenz, folgen Tagesrhythmik
Post-Zoster-Neuralgie	Dauerschmerz (dumpf, brennend), nach Herpes Zoster
Atypischer Gesichtsschmerz	Attacken dauern mehrere Stunden, ausbreitende Lokalisation, dumpf-brennender bis bohrender Schmerzcharakter
Kiefergelenksarthropathie	Schmerz im Bereich des Kiefergelenks, muskelkaterartiger Charakter
Glossopharyngeus-Neuralgie	Lokalisation im Oropharynx, Auslöser: Kauen, Sprechen, Schlucken
N.-laryngeus-superior-Neuralgie	Lokalisation im Kehlkopf und am Zungenbein, Auslöser: Schlucken, Husten, Gähnen

Trigeminusneuralgie

Definition
Bei der Trigeminusneuralgie handelt es sich um einen Gesichtsschmerz, der sich entlang des Innervationsgebiets des **fünften Hirnnervens (N. trigeminus)** ausbreitet.

Ätiologie
Eine Trigeminusneuralgie kann symptomatisch in Zusammenhang mit zentralnervösen Störungen (wie z. B. Multiple Sklerose oder Tumoren des Hirnstamms) auftreten. In den meisten Fällen liegt jedoch eine idiopathische Neuralgie vor, da sich kein anatomisches Korrelat als Auslöser finden lässt. Es wird vermutet, dass eine vaskuläre Kompression (durch die A. cerebelli superior) des Nervs im Kleinhirnbrückenwinkel ursächlich ist. Durch die chronische Druckbelastung kommt es zur Entmarkung einzelner Axone, die wiederum Schmerzreize aussenden.

Epidemiologie
Aktuell liegt eine Inzidenz von 4–6 Neuerkrankungen pro 100.000 Einwohner und Jahr vor. Frauen zwischen dem 50. und 60. Lebensjahr sind am häufigsten betroffen.

Klinik
Betroffene Patienten schildern typischerweise einen intensiven, oberflächlich einschießenden Schmerz im Innervationsgebiet des N. trigeminus (→ Abb. 35.2). Dieser ist meist durch Berührung getriggert und hält wenige Sekunden bis einige Minuten an. Während der Attacken verziehen die Patienten häufig das Gesicht **(Tic douloureux).** Zusätzlich kann es zu Hautrötungen, Augentränen, Hypersalivation und Rötungen der ipsilateralen Konjunktiva kommen. Nach jeder Attacke folgt ein schmerzfreies Intervall, währenddessen keine neuen Schmerzen ausgelöst werden können. Meist ist die Klinik einseitig. Der zweite Ast ist dabei am häufigsten betroffen. Es kommt zu keinen neurologischen Ausfallserscheinungen.

Diagnostik
Wegweisend ist oben geschilderte Klinik. Zum Ausschluss einer symptomatischen Form kann ein MRT oder CT des Schädels durchgeführt werden. Bei idiopathischen Trigeminusneuralgien bleibt die bildgebende Diagnostik ohne Befund.

Differenzialdiagnose
Differenzialdiagnostisch kommen vor allem andere Schmerzsyndrome des Kopf-Hals-Bereichs in Betracht (→ Tab. 35.2).

Therapie
Erste Wahl einer medikamentösen Langzeitprophylaxe ist Carbamazepin. Dabei handelt es sich um ein **Antikonvulsivum,** das die spannungsabhängigen Natriumkanäle stabilisiert und die Nervenzelle dadurch weniger erregbar macht. Alternativ kann die Gabe von Phenytoin oder Clonazepin erwogen werden. Nur bei therapierefraktären Verläufen sollten invasive Verfahren zum Einsatz kommen. Bei jüngeren Patienten kann eine mikrovaskuläre **Dekompression nach Janetta** durchgeführt werden. Dabei wird die dem Nerv benachbarte Arterie losgelöst und ein Interponat (alloplastisch oder durch autologes Muskelgewebe) zwischen beide Strukturen gelegt. Dies führt zu einer Druckentlastung des Nervs. Bei älteren Patienten mit einem schlechten Allgemeinzustand kann eine Kryoläsion oder Radiofrequenzläsion als Ultima Ratio erwogen werden. Heutzutage werden solche destruierenden Verfahren jedoch nur noch selten eingesetzt.

Prognose
Die Trigeminusneuralgie nimmt häufig einen chronischen Verlauf, da eine spontane Ausheilung sehr selten ist. Oft haben die Betroffenen bereits einen längeren Leidensweg bis zur Diagnosestellung hinter sich.

Zusammenfassung
- Die periphere Fazialisparese ist in den meisten Fällen idiopathisch und heilt spontan aus.
- Bei einer peripheren Parese ist die gesamte ipsilaterale Gesichtshälfte mimisch gelähmt. Liegt eine zentrale Schädigung vor, kann der Patient die Stirn runzeln und die Augen schließen. Dabei ist die kontralaterale Seite betroffen.
- Patienten mit einer Trigeminusneuralgie klagen über häufige, kurze Schmerzattacken. Diese betreffen meist nur eine Gesichtshälfte (2. > 3. > 1. Trigeminusast) und können durch kleinste Berührungen ausgelöst werden (Luftzug!).

Fallbeispiele

BASICS

Fall 1: Neu aufgetretene Schluckbeschwerden

Fallbeschreibung

Aus einem nahegelegenen Kreiskrankenhaus erhalten Sie einen Anruf vom dort Diensthabenden. Sie sind diensthabender Arzt der Abteilung für MKG-Chirurgie an der Uniklinik. Auf Nachfrage erfahren Sie, dass im Kreiskrankenhaus vor wenigen Stunden eine junge Patientin aufgenommen worden sei. Diese klage über Schluckbeschwerden. Anamnestisch gebe sie an, vor ca. 14 Tagen einen Weisheitszahn im rechten Unterkiefer entfernt bekommen zu haben. Trotz oraler Antibiose, die direkt nach der Entfernung des Zahnes begonnen habe, seien die Schluckbeschwerden stetig ausgeprägter geworden in den letzten Tagen.

Sie verbleiben mit dem Kollegen derart, dass dieser sich rückmelden soll, wenn das CT erfolgt ist. Etwa 2 h später erhalten Sie einen erneuten Anruf. Der Kollege berichtet, dass das CT erfolgt sei, sich der Zustand der Patientin allerdings verschlechtert habe. Inzwischen könne sie nur noch unter stärkstem Widerstand atmen, sodass man sich im peripheren Krankenhaus für die Sedierung und Intubation der Patientin entschieden habe. Weiterhin habe Ihnen der Kollege repräsentative Schnitte des angefertigten CTs digital zugesandt (→ Abb. 36.1, → Abb. 36.2, → Abb. 36.3). Er bittet Sie weiterhin um stationäre Übernahme der Patientin zur weiteren Therapie. Sie stimmen zu und übernehmen die Patientin.

Nach welchen anamnestischen Angaben sollten Sie den Kollegen bezüglich der Patientin noch fragen?

Sie sollten neben den angegebenen Schluckbeschwerden auch nach Atemwegsbeschwerden fragen, da bei vermuteten odontogenen Abszessen, bei denen bereits deutliche Schluckbeschwerden bestehen, eine (beginnende) parapharyngeale Abszessausbreitung vermutet werden kann und diese nicht selten auch die (oberen) Atemwege verlegt. Dies kann aus dem Abszess schnell einen Notfall mit vitaler Indikation (zur Tracheotomie) machen. Ebenfalls wichtig ist die Frage nach der Mundöffnungseinschränkung (für eine evtl. notwendig werdende Intubation aus vitaler Indikation und / oder im Rahmen einer geplanten Abszessinzision). Nicht unerheblich ist auch die Frage nach bestehenden Grunderkrankungen der Patientin und einer äußerlich sichtbaren zervikalen Rötung.

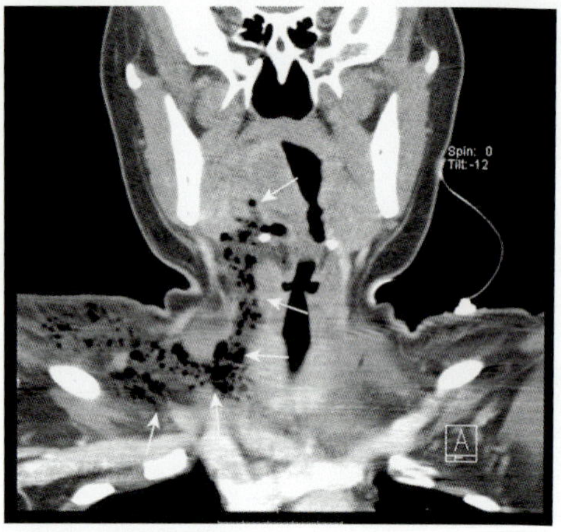

Abb. 36.1 Koronaler CT-Schnitt (Kopf-Hals-oberer Thoraxanschnitt) [M564]

Zu Ersterem kann Ihnen der Kollege berichten, dass die Patientin anamnestisch unter einem insulinabhängigen Diabetes mellitus Typ 1 leide. Zweiteres kann Ihnen der Kollege nicht sicher beantworten. Die Mundöffnung schätze er auf etwa 1,5 cm und die Patientin gebe tatsächlich einen leichten in- und exspiratorischen Stridor beim Atmen an.

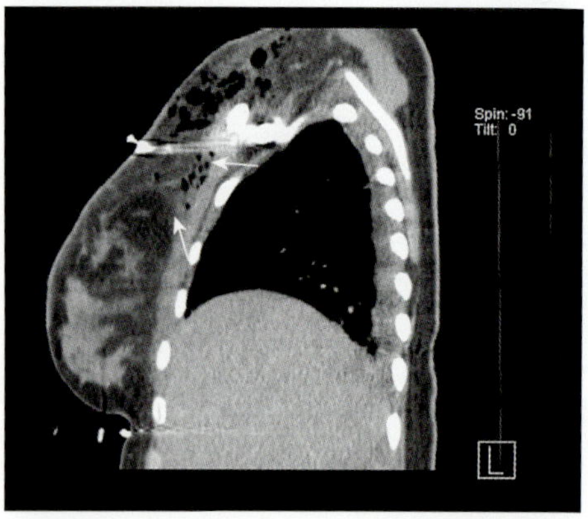

Abb. 36.2 Sagittaler Anschnitt durch den rechten Thorax [M564]

Welche diagnostischen Maßnahmen empfehlen Sie dem Kollegen?

Aufgrund der bestehenden klinischen Symptomatik mit Schluck-, aber auch Atemwegseinschränkung empfehlen Sie, ein CT mit Kontrastmittelgabe anfertigen zu lassen (sofern anamnestisch keine Kontrastmittelallergie besteht und laborchemisch die Nierenfunktion dies zulässt), um die Ausdehnung des Abszesses festzustellen (Ausdehnung nach perimandibulär, submandibulär, parapharyngeal, mediastinal?). Dies ist erstens entscheidend für das geplante Ausmaß einer späteren Abszessinzision und zweitens für die Prognose der Patientin.

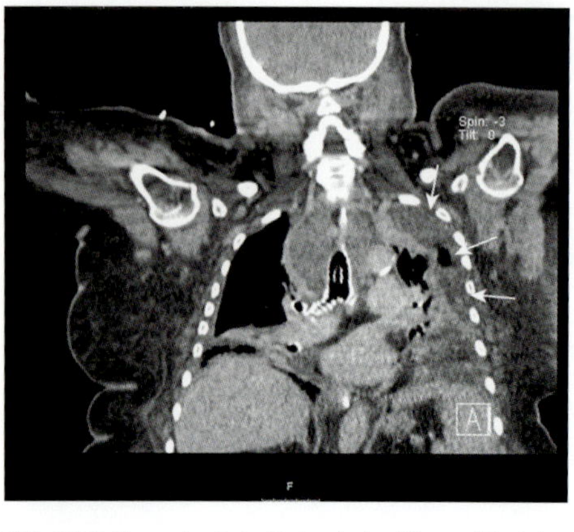

Abb. 36.3 Koronaler Schnitt durch den Thorax [M564]

Welchen Befund erheben Sie aus den vorliegenden CT-Schnitten (→ Abb. 36.1, → Abb. 36.2, → Abb. 36.3)? Was können Sie zur Prognose der Patientin im Vorfeld der Therapie sagen?

Bei der Patientin scheint es sich gemäß den CT-Schnitten um einen Abszess mit Ausbreitung des Entzündungsgeschehens nach submandibulär, parapharyngeal und die obere Thoraxaperatur rechts zu handeln (→ Abb. 36.1). Es finden sich eine deutliche Weichgewebsschwellung mit a. e. entzündlich bedingten Lufteinschlüssen und Verlagerung von Hypopharynx und Trachea nach links (→). Im Bereich der rechten Thoraxwand finden sich deutliche Lufteinschlüsse in den Brustweichgeweben (←), sodass sich hier der Verdacht einer beginnenden nekrotisierenden Fasziitis ergibt (→ Abb. 36.2). In der linken Lunge zeigen sich ausgeprägte dystelektatische (minderbelüftete) Bezirke mit angrenzendem ausgeprägtem Pleuraerguss (→ Abb. 36.3). Insgesamt muss man an dieser Stelle zur Prognose sagen, dass diese in Anbetracht der Ausdehnung des Krankheitsbilds leider äußerst eingeschränkt ist (weniger als 30 % Überlebenswahrscheinlichkeit). Entscheidend für diese Aussage sind die mediastinale und die pulmonale Beteiligung (allein 50-prozentige Überlebenswahrscheinlichkeit trotz Therapie), ebenso wie der Verdacht der nekrotisierenden Fasziitis, der die Prognose deutlich absenkt, würde er sich bestätigen.

In Anbetracht präsentierter und fremdanamnestisch eruierter klinischer Symptome sowie des vorliegenden computertomografischen Befunds: Welche Therapie empfehlen Sie aus kieferchirurgischer Sicht?

Kieferchirurgisch ist eine kombinierte intra- und extraorale Abszessinzision indiziert. Hierbei erfolgen nach der Inzision der Abszesshöhlen deren Spülung und temporäre Einlage von Drainageröhrchen (bis die Eiterbildung nach einigen Tagen versiegt). Die intraorale Wunde (Alveole des Zahnes 48) sollte debridiert werden und mindestens ein drainierender Streifen eingelegt werden. Aus den Abszesshöhlen sollte mindestens einer, besser zahlreiche Abstriche zur Erreger- und Resistenzbestimmung entnommen werden. Die drainierten Bereiche sollten in den Folgetagen mit steriler und antiseptischer Lösung gespült werden. Flankierend muss hochdosiert antibiotisch parenteral behandelt werden (kalkuliert begonnen mit einem Aminopenicillin / Penicillinasehemmer und Metronidazol).

Welche therapeutischen und weiterführenden diagnostischen Maßnahmen müssen simultan zur kieferchirurgischen Therapie erfolgen?

Aufgrund des kritischen Zustands der Patientin und des für eine längere Dauer eingeschränkten Beatmungszustands der bestehenden Intubation (mit deutlich erhöhtem Pneumonierisiko) sollte die Patientin vorübergehend chirurgisch tracheotomiert werden. Zusätzlich müssen allgemein- und thoraxchirurgische Kollegen hinzugezogen werden (Anlegen von mediastinalen Drainagen, Anlegen von Pleuradrainagen und Debridement der subkutanen Entzündung). Laborchemisch sollten die Entzündungsparameter (v. a. CRP, PCT und Leukozyten) überwacht und die Patientin intensivmedizinisch überwacht und therapiert werden.

Leider bestätigt sich der Verdacht der nekrotisierenden Fasziitis. Dies mündet in den Folgetagen in einer schrittweisen Abtragung des durch eine Kolliquationsnekrose zerfressenen Gewebes (bis hin zur Teilamputation der vorderen Brustwand, → Abb. 36.4). Trotz maximaler intensivmedizinischer Maßnahmen kommt es letztlich zu einem Multiorganversagen (beginnend mit einem hepatorenalen Syndrom). Obgleich zunächst weiterhin keine gesicherte Erregerbestimmung gelingt (nicht ungewöhnlich unter laufender hochdosierter Antibiose), kommt es nach wenigen Tagen unter einer Antibiose mit Meronem, Teicoplanin und Clindamycin zu einem langsamen Rückgang der Entzündungssymptomatik. In den weiter durchgeführten Debridements / Lavages können *Candida spp.* und ein *Rhizomucor spp.* isoliert werden. Daraufhin wird die antimikrobielle Therapie um Posaconazol erweitert. Letztendlich determiniert jedoch das Versagen der Organe der Patientin ihr Überleben.

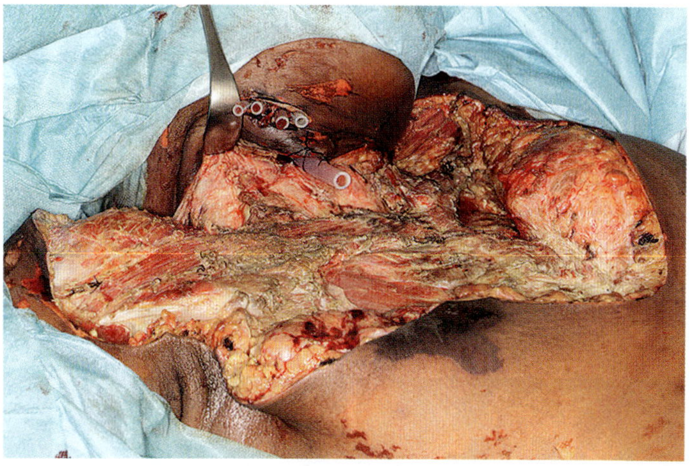

Abb. 36.4 Situs des Halses und der vorderen Brustwand unter laufender Nekroseabtragung. Deutlich erkennbar submandibulär rechts die fünf Silikondrainageröhrchen sowie die ausgeprägte Kolliquationsnekrose, die schmierig die Muskel- und Fettoberfläche bedeckt. (links im Bild: rechte Schulter, oben: das abgeklebte Gesicht). [M562]

Fallbeschreibung

Anamnese

Donnerstagabend gegen 23 Uhr wird in der Altstadt ein alkoholisierter junger Mann (27 Jahre) von Passanten aufgefunden, der sich ein Taschentusch vor den Mund hält, da er offensichtlich aus dem Mund und im Bereich des Kinns blutet. Der junge Mann ist wach und ansprechbar, kann sich jedoch an die letzten Minuten nicht erinnern. Er berichtet lediglich, einen Club verlassen zu haben und dann gestolpert zu sein. An weitere Details kann er sich nicht erinnern. Durch die Passanten erfolgt die Alarmierung eines RTW, der den Patienten in die nächstgelegene Klinik zur weiteren Abklärung bringt.

Akutdiagnostik und -versorgung im Erstkrankenhaus

In der zuerst angefahrenen Klinik wird der Patient aufgrund seiner Verletzungen dem diensthabenden Unfallchirurgen vorgestellt. Dieser stellt ein Zahntrauma im Oberkiefer, eine Kinnplatzwunde und ein bestehendes SHT I° fest.

Definition und Klassifikation des SHT

Verletzung des Schädels mit Hirnbeteiligung, aber keine reinen Schädelfrakturen oder Kopfplatzwunden. Die Einteilung erfolgt anhand der Einzelwerte der **Glasgow-Koma-Skala**:

- SHT I°: GCS 13–15
- SHT II°: GCS 9–12
- SHT III°: GCS 0–8
- **Offenes SHT**: Perforation von Kopfhaut, Schädelknochen und Zerreißung der harten Hirnhaut (**Dura mater**)
- **Geschlossenes SHT**: ohne Mitbeteiligung aller drei Strukturen

Welche weiterführenden Maßnahmen sollten ergriffen werden?

Der Patient sollte bei bestehendem SHT I° zunächst an einen Monitor zur Erfassung der Parameter Blutdruck, Puls und Sauerstoffsättigung angeschlossen werden und stündliche Vigilanzkontrollen (Prüfen der Ansprechbarkeit, Visuskontrolle, Pupillomotorik, Lichtreflex) sollten erfolgen. Des Weiteren ist aufgrund der retrograden Amnesie am Unfallort und des Unfallereignisses im alkoholisierten Zustand ein CCT anzufertigen, um eine intrazerebrale oder intrakranielle Verletzung zu detektieren, bevor sich diese klinisch bemerkbar macht. Aufgrund des Verletzungsmusters mit offensichtlichem Sturz auf den Kopf sollte neben dem CCT die HWS, das Mittelgesicht und der Unterkiefer mitgefahren werden, um Frakturen im Bereich der Wirbelsäule / Rückenmark und des Gesichtsschädels auszuschließen oder zu detektieren.

Das CCT ist nach Rücksprache mit dem Radiologen als unauffällig zu werten, jedoch haben sich in der CT des Gesichtsschädels Frakturen demarkiert.

Bei einer medianen Kinnplatzwunde sind welche Bruchkombinationen im Unterkieferbereich am häufigsten?

- Kiefergelenk beidseits mit oder ohne Mitbeteiligung der Unterkiefermitte
- Kiefergelenk einseitig und Unterkiefermitte

→ Abb. 37.1 zeigt die CT-Bilder in den Ebenen axial, koronal, sagittal und 3D-rekonstruiert.

Welche Art der Frakturen zeigt das CT genau?

Hierbei handelt es sich um eine mittelhohe, dislozierte, nach medial kontrahierte (cum distractionem) Collum-Fraktur links und eine Medianfraktur im Unterkiefer ohne Dislokation.Die Versorgung der Kinnplatzwunde erfolgt durch den Kollegen der Unfallchirurgie nach Säuberung der Wunde.

Welche Frage ist obligat beim Vorliegen von extra- und intraoralen Wunden, gerade wenn sie kontaminiert sind?

Die Frage nach einer bestehenden Tetanusimpfung und dem Alter der Wunden.

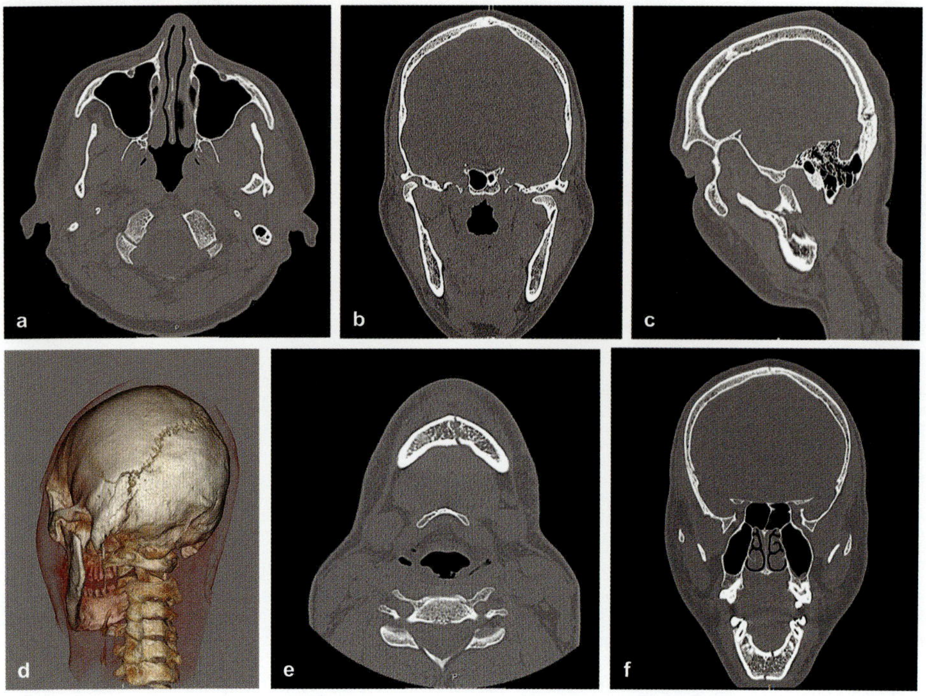

Abb. 37.1 CT Mittelgesicht und Unterkiefer [P132]
a) Axiales CT in Höhe der Kieferhöhlen und der Kiefergelenke
b) Koronares CT in Höhe der Kiefergelenke
c) Sagittales CT in Höhe des linken Kiefergelenks
d) 3D-Rekonstruktion des Schädels mit Blick von dorsolateral auf das linke Kiefergelenk
e) Axiales CT in Höhe des Unterkiefers
f) Koronares CT in Höhe des 1. Prämolaren

Weiterführende Diagnostik und Behandlung
Aufgrund des bestehenden Zahntraumas und der Unterkieferfrakturen wird der Patient nach erfolgter 48-stündiger SHT-Überwachung am Sonntag in die nächstgelegene Klinik für Mund-, Kiefer- und Gesichtschirurgie verlegt, um dort die weitere Behandlung durchführen zu lassen. In der Uniklinik berichtet der Patient über Schmerzen beim Aufbiss, einen verschobenen Zusammenbiss („die Zähne passen nicht mehr so zusammen wie vorher") und Beschwerden bei heißen und kalten Getränken.
Die intraorale Inspektion zeigt komplizierte Kronenfrakturen der Zähne 21 und 22 mit breitflächiger Eröffnung der Pulpa und eine unkomplizierte Kronenfraktur an Zahn 11 sowie eine Krepitation in der Unterkieferfront. Bei der Aufforderung zusammenzubeißen zeigt sich ein Frühkontakt im 3. Quadranten bei seitlich offenem Biss auf der Gegenseite und Mittellinienverlagerung des Unterkiefers nach links.

Würde eine beidseitige Kiefergelenksverletzung vorliegen, würde der Patient über welche Bisssituation berichten?

Frühkontakt im Molarenbereich beidseits mit frontoffenem Biss.

Da es sich bei dem verlegten Patienten um keinen akuten Notfall handelt, der Patient jedoch über Schmerzen bei Unterkieferbewegungen klagt, erfolgt zunächst welche Therapie?

1. Vitalexstirpation der Nerven der Zähne 21 und 22 bei breitflächig freiliegendem Nerven
2. Provisorische Abdeckung der Zähne 11, 21 und 22
3. Drahtbogen-Kunststoff-Schienung im Ober- und Unterkiefer in LA mit anschließender rigider mandibulomaxillärer Fixation zur Ruhigstellung
4. Stationäre Aufnahme des Patienten zur intravenösen, antibiotischen Abschirmung bei offener Unterkieferfraktur

Bei Patienten mit **rigider und elastischer MMF** muss unbedingt darüber aufgeklärt werden, dass in der Zeit der Fixation das Trinken von Alkohol verboten ist und zu jeder Zeit eine Schere zur Hand sein muss, um die Fixation zu lösen, falls es zum Erbrechen kommt, um ein Aspirieren zu verhindern. Die Schere sollte dabei sichtbar um den Hals getragen werden, damit bei spontanem Kreislaufversagen auch für Außenstehende ersichtlich wird, was zu tun ist.

Zur postoperativen Kontrolle nach erfolgter Schienung erfolgt die konservative Röntgenkontrolle mittels zweier Bilder, um die Fraktur in zwei Ebenen darzustellen.

Wie heißen die Aufnahmen, die eine Darstellung der oben genannten Fraktur in zwei Ebenen ermöglichen?

OPT und Clementschitsch (= SpA15°): Schädelaufnahme im posterior-anterioren Strahlengang mit einer Neigung des Kopfes nach kaudal um 15° bei geöffnetem Mund (→ Abb. 37.2).

Welche Gründe sprechen gegen eine MMF?

- Incompliance des Patienten
- Parodontal stark vorgeschädigtes Lückengebiss
- Trümmerfrakturen
- Epilepsie, Demenz
- Wunsch des Patienten nach Beweglichkeit des Kiefers postoperativ

Welches Hauptrisiko besteht nach lang andauernder rigider MMF?

Ankylose des Kiefergelenks und eingeschränkte Mundöffnung in der Folge.

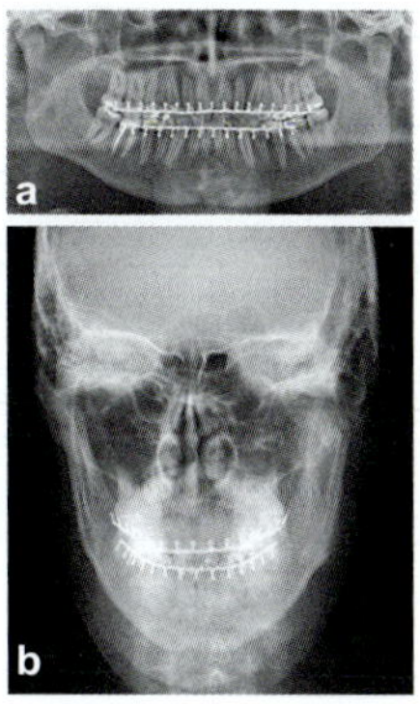

Abb. 37.2 Postoperative Kontrolle nach Schuchardt-Schienung [P132]
a) OPT mit Schuchardt-Schienung im Ober- und Unterkiefer
b) Clementschitsch mit geschlossenem Mund bei MMF

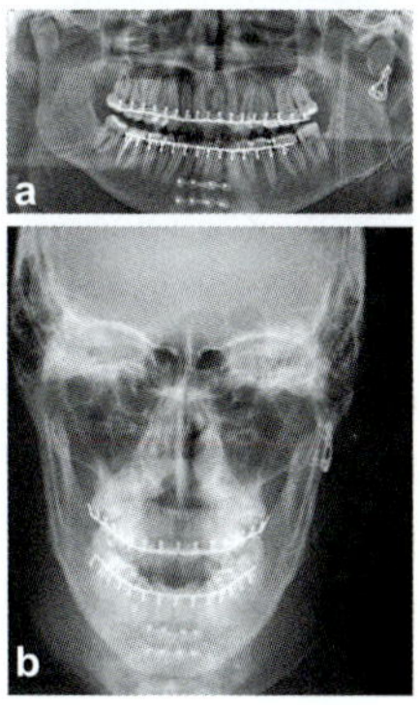

Abb. 37.3 Postoperative Kontrolle nach osteosynthetischer Versorgung [P132]
a) OPT nach osteosynthetischer Versorgung
b) Clementschitsch nach osteosynthetischer Versorgung und geöffnetem Mund

Welches sind die Risiken einer operativen Versorgung in diesem Fall?

- Verletzung des N. alveolaris inferior beidseits beim Freilegen der medianen Unterkieferfraktur
- Da die Reposition des Kiefergelenks nur von außen möglich ist, besteht das Risiko einer Verletzung des N. facialis mit anschließender Gesichtslähmung im entsprechenden Bereich sowie das Risiko einer Speichelfistel bei insuffizienter Adaptation und Rekonstruktion der Parotiskapsel.
- Ästhetische Beeinträchtigung bei einem Zugang von extraoral

Abschließende Versorgung
Da der Patient eine MMF auf Dauer als unkomfortabel empfindet, wird im weiteren Verlauf die osteosynthetische Versorgung der Fraktur vorgenommen. Das postoperative Ergebnis ist auf den beiden folgenden Röntgenaufnahmen zu sehen (→ Abb. 37.3).

Warum werden im Bereich der Unterkieferfront zwei Platten eingesetzt?

Es handelt sich um die Regel nach Champy aufgrund der im Unterkiefer verlaufenden Trajektorien und Muskelzüge.

Muss nach osteosynthetischer Versorgung noch eine MMF erfolgen und wenn ja wie lang und weswegen?

Eine MMF ist nach osteosynthetischer Versorgung nicht zwangsläufig indiziert, dient jedoch in der Anfangsphase der Bissführung des Patienten in die habituelle Interkuspidation. Nach 3–4 Tagen kann bei stabiler Okklusion auf die MMF verzichtet werden. Die Entfernung der Kunststoff-Drahtligaturen kann nach 7–10 Tagen zusammen mit dem Nahtmaterial erfolgen. Nach der Entfernung der Schienenverbände können dann die Frontzähne durch den Hauszahnarzt versorgt werden.

→ 38 Fall 3: Intraoraler Tumor

> **Fallbeschreibung**
>
> Sie sind Assistenzarzt und heute in der ambulanten Sprechstunde tätig. Als erster Patient stellt sich der 62-jährige Herr M. vor. Seit Längerem habe er zwei Wunden im Mund. Da diese immer größer werden und zunehmend schmerzen, habe seine Frau ihn zu der Vorstellung bei Ihnen gedrängt.

Worauf achten Sie bei der Anamneseerhebung?

Wichtig ist zu erheben, wie lange die Läsion schon besteht und wie sie sich verändert hat.

Des Weiteren sollten Sie eventuelle Schmerzen, Taubheitsgefühle oder andere Begleitsymptome erfragen. Auch können Veränderungen der Zahnstellung, Okklusion oder Zahnlockerungen bemerkt worden sein sowie funktionelle Beschwerden auftreten. Zu jeder Anamnese gehört die Frage nach allgemeinen Beschwerden wie Müdigkeit, Leistungsabfall, Appetitlosigkeit, Gewichtsverlust oder Fieber. Vergessen Sie nicht, nach anderen Erkrankungen, Allergien, Medikamenteneinnahmen, Tabak- und Alkoholkonsum zu fragen!

> Herrn M. rauche seit seinem 16. Lebensjahr etwa ein Päckchen am Tag und trinke regelmäßig sein „Feierabendbier".

Welche Untersuchung nehmen Sie in der Ambulanz vor?

Sie erheben einen ausführlichen intraoralen Befund, bei dem Sie die gesamte Mundschleimhaut inspizieren und orientierend den Zahnstatus erheben. Zudem untersuchen Sie den Patienten extraoral und palpieren die Lymphabflusswege des Halses beidseitig.

> Bei Inspektion fallen zwei große, exophytisch wachsende und weißlich belegte Läsionen auf. Eine ist im rechten Kieferwinkel lokalisiert und misst etwa 4 × 4 cm. Die andere liegt links paramedian am Gaumen und ist etwa 6 × 4 cm groß (→ Abb. 38.1).

Was ist Ihre Verdachtsdiagnose? Welche Differenzialdiagnosen sind zu erwägen?

Die Läsionen sind hochverdächtig auf ein malignes Geschehen. Das häufigste Karzinom der Mundhöhle ist dabei das Plattenepithelkarzinom der Mundschleimhaut. Bei einer intraoralen, schnell wachsenden und ulzerierenden Läsion sind differenzialdiagnostisch andere Tumoren maligner Dignität zu erwägen. Ein benignes Geschehen würde sich eher durch ein langsames Wachstum, eine gute Abgrenzbarkeit (z. B. durch eine bindegewebige Kapsel) und ein Ausbleiben der Destruktion angrenzender Strukturen kennzeichnen. Zudem kann eine intraorale Wunde auch einen chronischen Reizzustand (z. B. bei schlechtem Prothesensitz) widerspiegeln. Diese sollte nach Unterbindung des Reizes jedoch spontan ausheilen. Ein beobachtendes Abwarten wäre somit nur bei geringem Verdacht auf einen bösartigen Tumor zu rechtfertigen. Während das Plattenepithelkarzinom Ihre Verdachtsdiagnose ist, kommen aufgrund des klinischen Eindrucks bei Herrn M. differenzialdiagnostisch vorwiegend maligne Prozesse in Betracht. Dazu zählen Adenokarzinome, die ebenso wie das Plattenepithelkarzinom der Mundschleimhaut ektodermalen Ursprungs sind. Sie gehen vom Epithel der Speicheldrüsen aus. Abzugrenzen sind zudem mesenchymale Tumoren aus Zellen des Binde- und Stützgewebes wie z. B. das Osteosarkom des Kieferknochens.

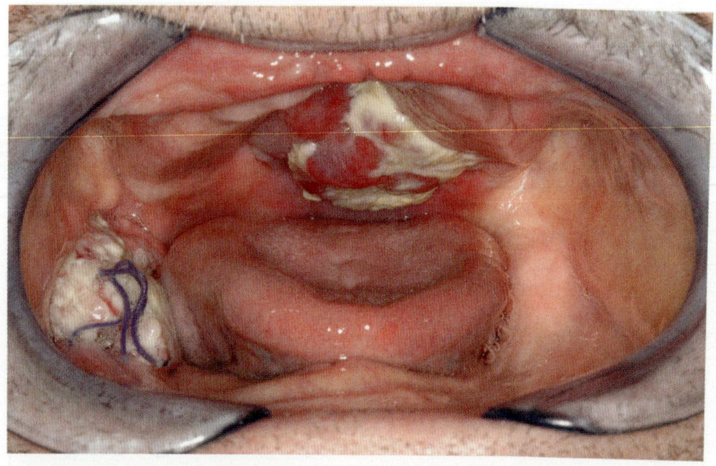

Abb. 38.1 Intraoraler Befund [P133]

Welche weiterführende Diagnostik leiten Sie ein, um Ihren Verdacht zu bestätigen? Wie sieht das Staging aus?

Um Ihrem Verdacht auf ein Plattenepithelkarzinom nachzugehen, lassen Sie ein CT von Kopf und Hals anfertigen (→ Abb. 38.2). Nach der Bildgebung führen Sie eine Biopsieentnahme durch.

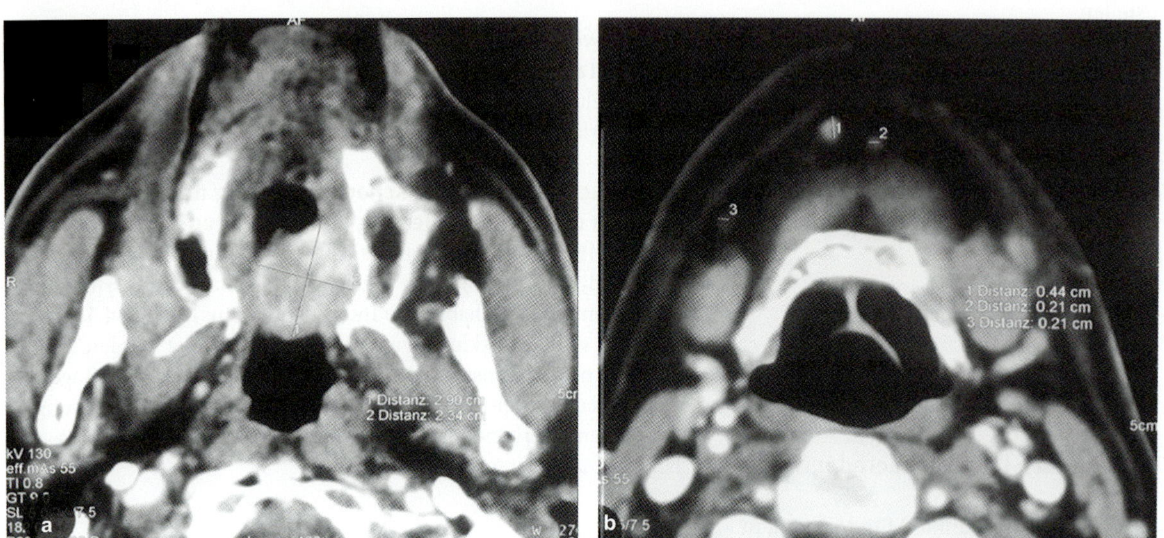

Abb. 38.2 CT Kopf und Hals [P133]
a) Transversalschnitt mit Tumor am Gaumen
b) Transversalschnitt mit multiplen, vergrößerten zervikalen Lymphknoten

Es zeigen sich die beiden bereits klinisch festgestellten Tumoren sowie multiple vergrößerte Halslymphknoten.
Sie führen ein Staging zur Einschätzung des Ausmaßes der Tumorerkrankung durch. Ziel ist es, den Primärtumor anhand seiner Größe, seiner Ausbreitung und seines Wachstumsmusters genau zu definieren. Des Weiteren sollen evtl. aufgetretene synchrone Zweittumoren sowie eine lymphogene oder hämatogene Streuung entdeckt werden. Neben dem CT von Kopf und Hals führen Sie deshalb noch eine Thorax-CT und eine Panendoskopie durch.
Sie stellen den Patienten im Tumorboard vor. Gemeinsam wird eine Resektion beider Tumoren beschlossen. Während der Defekt im Kieferwinkel mit einem Radialislappen versorgt werden kann, wird in den Gaumen eine Obturatorplatte eingesetzt (→ Abb. 38.3). Aufgrund des fortgeschrittenen Tumorstadiums wird nachfolgend eine Radiochemotherapie geplant.

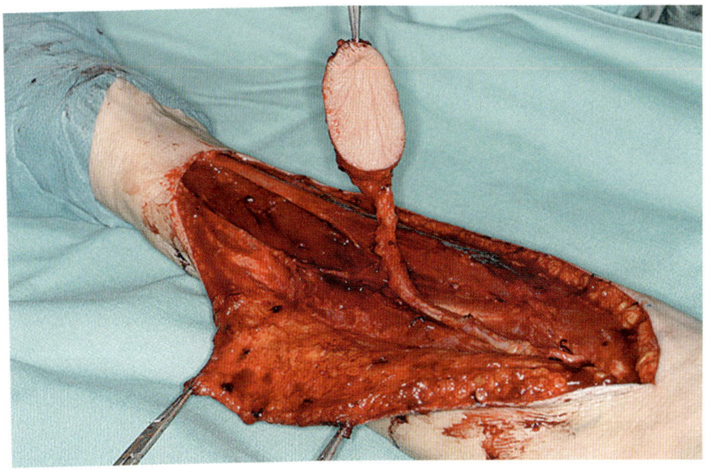

Abb. 38.3 Hebung des Radialislappens [M562]

Welche Prinzipien der Weichteilrekonstruktion kennen Sie?

Die Planung der Rekonstruktion eines Defekts kann anhand der rekonstruktiven Leiter erfolgen. Kleine Wunden können je nach Alter, Größe und Verschmutzung primär oder sekundär verschlossen werden. Oberflächliche Hautdefekte, die einen gut durchbluteten und infektfreien Wundgrund besitzen, können auch durch freie Hauttransplantate bedeckt werden. Ist dies nicht möglich, jedoch genug mobilisierbares Gewebe in der angrenzenden Nachbarschaft vorhanden, lassen sich auch unterschiedliche lokale Lappenplastiken erwägen.
Da es sich bei onkologischen Resektionen im Bereich der Mundhöhle jedoch meist um voluminöse Defekte handelt, die auch knöcherne Strukturen miteinbeziehen können, bietet sich der mikrochirurgische Transfer von gefäßgestielten Lappentransplantaten an.

Wie werden die freien mikrovaskulären Lappen eingeteilt? Welche kennen Sie?

Freie mikrovaskuläre Lappen können je nach transferiertem Gewebe in fasziokutane, muskulokutane und osseokutane Lappen eingeteilt werden. Zudem gibt es rein ossäre, rein muskuläre und osseomuskuläre Lappen. Die fasziokutanen Lappen werden meist von Perforatoren versorgt. Je nach Verlauf werden diese in direkte und indirekte Perforatoren eingeteilt. Während direkte Perforatoren die tiefe Faszie direkt durchbrechen können, verlaufen indirekte Perforatoren vorher muskulär oder septal.
Bei Weichteildefekten im Mundraum werden häufig Radialislappen oder anterolaterale Oberschenkellappen verwendet. Sind knöcherne Defekte zu rekonstruieren, eignen sich ein Skapula-, Fibula- oder Beckenkammtransplantat. Diese Lappen können zudem mit alloplastischen Materialien kombiniert werden.

Welche Nachsorge leiten Sie bei Herrn M. ein?

Die maximalen Nachsorgeintervalle liegen im 1. und 2. Jahr bei 3 Monaten und im 3.–5. Jahr bei 6 Monaten. Bei einem Fünftel der Patienten tritt ein lokales Rezidiv auf. Da die Mehrheit davon in den ersten 2 Jahren entsteht, bieten viele Zentren ein dichteres Nachsorgeprogramm an. Es empfiehlt sich, den Patienten im 1. Jahr monatlich, im 2. Jahr 2-monatlich, im 3. Jahr vierteljährlich und danach halbjährlich zu sehen. Dabei sollten eine ausführliche Anamneseerhebung und körperliche Untersuchung erfolgen. Sie dient dem Ausschluss von Tumorrezidiven und Zweittumoren sowie der Beurteilung des funktionellen Zustands. Zudem lässt sich die Notwendigkeit für weitere rehabilitative und rekonstruktive Maßnahmen eruieren. Die Nachsorge wird in den ersten 2 Jahren durch eine alle 6 Monate durchgeführte bildgebende Diagnostik ergänzt. Im Anschluss daran wird diese bis zum 5. Jahr alle 12 Monate gemacht.

Anhang

BASICS

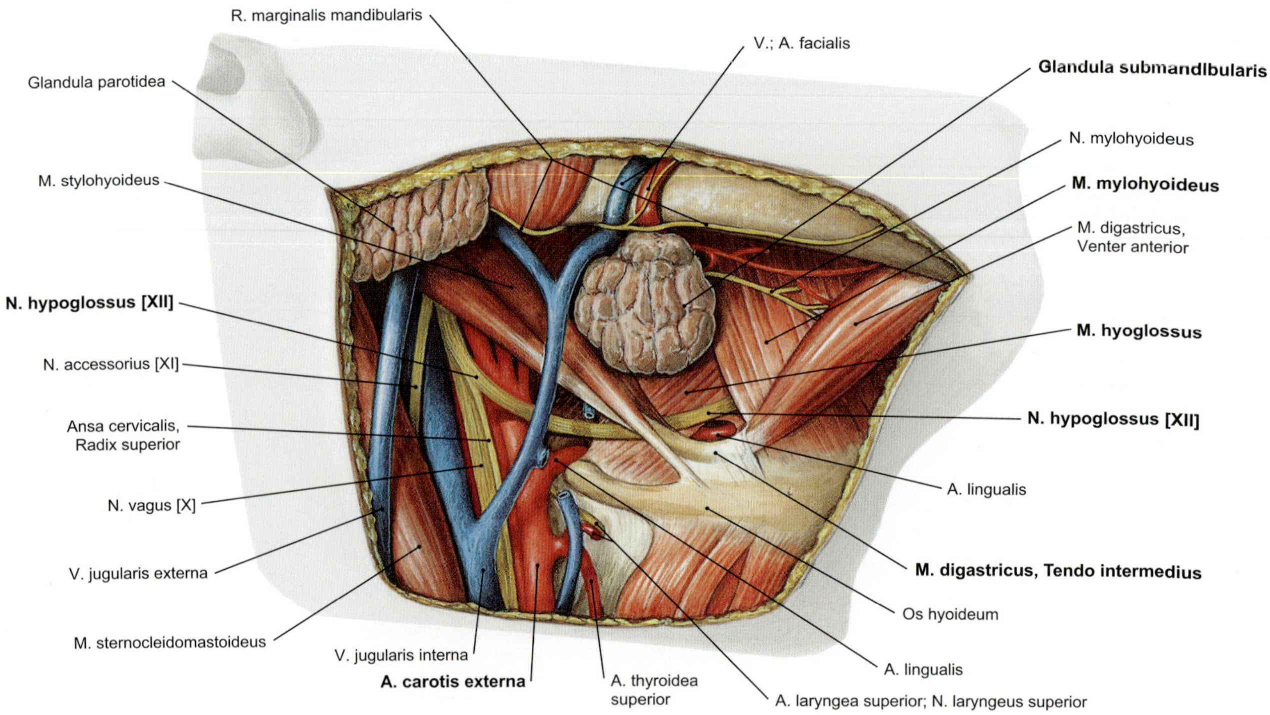

Abb. 39.1 Trigonum submandibulare [S700]

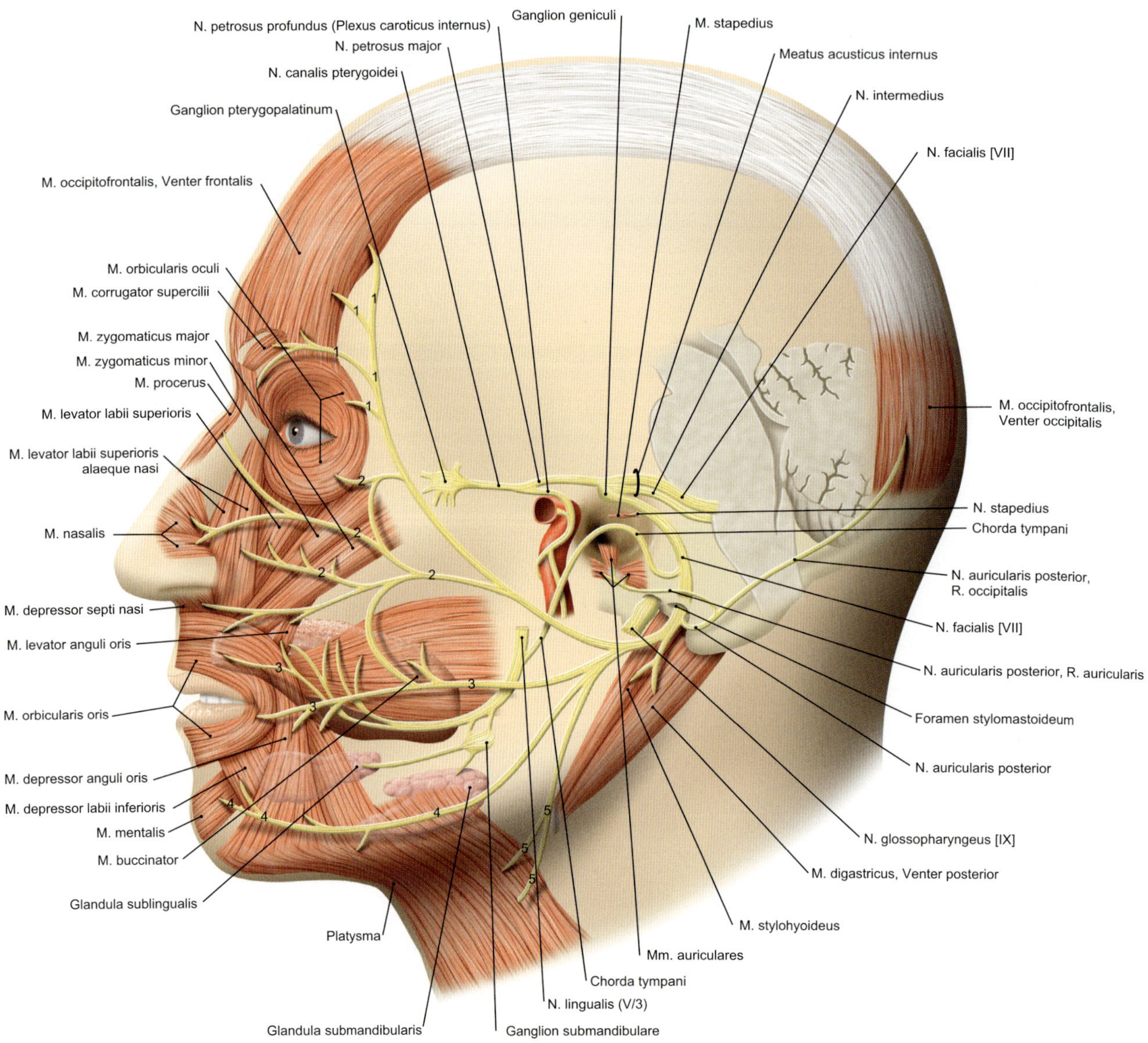

Abb. 39.2 Verlauf und Innervationsgebiet des N. facialis [S700-L127]

40 Quellenverzeichnis

Der Verweis auf die jeweilige Abbildungsquelle befindet sich bei allen Abbildungen im Werk am Ende des Legendentextes in eckigen Klammern.

[E422] Weston WL. Color Textbook of Pediatric Dermatology. Elsevier/Mosby, 4. Aufl. 2007.

[F444-002] Friedman M et al. Central Neck Dissection. Operative Techniques in Otolaryngology – Head and Neck Surgery, 2011; 22(2): 169–172.

[G924] Wittekind C, Brierley J, Gospodarowicz M. TNM classification of malignant tumours. UICC. John Wiley & Sons, 8. Aufl. 2017.

[L106] Henriette Rintelen, Velbert.

[L231] Stefan Dangl, München.

[L255] Irina Kart, Berlin.

[M562] Dr. med. Dr. med. dent. Henrik Holtmann, Düsseldorf.

[M564] Univ.-Prof. Dr. med. Dr. med. dent. Norbert Kübler, Düsseldorf.

[O904] Kim Burkert, Köln.

[P132] Dr. med. Dr. med. dent. Bastian Wilhelm, Düsseldorf.

[P133] Dr. med. Berit Hackenberg, Bonn.

[P134] Prof. Dr. Dr. Dr. h. c. Hans-Henning Horch, München

[P658] Prof. Dr. med. Dr. med. dent. Jörg Handschel, Düsseldorf

[R234] Bruch K-H, Trentz O. Berchtold Chirurgie. Elsevier/Urban & Fischer, 6. Aufl. 2008.

[R235] Böcker W et al. Pathologie. Elsevier/Urban & Fischer, 4. Aufl. 2008.

[R254] Garzorz N. Basics Neuroanatomie. Elsevier/Urban & Fischer, 1. Aufl. 2008.

[R299] Dirschka T Hartwig R, Oster-Schmidt C. Klinikleitfaden Dermatologie. Elsevier/Urban & Fischer, 3. Aufl. 2011.

[S700] Sobotta-Archiv aus Paulsen/Waschke. Sobotta Atlas der Anatomie. 25. Aufl. 2022 © Elsevier GmbH.

[S700-L126] Dr. med. Katja Dalkowski, Buckenhof in Sobotta Atlas der Anatomie. 25. Aufl. 2022 © Elsevier GmbH.

[S700-L127] Jörg Mair, Illustration, München in Sobotta Atlas der Anatomie. 25. Aufl. 2022 © Elsevier GmbH.

[S700-L285] Hermanns A.-K.aus Paulsen/Waschke. Sobotta Atlas der Anatomie. 25. Aufl. 2022 © Elsevier GmbH.

[T409] Fotosammlung des Dr. von Haunerschen Kinderspitals, München.

[U154] Bess Medizintechnik GmbH, Berlin.

[W798] World Health Organization (WHO), Genf.